国家中医药管理局
全国名老中医药专家传承工作室建设项目

针医百论

（第2版）

主审　王富春

主编　周　丹　赵树明

科学技术文献出版社
SCIENTIFIC AND TECHNICAL DOCUMENTATION PRESS
·北京·

图书在版编目（CIP）数据

针医百论/周丹，赵树明主编. — 2版. — 北京：科学技术文献出版社，2025.4. -- ISBN 978-7-5235-0777-3

Ⅰ. R245

中国国家版本馆 CIP 数据核字第 2025PF6483 号

针医百论（第2版）

策划编辑：郭 蓉 责任编辑：郭 蓉 责任校对：彭 玉 责任出版：张志平

出 版 者	科学技术文献出版社	
地 址	北京市复兴路15号 邮编 100038	
编 务 部	（010）58882938，58882087（传真）	
发 行 部	（010）58882868，58882870（传真）	
邮 购 部	（010）58882873	
官 方 网 址	www.stdp.com.cn	
发 行 者	科学技术文献出版社发行 全国各地新华书店经销	
印 刷 者	北京九州迅驰传媒文化有限公司	
版 次	2025 年 4 月第 2 版 2025 年 4 月第 1 次印刷	
开 本	850×1168 1/32	
字 数	292千	
印 张	12.25 彩插 2 面	
书 号	ISBN 978-7-5235-0777-3	
定 价	58.00元	

编　委　会

主编简介

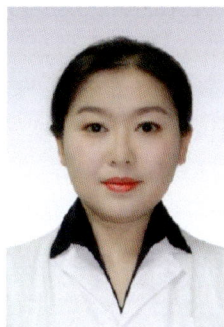

周　丹，医学博士，教授，硕士研究生导师。吉林省高层次 D 类人才，吉林省针灸学会办公室主任。中国针灸学会穴位贴敷专业委员会秘书长，中国针灸学会青年委员会常务委员，世界中医药学会联合会真实世界研究专业委员会常务理事，中国针灸学会实验针灸分会理事，中国针灸学会针刺麻醉分会理事。

主要研究方向为"特定穴临床与机制研究"。有 10 余年的临床、教学、科研经历。作为主编、副主编编写《临床腧穴特种疗法备要》《刮痧疗法手册》等 20 余部学术著作，参编全国中医药行业高等教育"十三五""十四五"规划教材《实验针灸学》，发表学术论文 10 余篇。主讲的"实验针灸学"被评为省级优秀课程，2023 年获得吉林省高校教师教学创新大赛一等奖。主要参与的研究项目获吉林省科学技术进步奖一等奖 1 项、二等奖 3 项，中华中医药学会科技进步奖一等奖 1 项、二等奖 1 项，中国针灸学会科学技术奖二等奖 1 项、三等奖 3 项。

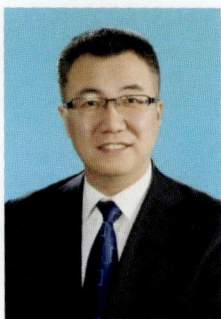

赵树明，医学博士，教授，硕士研究生导师，吉林省针灸学会老年病专业委员会副主任委员。

主持、参与课题 30 余项，发表论文 50 余篇，主编著作 6 部。获吉林省科学技术进步奖二等奖和三等奖、吉林省自然科学学术成果奖、吉林省教育科学研究优秀成果三等奖等。

序

中医针灸作为人类非物质文化遗产的代表作，有着数千年的历史，曾为中华民族的健康与繁衍做出了突出贡献，它的起源与发展主要基于大量的实践经验和历史传承，并逐步形成了一套完整的医学理论和技术体系。

当代针灸正呈现"百花齐放，百家争鸣"的繁荣景象，各种针灸流派和技法层出不穷，在传承中创新，在创新中发展，使得针灸领域出现前所未有的多元化的活跃态势。目前，我们主要将针灸学派归为两大类：一类是传统针灸学派，主要以古代针灸经典为理论基础，注重穴位和经络的精准定位，强调针刺的手法、角度和深度，如飞经走气、烧山火、透天凉等传统针法的传承和应用，一些医家在传统针法的基础上还形成了眼针、腹针、手针、浮针等独具特色的针灸流派；另一类是现代针灸学派，主要以现代医学理论为基础，注重以针灸的解剖、生理学机制作为科学依据，强调腧穴和经络的功能性，如耳针、头针、电针、穴位注射、穴位埋线等现代针灸技术的广泛应用。同时，现代针灸学派还注重与其他医学领域的交叉融合，如神经生理学、分子生物学等，以期为针灸提供更加科学和深入的理论支持。这种多元化的现状反映了针灸医学的博大精深，但同时也给广大初学者或从业人员带来了一定的困惑。

王富春教授作为长白山通经调脏手法流派主要传承人之一，从事针灸临床、科研、教学近40载，临床经验丰富，学术成果斐然，是首批国家中医药领军人才支持计划"岐黄学者"获得者，也是第六、第七批全国老中医药专家学术经验继承工作指导教师，至今培养青年骨干人才及硕、博研究生200余人。2004年，王富春教授的门下弟子组成编写团队，对其学术思想和临床验案进行整理和总结，编撰了《针医百问》《针医百论》《针医百案》三部著作，并于2007年首次出版。这三部著作既有对针灸理论问题的解惑，又有对针灸技法和科研实验的论述指导，还有对针灸临床治疗经验的举隅，体现了王富春教授在针灸理、法、方、穴、术等方面的诸多思考和独特见解，可谓内容丰富，兼具实用性与科学性。

时隔近20年，随着针灸医学知识体系的不断完善和发展，王富春教授对针灸的内涵也有了更深入的理解和认识，临证经验得到不断丰富，故其团队及弟子决定对这三部著作进行再版修订，以期更好地满足读者需求。本次修订的重点是对书中各部分内容进行增加和更新，以反映王富春教授近40年的学术思想和研究成果，同时也对原书中的不当之处进行了勘正。希望通过本次修订，本套图书能够更好地服务于广大读者，为他们的学习和工作提供更加准确、实用的信息，同时也为针灸事业的积极发展提供学术价值。

前言

　　针灸学历史悠久，博大精深。其独特的理论和卓越的疗效使其成为世界医学的重要组成部分，同时也使其深受世人瞩目。随着医学模式的转变，医学从注重疾病控制能力向注重自我健康能力发展，维护健康和提高生存质量成为人类最大的需求，这给针灸学的发展带来了更加广阔的空间。回顾针灸学的发展史，其是无数针灸学家以中医理论为指导，在充分继承和发扬前人针灸学术思想和实践经验的基础上不断创新发展的过程。针灸学数千年的发展史，涌现了众多的针灸学家，形成了众多的学术流派。认真总结他们的宝贵经验，对于继承发扬中医药学、弘扬针灸学术、提高临床水平是十分重要的。

　　王富春教授现为长春中医药大学终身教授，博士研究生导师，国家中医药领军人才支持计划"岐黄学者"获得者，第六、第七批全国老中医药专家学术经验继承工作指导教师，"长白山学者"特聘教授，全国优秀教师。他通过近40年的临床经验，总结出"镇静安神针法"治疗失眠、"振阳针法"治疗阳痿、"调胱固摄法"治疗小儿遗尿等独特的针灸治疗方法，临床疗效显著，受到广大患者的一致好评。他还擅长运用古典针法治疗骨性关节疾病，尤其应用"苍龟探穴"针法治疗肩周炎，"青龙摆尾"针法治疗网球肘，"白虎摇头"针法治疗腰痛，"赤凤迎源"针法治疗坐骨神经痛、腰椎间盘突出症等，皆具有独特疗效。不仅如此，王富春教授还擅长针药并用，对失眠、胃肠病、颈肩腰腿痛、头痛、中风、肥胖、痛经、痤疮、视网膜静脉阻塞及各种疑难杂症都有其独特的治疗方法，且疗效显著。笔者通过认真总结和凝练，对王富春教授的临床经验和学术成果进行系统整理、归纳，并经王富春教授审订，最后编成此书。

本书编写力求论点鲜明、论据充分、言简意赅。本书共分针灸理论、针灸技术、针灸临床、针灸效应四部分，总计100论。其中针灸理论主要论述经络、腧穴理论、腧穴配伍规律等理论内容；针灸技术主要论述针刺得气、飞经走气针法等相关针法；针灸临床主要论述针法、灸法、穴位贴敷疗法的临床应用情况；针灸效应则是对针灸治疗相关疾病的研究机制及动物实验等内容进行论述。本书内容丰富，既有基础理论，又有临床实践，具有很高的学术价值。本书集科学性、实用性于一体，将王富春教授的学术思想精华尽收于其中，适合针灸医疗、教学、科研工作者及医学院校的学生和针灸爱好者阅读。希望本书的出版，可在针灸界引起广泛的关注和反响，同时也对针灸学术的发展产生积极推动作用。

编　者

目　录

针医百论（第2版）

针医百论（第2版）

目录

针灸理论

1. 论针灸的学科体系

针灸作为东方文化的瑰宝，历经数千年的演变，不仅以其防病治病的显著疗效赢得了普遍赞誉，其科学价值和丰富的内涵亦不断被人们揭示。目前，针灸学科在科学研究、临床应用、人才培养及社会服务等各个方面迅速发展，形成了一套庞大的综合性学科体系。

（1）源远流长的文化体系

针灸起源于中国，历史悠久。相传原始社会时期，伏羲"尝味百药而制九针"。石器时代，砭石作为针具的雏形，被用来切割痈肿或刺激人体的某些部位以治疗疾病。此后，历朝历代的针灸医家通过对自己医术经验的总结，撰写了大量的针灸学专著，不仅记录了针灸的发展过程，也记录了其在不同文化背景下的创新与变革。2010年11月，联合国教科文组织将中医针灸列入"人类非物质文化遗产代表作名录"，针灸作为一种文化形式正式登上世界舞台。针灸学既汲取了"天人合一"的儒道思想，又融入了哲学、物理学、生物学、人类学和心理学等多学科的知识，具有强大的文化多元性。2017年1月，国家主席习近平向世界卫生组织赠送针灸铜人雕塑，在进行文化交流的同时，也表达了对人类健康事业发展的美好愿景。

（2）独树一帜的理论体系

针灸学理论奠基于《黄帝内经》（简称《内经》）、《难经》

等经典著作，经《针灸甲乙经》（简称《甲乙经》）初步系统化和结构化，以及后世医家不断丰富和完善，其理论体系逐渐形成。针灸学的理论体系在中医药学中相对独立，除遵循阴阳五行、藏象学说、气血津液等基础理论之外，主要以经络腧穴理论为核心，这与中医学中其他二级学科有着明显差别。经络理论系统阐述了人体经络系统的循行分布、生理功能、病理变化及其与脏腑的相互关系，腧穴理论则主要阐述腧穴的分布、作用规律及临床应用，二者相辅相成，密不可分。经络腧穴理论作为我国中医学之精粹，几千年来一直指导着针灸临床实践，成为中医药理论体系的重要组成部分。

（3）广泛健全的理疗体系

针灸以其简、便、验的诊疗优势，绿色、极少不良反应的安全优势，目前已经在世界上180多个国家和地区被广泛应用。国内针灸的临床治疗范围极其广泛，涵盖各科疾病，有文献报道，我国已经证实的针灸适应证已达500多种。针灸也越来越受到国际主流医学的认可，世界卫生组织于1996年提出了60多种针灸适应证。目前世界各国推行中医针灸疗法。

（4）特色鲜明的技术体系

随着医疗实践的需要和针灸器具的不断改进，针灸学逐渐形成一套特色鲜明的技术体系。早在《内经》中就已形成"五刺""九刺""十二刺"等较为完善的刺法体系，后经历代医家的不断总结，在基本针刺手法基础上又提出"飞经走气四法""治病八法"等古典针刺技法，以及三棱针、皮肤针、皮内针、火针、芒针等特种针具刺法和头针、耳针、眼针、腕踝针等特定部位刺法。灸法可分为艾炷灸、艾条灸、温针灸、温灸器灸等艾灸法，以及天灸、灯火灸、药锭灸、药线灸等非艾灸法。此外，在传统针灸疗法基础上，结合声、光、电、磁、药物等物理化学因素，形成了穴位贴敷、穴位注射、穴位埋线、穴位电疗、穴位磁疗等腧穴特种疗法。这些治疗方式颇具特色，且基本理论完善，临床实践丰富，成为针灸作为一门独立学科的重要特征之一。

（5）独立完整的教育体系

从 1956 年首批中医药院校创办开始，针灸学被纳入中医药高等教育体系，逐渐建立了"中专—大专—学士—硕士—博士—博士后"完整的教育体系，形成了全日制教育、名中医带徒、函授教育、定期进修、短期培训等多种办学模式。随着教育规模的不断扩大，针灸学科形成了课程特色鲜明、教育资源充足、教师素质过硬、教学手段多样的人才培养模式。此外，目前全国 24 所高等中医院校均设有国际教育学院，为世界 100 多个国家和地区培养了数万名针灸人才，明显加快了中医药的国际化发展进程。

综上，针灸集文化、理论、诊疗、技术和教育于一体，已经具备独立、完善的学科体系。将针灸学科提升为一级学科，是我国中医学向更高层次发展的必然趋势，这也将更大程度地促进针灸学科的发展，使之更好地为我国人民服务，为人类健康服务。

2. 论经络与腧穴起源的先后

近年来，关于经络和腧穴起源先后的问题，国内许多学者做了大量的探讨，各抒己见，莫衷一是。王富春教授从理论和实践出发，在查阅大量经典及现代研究的基础上，认为经络与腧穴并无起源先后之分，两者都是特定时代条件下的产物，都有各自的发展阶段，两者相互补充，同时发展。

（1）经络起源在先的问题

关于经络的实质，现在还未完全清楚，但它是客观存在、潜在于人体之内的一种物质。那么，人们最初是如何发现它的呢？有人认为，它是根据一定的经络现象而来的。在治病时遇到某种经络现象，经过长期观察后把这种现象和治疗效果结合起来，逐渐形成经络学说。所以提出"经络较腧穴发现较早"的观点。那么，我们不禁要问，既然涉及治病问题，古人肯定要用砭石在某一部位按压，那么这一部位又是什么呢？

也有学者认为，循经感传很可能是我国古代先哲提出经络路线图的依据之一。现代多数医家认为，经络是针刺感觉传导的现象，那么如果由此而作为经络的起源，是否可信呢？从现在所发掘的古墓中，人们发现了许多砭石、骨针及粗制的铜针、铁针等。然而这些粗劣的针具，能否使接触者出现走向明确的经络感传现象，使人产生怀疑。从循经感传普查结果中可以得知，1972—1978年在全国20个省、直辖市、自治区，共约19万受试者中，以低频电脉冲刺激井穴为主，测得感传出现率为20%左右，但多条经感传超过三个大关节者仅为0.2%~0.8%。也有单位普查资料表明："经穴、奇穴、天应穴、非穴位均能产生放散性针感，其走向无一定规律，有循经、有不循经和大面积放散的。"由此可见，经络感传系占少数，也无一定规律可循。

也有人试图从气功、导引方面论述经络的起源，认为"任脉属阴，为阴经之海；督脉属阳，总督诸阳经"。人能"独立守神"则"真气从之""如环无端"，这正是经络学说的起源。由此王富春教授认为，既然任督二脉是经络学说的起源，为什么在马王堆出土的医书中未载此二脉，仅有"十一脉"呢？另外，气功、导引之人，能做到使气行于"十一脉"更非易事。

（2）腧穴起源在先的问题

陆瘦燕等最早提出经络学说是由治疗点归纳决定的，即由点到线。这一学说在马王堆医书出土以前甚为盛行。时至今日，也有人认为"以痛为腧→针灸疗法→经络系统"才是腧穴、经络形成的步骤和阶梯。持这一学说的人，目前已为数不多了，它被许多医家所否认，确实很难站稳脚跟。试想人身上的穴位（包括经穴、奇穴、天应穴、新穴）达几千个，可谓星罗棋布，古人又是根据什么理论，将穴位连接成线的呢？如果仅依据"以痛为腧"而连接成线，恐怕就不会形成现在这样有规律的"经"或"脉"了。

（3）结论

综合上述各家观点，王富春教授认为，经络和腧穴应起源于同一时期，二者互相补充、互相发展，相辅相成而日趋完善；如果抛开经络谈腧穴和抛开腧穴谈经络，都是片面的观点。现将这一观点介绍如下：

浅部的动脉或静脉最容易看得到、摸得到。如《灵枢·经水》曰："若夫八尺之士，皮肉在此，外可度量切循而得之……脉之长短，血之清浊……皆有大数"，说明古人通过直视的方法对血脉、筋肉已经有了一定程度的认识。"经脉者，受血而营之"（《灵枢·经水》）、"经脉者，所以行血气……是故血和则经脉流行"（《灵枢·本脏》）等，均说明了经络和血管的密切关系。早在马王堆医书成书前后已有"脉""血脉"的记载。目前的材料和大量临床观察结果也证明经络和血管、神经有关。

可以推测，远古时代，人们在采集野果和猎取食物时，很容易划伤血管的某一部位，但这也可能会使身体其他部位的病痛减轻或消失（刺血疗法）。另外，古人应用砭石挤压血管的某一部位，也可能会使身体其他部位的病痛减轻或消失（刺血疗法）。凡此种种，使古人对"脉"和"脉"上的某一部位有所认识。久而久之，古人对"脉"开始加以命名，因为有形的"脉"比无形的"部位"容易掌握。因此在治疗疾病时，会选取"脉"上的某一部位，这些部位便是腧穴的前身。这也是马王堆医书中记载了"脉"而无穴名的原因。这一时期就叫作穴位无名称阶段。而"十一脉"也是经络的雏形，它与十二经脉还不尽相同。

《内经》形成时期，古人经过不断的总结发现，有些疾病会沿一定路线传导，并观察到刺灸得气后的各种感觉传导现象，从而对脉有了进一步的认识，对脉进行了补充，提出了"十二经脉、十二络脉、经筋、经别"等名称，使经络学说日趋完善。

古人对砭灸"脉"上的某一部位，也积累了丰富经验，知道哪些病证可在哪些部位针灸；哪些部位，既能治疗这种病证，又能治疗那种病证；既能治疗局部病证，又能治疗远端部位的病证，通过总结这些部位的位置特点和治疗作用，古人积累了相当成熟的认识，进一步确定了穴位名称和位置，这是穴位的定位定名阶段，也是经络的形成阶段。

（4）结语

综上所述，王富春教授认为经络和腧穴的起源无先后之分，二者互相补充、同时发展，只是经络的命名较腧穴早。腧穴的发展是从无名称阶段到有名称阶段（定位定名阶段），经络的发展是从雏形阶段到形成阶段。所以"针刺感传说""气功导引说""由点到线说"都是片面的观点，这些学说综合起来，可对腧穴、经络的起源和发展起到补充、完善的作用。

3. 经络是"学说"还是"理论"

关于经络是"学说"还是"理论"，针灸学术界至今说法不一，没有形成统一的认识。如邱茂良主编的五版《针灸学》教材、孙国杰主编的六版《针灸学》教材、石学敏主编的"新世纪全国高等中医药院校规划教材"《针灸学》中都称"经络学说"，而在沈雪勇主编的"新世纪全国高等中医药院校规划教材"《经络腧穴学》中却存在"经络学说"与"经络理论"并称的现象。

王富春教授在查阅大量古代典籍和现代研究文献的基础上，认为经络是中医理论的核心部分之一，是针灸学的理论基础。几千年来，经络一直指导着中医各科的临床实践，尤其是针灸临床实践，取得了良好的临床疗效，是反复被实践证明了的科学理论。同时经络本身也具备了科学理论的各种基本特征，即实践性特征、抽象性特征和逻辑系统性特征。因此，经络不应称为学说，应该称为经络理论。

（1）关于"学说"与"理论"的概念

所谓"学说"是"指学术上有系统的主张或见解"，或"在学术上自成系统的观点或见解"。而"理论"指的是"概念和原理的体系，是系统化了的理性认识。正确的理论是客观事物的本质和规律的正确反映，来源于社会实践，并指导人们的实践活动"，或"由实践概括出的关于自然和社会知识的系统结论"。科学的理论是"在社会实践基础上产生并经过社会实践的检验和证明的理论，是客观事物的本质性、规律性的正确反映"。

由以上各种学说和理论概念的论述来看，两者之间存在较为明显的差异，主要体现在以下2个方面。一是实践性：理论是在实践经验的基础上抽象出来并不断被实践证明的用于进一步指导实践的科学体系；而学说则不一定都经过实践的验证，一般是对部分实践的认识而产生的学术主张和见解。二是逻辑系统性：理论与学说相比更具有逻辑性，理论体系内部的概念和内容不是简单的堆砌，而是按一定的逻辑顺序组织的，是具有完整体系的规范理论；而学说则不一定是完整的体系，一般只是一种理论某一个部分的总结和见解。

（2）经络具有成为科学理论的基本特征

所有的科学理论都具有3个方面的基本特征，即实践性特征、抽象性特征、逻辑系统性特征。实践性特征指实践是理论的基础和前提，任何理论都是来源于实践，并用于指导实践；抽象性特征指理论是对经验事实的简化和（或）概括，在分析事实时对事实进行必要的简化，借助理性思维中抽象与想象的力量，排除事实中那些无关紧要的因素，提取研究对象的重要特征；逻辑系统性特征指的是理论不是诸多概念和原理的简单堆砌，也不是各种互不相关的论据和论点的机械组合，而是一种系统化的逻辑体系。

　　经络完全具备上述科学理论 3 个方面的特征。首先，经络理论是被两千多年来的医疗实践所证明了的，如从帛书提出"十一脉"，到后世医家经过临床实践，提出"十二经脉、奇经八脉以及络脉、经别、经筋、皮部"等，形成了相当完整的理论体系，此后历代医家在经络理论的指导下开展临床医疗实践，同时在大量的临床实践中不断地验证着经络理论中各个组成部分的科学性和客观性，之后并没有其他的经脉或其他的组成部分出现，这就证明了经络理论是经得起实践检验的客观规律，因此经络具有实践性特征。

　　其次，经络是在古代医疗实践和社会实践的基础上，对人体解剖学、生理学和病理学知识的简化和抽象概括。经络理论结合临床诊疗实践和某些疾病的特异性感传路线，借助当时流行的阴阳五行理论，提取出了人体最重要的特征，建立了包括经脉、奇经八脉、络脉、经别、经筋、皮部等在内的宏观人体调节系统，对临床实践中出现的各种生理病理现象进行了简化。如经络"内属于脏腑，外络于肢节"（《灵枢·海论》）的生理功能就是对内脏之间、体表之间和内脏与体表之间互相联系功能的总结和概括；再如经脉所主的病候、络病理论及经筋、皮部病候等都是对人体病理的简化概括，为疾病的诊断和治疗提供了简捷而可靠的依据。由此可见，经络理论是对临床医疗实践经验的系统总结，是对人体各种生命现象的简化概括，具有抽象性特征。

　　最后，经络理论是有严密逻辑性的系统理论。经络系统包括十二经脉、奇经八脉、十二经别、十五络脉及其外围所联系的十二经筋和十二皮部。各个组成部分之间存在严密的逻辑性，如经脉是直行的主干，经别和络脉分别是经脉在全身各个器官的重要支脉，起到联系重要脏器、沟通表里经的作用，奇经八脉则是具有特殊作用的经脉，对各个经脉起统率、联络的作用，经筋和皮部是经脉的外部结构，对筋肉和皮肤起着支配的作用，整个经络系统存在着以经脉为主体，由内向外、由里及表、由主干到分支的逻辑顺序；再如十二经的流注顺序是按照营血的运行顺序而定的。由上述例子可见，经络作为人体运行气血的通道是以十二经脉为主，包括奇经八脉、经别、络脉、经筋、皮部等组成部分的具有逻辑性的整体，构成了人体的宏观调控网络。因此经络理论具有逻辑系统性的特征。

由以上论述来看，理论应该是学说的进一步发展，是更加完善化的科学体系，学说应该经过实践的检验和证实，并按照一定的逻辑顺序对学说体系内的相关内容进行整合而最终形成公认的科学理论。按照这样一种发展的观点来看，经络已经具备了成为科学理论的各种特征和条件，所以经络不仅仅是一种学说，还应该是科学理论。

（3）经络成为科学理论的意义

经络是中医学的理论核心之一，将经络定义为理论有着十分重要的现实意义。

将经络定义为理论有利于经络实质的研究。关于经络的实质研究，许多医学和生物学相关学科的工作者从不同角度、不同水平进行了大量的研究工作，提出了血管说、神经说、生物物理观、生物化学观等一系列关于经络实质的假说，但始终没有一种假说能圆满地解释所有的经络现象。对经络理论的整体分析，可以为今后的经络研究提供正确的研究思路。正因为经络是一个具有逻辑性的系统，研究经络的实质就不能仅仅停留在研究循经感传等经络现象或者仅仅研究经脉的有关性质，而应该宏观而全面地研究经络系统中的各个逻辑组成部分，如络脉、经筋、皮部等，避免经络研究中以偏概全的误区，从而拓宽经络研究的视野，从更多的角度和不同的水平、层面更加全面地开展研究工作。

将经络定义为理论有利于针灸技术规范化的研究。随着针灸学国际需求的不断增加，针灸技术规范化研究越来越引起针灸学界的重视。将经络定义为理论，要求广大针灸工作者以整体的观念，系统地规范经络的名词术语，完善、规范理论体系中的各个组成部分，为针灸学的教学、科研、临床提供一整套可遵循的规范化理论体系，推动针灸学现代化和国际化的进程。

将经络定义为理论更有利于针灸学科的发展和理论创新。经络理论是针灸学最重要的理论基础，随着针灸学优异的临床疗效越来越受到世界各国的重视，针灸学的发展需要更加迫切，如果其理论基础仅是一种学说显然不能适应学科进一步发展的需要，同时针灸学的学术地位也会受到限制。只有进一步深入研究经络的理论特性，才能在整理和研究中促进整个理论体系的不断完善，才能更好地吸收其他理论的先进成果，从而为经络学的理论创新提供条件，更好地指导针灸学的临床实践。

4. 论腧穴穴性的分类

腧穴穴性是指腧穴对人体某些病证具有相应治疗作用的特性和性能，主要研究的是腧穴与机体之间的相互作用和规律，以及腧穴对疾病的疗效和对机体的内在影响。了解腧穴的穴性是临床针灸取穴的基础，穴性对临床研究具有重要的指导意义。早在《内经》中就有关于穴性的记载，当时虽然是以用穴之义、用方之义阐述腧穴治疗作用机制，但已经是现代针灸处方、穴性的渊源和萌芽。掌握腧穴穴性理论，了解腧穴的特性，对指导针灸临床有着重要的意义。

王富春教授极其重视对腧穴穴性的相关研究，认为腧穴穴性是多种多样的，腧穴穴性的发挥离不开对腧穴穴性的探索，腧穴穴性与主治有着密切的联系，腧穴穴性与药性也有异同之处，腧穴穴性的发挥与干预措施有着密切的联系。王富春教授从腧穴发展的角度分析腧穴的概念、腧穴穴性的多样性、腧穴的穴性与主治的关系，探讨穴性与药性的异同、穴性与针法的关系，进一步深入研究穴性理论，从不同角度说明穴性对指导临床的重要意义。

（1）关于腧穴的概念

石学敏主编的《针灸学》认为："腧穴是人体脏腑经络之气输注于体表的特殊部位。"徐恒泽主编的《针灸学》认为："腧穴是人体脏腑经络气血输注于体表的特殊部位。"前者说的是脏腑经络之气，后者说的是脏腑经络气血，一字之差，差之千里。沈雪勇主编的《经络腧穴学》又认为："腧穴是脏腑经络气血输注于躯体外部的特殊部位"，虽未说体表，但"躯体外部"也有体表含义。而罗永芬主编的《腧穴学》则认为："腧穴是人体脏腑经络气血输注出入的特殊部位。"此概念中未谈体表，也未谈躯体外部，重点强调了"输注"与"出入"的特殊部位。仅以上述4本教材为例，各家说法不一。那么何种说法更符合"腧穴"的真正含义，我们先从腧穴的源流与发展谈起。早在《内经》中，腧穴名称就较多，有"节""会""气穴""骨空"等。如《灵枢·九针十二原》："节之交，三百六十五会……所言节者，神气之所游行出入也，非皮肉筋骨也。"《灵枢·小针解》又解释道："节之交，三百六十五会者，经脉之渗灌诸节者也"，认为腧穴是经络气血会聚之处。在《素问·气穴论》中又称为"气穴"，张景岳注曰"经气所在，是谓气穴"，因其与经络之气相通而名。《素问·骨空论》又称"骨空"，言指骨间空隙，为腧穴所在之处。汉代《明堂孔穴针灸治要》、晋代皇甫谧《针灸甲乙经》、唐代孙思邈《备急千金要方》（简称《千金方》）等均称之为"孔穴"，到了宋金元时期才开始出现"腧穴"这一名称，如宋代王惟一《新铸铜人腧穴针灸图经》、元代滑伯仁《十四经发挥》等。"穴位"之称出现于清代吴亦鼎的《神灸经纶》。从腧穴名称的发展变革，不难看出历代医家对腧穴含义的理解和认识。正如姜青松所言，腧穴肯定不是"体表的特殊部位"，也不是"躯体外部的特殊部位"，它不是孤立于体表的点，而是与深部组织器官有着密切联系、互相疏通的特殊部位。它既可以从内通向外来反映疾病，又可以由外通向内，来接受刺激，通过气血达到疏通经络、调整脏腑、协调阴阳、防治疾病的目的。因此笔者认为，"腧穴是人体脏腑经络气血输注的特殊部位"这一概念比较贴切，"输注"也有"出入"之意，故可删去"出入"二字。在当今"经络""腧穴""气血"等实质研究尚未完全认识的情况下，唯有遵此。

（2）腧穴穴性的多样性

腧穴的穴性是多样的，不同的腧穴有不同的性能，同一腧穴也可以有两个或者几个不同的穴性。《内经》中就有对腧穴穴性进行简单的分类，如"热俞、水俞、寒热俞"等概念，可以看出《内经》已经根据寒热等属性对腧穴的穴性进行了简单的分类。《穴性赋》从气、血、虚、实、寒、热、风、湿8个方面来概括腧穴的穴性，即"经穴性质，气分为先……穴有血门，亦当牢记……虚者补之，穴要审真……实则泻之，症要辨清……寒则温之，须了于心……热则清之，阴阳有别……原夫百病，首中于风……大凡湿症，艾灸最良。"以鱼际穴为例，既可以"肺俞鱼际俱泻肺"，又能"鱼际解外感风寒之邪"。鱼际穴既有泻热的穴性，又有祛风的穴性。这充分说明了腧穴也是根据不同的病证，通过针刺来发挥其不同的性能。又如足三里穴，既可以调节胃气，又可以祛寒；既可以泻脾胃实热，又可以益气补脾健胃。腧穴穴性的多样性不仅是指不同的腧穴有不同的性能，还指一个腧穴可以有两个或者几个不同的穴性。

（3）穴性与主治的关系

现今针灸学者们的关注点仍停留在腧穴的功效和主治上，很少提及腧穴的性能。但实际上正是由于腧穴的不同性能，才产生了腧穴的主治和功效。也就是说，腧穴的主治就是穴性在发挥作用。

从"热俞、水俞、寒热俞"等概念就可以看出《内经》已经对腧穴的穴性进行了简单的分类。治疗热病可以用热俞穴，治疗水病可以用水俞穴等。当时已认识到一些腧穴的特性是与特定性质的疾病相关联的。但后世的一些歌赋特别强调腧穴的主治性质，《玉龙歌》就是其代表，导致人们倾向以主治代替穴性。主治是腧穴的重要特点，但并不代表穴性，现在往往是从主治来概括穴性，比如肾俞穴具有补益肝肾的性质，其实这只是在病证、手法、腧穴配伍等特定条件下的一个作用，并不是肾俞穴固定不变的性质，所以不能以主治代替穴性，故《针灸问对》云"治病无定穴也"。

（4）穴性与药性的异同

"穴性喻药性，处方不识药性，何以调燮寒热虚实，针灸不明穴性，焉起诸病之机。"针灸必须要了解腧穴的穴性才能进行治疗，就像下处方时要清楚中药的药性一样。这说明了穴性和药性在性质上的共同点，都是在中医基础理论的指导下进行辨证取穴和用药。但是穴性和药性的本质却有着明显的不同。首先，从穴性和药性发挥作用的途径来看，腧穴穴性不同于中药药性，中药有四气和五味、升降浮沉、归经、有毒无毒，这是中药具有的一些特性表现。因此，中药治病是以药物的特性纠正疾病的阴阳偏盛偏衰。腧穴虽然有归经，也有主治作用，但是腧穴的性能是通过接受针刺或艾灸等刺激，激发经络来达到运行气血、调节阴阳、扶正祛邪的目的。腧穴穴性与中药药性的差别决定了针灸与中药治病原理的不同。比如中药治病，凡寒凉性质的病证，使用温热药物治疗，凡温热性质的病证，使用寒凉药物治疗；针灸治病，则针对疾病的位置和所属的脏腑，循经取穴，使用与所属脏腑经络相联系的腧穴治疗。一个脏腑寒凉性质的病证或温热性质的病证，可以选用其属经的一个腧穴。寒凉性质的病证，通过针刺，使其发挥祛寒的性能；温热性质的病证，通过针刺，使其发挥泻热的性能。所以，同一腧穴的治疗作用可以双向调节。可见，中药治疗疾病通过药物本身寒热的药性来发挥作用，药物的功效是单向的；而腧穴的穴性通过针刺的手法、病证性质等因素来发挥作用，腧穴具有双向性的特点。

（5）穴性与针法的关系

要让腧穴充分发挥其穴性，针灸的操作手法起着至关重要的作用，针法的好坏直接影响到穴性发挥的程度。《灵枢·经脉》说："盛则泻之，虚则补之，热则疾之，寒则留之，陷下则灸之，不盛不虚，以经取之。"《灵枢·九针十二原》说："虚则实之，满则泄之，菀陈则除之，邪盛则虚之。"这些都是自古以来就沿袭的大法，针对寒、热、虚、实不同的证候，或采用不同的刺激方式，如针法或灸法等；或采用不同的操作方法，如各种补泻手法等。针灸治疗疾病时对腧穴施以什么样的手法直接关系到腧穴发挥什么样的特性。比如针刺中脘穴时施以补法，必将使其更好地发挥补脾健运的作用；三棱针点刺大椎穴，必将发挥其泻热的特性；艾灸关元穴发挥其培补元气的性能。而施术者手法的好坏又能直接影响到这些腧穴发挥穴性的作用程度。同时，同一个腧穴施以不同的针刺手法，也可以产生截然不同的作用。比如足三里穴，补之能补中益气，泻之则可以疏导积滞；泻合谷，补复溜可以止汗；补合谷，泻复溜则可以发汗。从古至今，针刺手法的应用在针灸治疗疾病过程中都占有十分重要的地位，腧穴的穴性是在针刺手法的刺激下才发挥其作用的。

（6）结语

腧穴是针灸疗法的基本要素之一，对穴性的掌握，将更加有利于准确地进行选穴、配穴，使用正确的针刺手法，达到最佳的治疗效果。穴性是基于中医基础理论、经络理论，通过长期大量的医疗实践而获得的，是以针刺、艾灸、刺络放血等针灸方法为条件，通过腧穴的主治作用表现出来的。但是现在关于穴性的现代研究还不够，对于穴性的研究大多都局限在理论上进行探讨，穴性至今还没有一个统一的概念，也没有完整、系统的理论体系，对于腧穴穴性的实验研究还很少，随着科技的发展和对腧穴认识的进一步提高，利用先进的科学技术手段和研究方法发现和发展原来尚未掌握的腧穴的潜在性能才能使穴性的研究进一步深入和完善。

5. 论新穴、奇穴

"新穴"和"奇穴"既是腧穴学的重要内容，也是针灸学的重要组成部分。王富春教授首次将经外腧穴分成古代奇穴和现代新穴两大部分，分述每一腧穴的定位、主治、操作，并说明其与经穴的关系和来源。

（1）"新穴"和"奇穴"的提出

新穴与奇穴，均属于腧穴的范畴。人体腧穴，除 361 个经穴外，一般都属于新穴、奇穴，又称"经外奇穴"，《灵枢·刺节真邪》称"奇俞"，新穴与奇穴是在阿是穴的基础上发展起来的，其中有明确位置，但尚未定名的则称为"无名奇穴"，前者占绝大多数，后者个数较少。这类腧穴的主治范围比较单纯，多数对某些病证有特殊疗效，如百劳穴治疗瘰疬、四缝穴治疗小儿疳积等。

历代文献关于奇穴的记载很多，如《千金方》载有奇穴 187个，均散见于各类病证的治疗篇中。《奇效良方》专列奇穴，收集了 26 个。《针灸大成》专列"奇俞类集"一篇，载有 84 个穴位。《针灸集成》汇集了 144 个穴位。这说明历代医家对奇穴是颇为重视的。

为什么称之为"新穴""奇穴"，而无"经外奇穴"之名。这是因王富春教授等团队通过研究发现，许多"新穴""奇穴""经外奇穴"并非与经脉无关，而是有很多位于经脉之上。如督脉上的印堂、任脉上的绝孕等。因此，王富春教授认为"经外奇穴"一名已经不够准确。应该说，清代以前的医家所述的"奇俞"称为"奇穴"较为合适，近代医家所述的"非经穴"称为"新穴"较为合适。

（2）经验举隅

王富春教授在对古代文献全面系统研究的基础上，经过多年的临床实践，在人体腰骶部位发现了一个新穴，将其命名为"振阳穴"，并配合中医辨证取穴与针刺手法，确定了阳痿的治疗方法。阳痿是男性性功能障碍的一种常见疾病，现代医学称之为勃起功能障碍。其临床表现为阴茎临房不举或举而不坚，不能完成正常性生活。相关资料显示，由于生活节奏的加快，压力加大，该病的发病率呈逐年上升趋势。振阳穴位于白环俞直下，会阳穴旁开 1 寸。振阳穴进针选用 3 寸毫针，刺入 2.5～3 寸，进针后行提插补法，使酸麻胀感（或伴有热感）向阴茎部传导，直达病所。

针刺该穴可振奋肾阳、益肾填精，因此将该穴定名为振阳穴，取其能振奋肾阳之意。从现代医学角度来看，这个位置深部恰是阴部神经、阴部内动脉、阴部内静脉的交会处，针刺此处，达到一定深度后，可直接刺激阴部神经，使其传入冲动增加，至脊髓腰骶段（性反射低级中枢所在区），再经传出纤维经内脏神经（勃起神经）加入盆丛。在此神经反射的调节下，阴茎深动脉扩张，供血增多，海绵体窦隙充血，阴茎勃起。该穴针感较强，气至病所，与中极穴相比，针刺振阳穴能使痿软阴茎兴奋，勃起有力，临床疗效更为显著，值得推广应用，其作用机制还在进一步研究之中。

同时，王富春教授在临床实践中也擅用四神聪。四神聪也是经外奇穴，王富春教授在临床应用中对四神聪的应用规律进行总结，发现该穴从古至今都被广泛应用于临床中，在治疗精神情志疾病方面确有突出疗效，有其独到的特色，在改善脑血流量、调节大脑皮质功能、改善中枢神经系统功能等方面具有明显的作用。王富春教授擅用四神聪、神门为主穴，以四神聪沿百会方向刺入0.5寸左右，在治疗各种失眠中均取得较好疗效。四神聪被广泛应用于治疗失眠、颈性眩晕、颈源性头痛、小儿遗尿、抑郁症等多种疾病。四神聪在临床研究方面虽然取得了确切的疗效，但在实验研究方面和操作规范性方面仍需要不断地探寻研究。

（3）临床应用

"新穴"和"奇穴"数量较多，分布较为广泛，主治疾病广泛，在临床诊疗中常常被使用。王富春教授在其学术著作《新穴奇穴图谱》中将古代奇穴和现代新穴按照头颈、躯干、四肢分门别类，每个穴位又分述定位、主治、操作、说明等多项内容，以便学者能更好地掌握其临床应用。现举验案如下。

1）小儿厌食症：刘某，女，2岁，2006年6月30日初诊。主诉：厌食4个月。4个月前患儿不明原因不思饮食，食量渐少，继而出现干呕，睡眠汗出，烦躁易惊，大便干结如羊粪，小便黄。曾服健胃消食药无效，现欲求针灸治疗，遂来门诊就医。中医诊断：小儿厌食。西医诊断：厌食症。治法：健脾益胃。取穴：四缝、天枢、足三里、中脘。治疗2个疗程，症状彻底消失。四缝穴为奇穴，《奇效良方》云："四缝四穴，在手四指内中节是穴。用三棱针出血，治疗小儿猢狲劳等症。"《中国针灸学》云："四缝，两手除拇指外之四指掌面之第一指节与第二指节横纹缝之两头（每指二穴），刺出黄白色之透明液体。主治小儿疳积。"

2）落枕：邢某，女，38岁，2005年10月16日就诊。主诉：左侧颈部疼痛伴活动不利1日余。患者早晨起床后感左颈部疼痛，牵及左肩，颈部活动受限。经自我按摩，外用伤湿止痛膏后，症状无明显好转。中医诊断：落枕。西医诊断：颈肩肌筋膜炎。治法：活血通络，疏筋止痛。取穴：落枕穴。操作：患者取坐位，手臂自然摆放于桌面或膝上。先用75%酒精棉球在穴位处常规消毒，采用指切进针法，即左手拇指指甲切按在经穴旁边，右手拇、示指持已消毒的30号1寸毫针紧靠指甲面将针尖向上斜刺，入皮下0.5~0.8寸，得气后（酸、麻、胀、重）用泻法重度捻转，使感应向上臂传导，此时要求患者头部左右自然摆动，次数不限，边捻针边摆动，持续1分钟。不留针，出针后配合颈部按摩，以提高治疗效果。以上操作每天进行1次。针刺配合推拿治疗3次后疼痛消失，活动恢复正常。

3）过敏性鼻炎：赵某，男，25岁。2天前受凉，出现鼻塞如堵，鼻流清涕，喷嚏不断，鼻道奇痒。患者曾患过敏性鼻炎3年，遇冷风便发作，反复发作，秋冬加剧，用多种药物均不能根治。查体：两侧下鼻甲肿胀，黏膜苍白，鼻道见清稀分泌物，舌苔薄白，脉细濡。中医诊断：鼻鼽。西医诊断：过敏性鼻炎。治法：益气解表，抗敏止涕。取穴：上迎香、印堂、太阳、足三里、曲池、外关。针刺上述腧穴，平补平泻，每日1次，7天为1个疗程，共治疗2个疗程，痊愈，随访半年无复发。

（4）体会

随着经络学说的发展，大量奇穴的出现，有的位于经脉上，有的位于非经脉上，经外奇穴一词已经不能够较为准确地概括这些穴位了，故王富春教授在此基础上，将其分为"奇穴"和"新穴"。新穴、奇穴属于腧穴学的范畴，其中一些如四神聪等腧穴在临床中较为常用，且临床疗效较为确切，而相当一部分腧穴则有待进一步应用及深入研究，以进一步促进经络学说的发展。

6. 论同功穴

同功穴是王富春教授提出的新概念，是针对某一症状、具有相同主治作用的一类腧穴的统称。王富春教授首次提出同功穴概念，对其含义进行阐述，并对今后研究工作做一展望。现今研究多侧重于腧穴的特异性，而忽视腧穴共性的研究，希冀同功穴的提出能够为腧穴共性及腧穴配伍的研究奠定理论基础。

（1）同功穴概念的提出

同功穴来源有二。一是基于对腧穴特异性研究的换位思考。以往的研究大多是围绕腧穴为什么能治病，一个腧穴可以治疗哪些症状，而我们要探讨的是同一种症状有哪些穴位可以治疗，这些穴位是否可以配伍应用，也即由"一穴多症"到"一症多穴"。二是基于腧穴配伍理论，如石学敏在《针灸学》中阐述的。腧穴配伍就是在选穴的基础上，将两个或两个以上主治作用类似的腧穴配伍应用，其目的在于加强腧穴之间的协同作用，相辅相成，提高疗效。梁繁荣、杜元灏等认为腧穴配伍就是在选穴原则的指导下，针对疾病的病位、病因、病机等，选取主治作用相同或相近，或对于治疗疾病具有协同作用的腧穴进行配伍应用的方法。鉴于此，王富春教授认为腧穴配伍的概念可概括为：腧穴配伍是基于中医理论，在针灸选穴原则的指导下，结合临床和腧穴主治特性，选择两个或两个以上作用相同的腧穴进行配伍，发挥腧穴的协同增效作用，以达到特定治疗效果，提高临床疗效的一种方法。基于以上两点，王富春教授将针对某一症状、具有相同主治作用的一类腧穴统称为同功穴。

（2）同功穴诠释

同功穴即为"腧穴配伍"概念中的"主治作用相同的腧穴"，换言之，"腧穴配伍"即为根据症状，选取相应的具有相同主治作用的同功穴配伍以达到协同增效目的的一种方法。如石学敏主编的《针灸学》中，内关、足三里、梁门、胃俞、公孙、太冲、天枢等腧穴均可治疗胃脘痛一症，故针对胃脘痛以上穴位均为同功穴。对于同功穴的理解有以下3点需要特别强调。一是同功穴并非针对疾病，而是针对症状而言的。二是同功穴也并非指两个腧穴功能主治完全一致，每个腧穴都具有多向性，其功能主治与其所在部位、所属经脉等相关，互为同功穴的腧穴都是建立在针对同一症状的基础上而言的，如《针灸学》中有申脉穴主治头痛眩晕、癫痫失眠等，照海穴主治失眠、癫痫、咽喉干痛、月经不调等，故申脉、照海穴仅是对于癫痫、失眠症可互为同功穴，在理解其概念时，切勿以偏概全，进入误区。三是病证间的同功穴可能存在交叉，如百会、神庭穴可互为头痛症状的同功穴，而百会、三阴交也可互为失眠的同功穴；中脘、内关穴可互为呕吐的同功穴，亦是胃痛的同功穴，是故一个腧穴可为多个病证的同功穴，每个病证间同功穴存在重叠或交叉，这也是穴位主治作用多样的体现。

同功穴是腧穴配伍的基础，同时腧穴配伍是处方的基础，因为处方是针对某一疾病的主穴和配穴的组合，而主穴和配穴通常也包含着腧穴配伍，配伍与配穴则是两个不同概念。

（3）同功穴的思考与展望

1）以文献与理论研究为基础，建立同功穴选穴与配伍规律谱：《席弘赋》云"凡欲行针须审穴"，故欲要配伍恰当，保证临证组方得心应手、疗效确定，必先熟悉了解腧穴的功能主治。因此我们要进一步深入挖掘古代与现代文献，梳理并归纳内、外、妇、儿、五官等众多病证的同功穴及其分布规律、主治特点，筛选出治疗某一病证的最佳同功穴配伍方案，寻找同功穴的配伍规律，并基于数据挖掘技术平台，建立同功穴选穴规律谱与配伍规律谱。现今的研究中，有学者对针灸治疗临床失眠用穴频次进行分析，得到腧穴使用频次表，筛选出神门、三阴交、百会为使用频次较高的腧穴；有学者运用数据挖掘技术分析总结现代针灸临床治疗中风后遗症的病证谱及腧穴谱。运用数据挖掘技术围绕病症进行的腧穴频次分析研究较多，但是常缺乏腧穴配伍规律谱，且并未形成系统理论，以致临床指导作用甚微，今后我们将系统性地建立选穴与配伍规律谱，为临床同功穴优选及配伍提供一定理论依据。

2）以临床研究证据为依托，明确同功穴的效应：针灸处方是在中医理论尤其是经络腧穴理论指导下，依据选穴原则和配穴方法，选取腧穴并进行配伍，确立刺灸法而形成的治疗方案。其中选穴原则即为针对某种病证同功穴的选择原则，配穴方法即为同功穴的配伍，所以同功穴的选择直接影响着临证处方，对临床疗效起着至关重要的作用，临床上如合理使用同功穴配伍，则可提高临床疗效，起到协同增效、事半功倍的效果。鉴于此，在建立同功穴选穴与配伍规律谱的基础上，结合针灸学科自身特点，应深入开展同功穴配伍的临床研究，明确同功穴配伍、非同功穴配伍及单穴之间的效应差异，为腧穴配伍理论提供依据。

3）以现代科学技术为平台，深入探讨同功穴及其配伍的效应机制：同功穴共性的研究。每个腧穴由于其所处的位置、经脉及归属的脏腑不同，而具有不同的性质，即腧穴在形态结构、物理反应、刺激效应等多方面都与其他腧穴或非腧穴存在着"特异性"，这成为近几十年来广大医务工作者研究的热点，即只研究某一腧穴为什么能治疗某种病，而忽视了某一病证为什么有许多腧穴可以治疗的"共性"问题。我们认为只有更加充分地认识与研究腧穴的"共性"，并在"共性"中寻找其"特异性"，才能更好地发挥腧穴配伍的协同效应，达到增强临床疗效的目的。同功穴的提出便是以此为目的。穴位的效应在人体内具有多靶点、多层次的作用特点，分析评价同功穴的效应规律及其机制，尚需要利用现代科学技术中有效的研究方法和技术手段。所以我们要以现代先进技术为平台，借助分子生物学、生物化学、基因学等技术手段，深入挖掘同功穴间"共性"的内在因素。例如，我们曾经利用神经示踪技术观察到委中穴与环跳穴的相关神经元在脊神经节中的分布有所重叠，在细胞水平揭示了两穴间的"共性"因素。值得注意的是，委中穴与环跳穴是由同一神经节段所支配的，在神经系统中有一定联系，而治疗胃脘痛的同功穴如中脘、内关、足三里穴，它们之间的神经联系相对较少，很难以神经学说对其进行阐述，那么它们是如何发挥"共性"效应的呢？在今后的研究中也将以此为切入点进行深入的探讨，相信这项研究将为腧穴的探讨提供定量客观的资料，也从中医整体观念入手，为进一步探索生命科学开辟新的思路。

关于同功穴配伍效应与机制的研究。现今在腧穴的效应和特异性研究方面相对比较成熟，但在腧穴配伍研究机制方面还相对欠缺。同功穴的提出将为腧穴配伍研究奠定一定的理论基础，因此我们应以现代先进技术为平台，加大对同功穴配伍效应与机制的研究力度，揭示影响同功穴配伍效应的各种内在因素，深入认识同功穴配伍对机体内部物质和信息的干预影响，从微观角度探讨同功穴配伍的有效性。目前，有学者采用急性实验性高血压大鼠模型做实验，发现电针曲池或丰隆有明显降压作用，而两穴协同的降压作用明显优于单独针刺两穴。也有研究提示内关－公孙八脉交会配伍可能通过脊髓的中间内外侧核神经元纤维的相互影响，实现特异性的增强效应，孤束核则起着实现两穴对胃等内脏的中枢整合作用，这可能是腧穴配伍的协同效应机制所在，未来运用先进的科学技术手段揭示腧穴配伍的协同效应机制不失为新的研究热点。

（4）小结

同功穴即为针对某一症状、具有相同主治作用的一类腧穴，同功穴是腧穴配伍的基本要素，而腧穴配伍是针灸处方的基础。现今对腧穴配伍及处方的临床与实验研究较为成熟，但是多侧重于穴位的"特异性"及单个穴位的主治功能方面，很少以穴位的"共性"为侧重点对配伍与处方进行整体系统的研究。相信同功穴的提出将为"一穴多症"到"一症多穴"提供新的思路，也为腧穴配伍研究奠定理论基础，对经络学说的研究和针灸学理论的发展产生重要的现实意义。

7. 论下合穴

下合穴是人体中具有特殊作用的特定穴之一，从古至今受到了历代医家的重视。一般认为它是根据《灵枢·邪气脏腑病形》"荥输治外经，合治内府""治内府奈何取之于合"而提出的。"荥输治外经，合治内府"是古人长期临床实践经验的总结。这里的"合"是六腑之气下合于足三阳经的六个腧穴，即下合穴。具体内容是"胃合于三里，大肠合入于巨虚上廉，小肠合入于巨虚下廉，三焦合入于委阳，膀胱合入于委中，胆合入于阳陵泉"。其中胃、膀胱之下合穴均出自足三阳经，又为五输之合，而大肠、小肠、三焦之下合穴则上出手三阳经，同时下合于足三阳经。其中，胃、胆、膀胱、胆之下合穴均出自足三阳经，又为五腧穴之合穴，而大肠、小肠、三焦之下合穴则上出于手三阳经，同时下合于足三阳经。

五输中的合穴，出自《灵枢·九针十二原》，是经气由此深入，进而会合于脏腑的部位。下合穴与合穴无论从主治还是意义上都是有区别的。下面将从以下几个方面探析其与脏腑的相关性。

（1）从理论上看，下合穴主治六腑病

下合穴均位于足三阳经，而手三阳经之合穴位于上肢。六腑居于腹部，根据脏腑与经脉的关系：脏在膈以上者，应于上肢；在膈以下者，应于下肢。故手经对腹部的影响不大，其经气不直接流入相应内腑。而足三阳经其经气直接与内腑相连，成为治疗腑病的主要经脉。下合穴均位于足三阳经，《灵枢·邪气脏腑病形》称下合穴"此阳脉之别入于内，属于府者也"，是说明手足阳经经脉的经气是从六腑的下合穴处别入于内而分属于六腑，故六腑的疾病可取六腑各自所属的下合穴进行治疗。而大肠、小肠、三焦经脉因循行上肢，不直接深入脏腑，仅作用于头、面、上肢等部位，相对来说它们的合穴对内腑影响不大。

膀胱合于委中，胆合于阳陵泉，胃合于足三里，都是五输之中的合穴，根据"经脉所过，主治所及"，可以治疗本腑病。

因为"大肠、小肠皆属于胃"，故它们的经气是相互联系的，又是不可分割的。一般针灸足阳明胃经，可以治疗大肠和小肠的疾病。同时，它们的生理功能也是一致的。大肠、小肠承受从胃腑传化而来的水谷之气，与胃共同完成饮食物的消化、吸收、排泄过程。

惟三焦合入于委阳，这是因为三焦为中渎之府，水道出焉，主通行水液；而膀胱为州都之官，津液藏焉。故三焦与膀胱共同调节水液代谢，其作用是协调一致的。

（2）从古今文献看，下合穴与六腑之间具有密切的相关性

小肠下合穴——下巨虚：古籍中记载下巨虚多治疗小肠腑病。《灵枢·邪气脏腑病形》中记载："小肠病者，少腹痛，腰脊控睾而痛……取巨虚下廉以去之。"《甲乙经》有"溺黄，下廉主之""少腹痛，泄出"的记载。现代常用于治疗急慢性肝炎、胰腺炎等疾病。X线检查可观察到针刺下巨虚时胃的蠕动增强。另外，采用双侧下巨虚穴位注射维生素 K_3 液 1 mL，观察到

穴位注射后肝血流图有了明显的改善。

大肠下合穴——上巨虚：古籍中记载上巨虚多治疗大肠腑病。《灵枢·邪气脏腑病形》及《甲乙经》中载："大肠病者，肠中切痛而鸣濯濯，冬日重感于寒即泄，当脐而痛，不能久立，与胃同候，取巨虚上廉。"《千金方》载："大肠有热，肠鸣腹满，挟脐痛，食不化，喘不能久立，巨虚上廉主之。"《外台秘要》载："主飧泻，大肠痛，狂妄走，善欠，大肠有热，肠鸣，腹满，挟脐痛，食不化……"现代临床主要用于治疗急性腹泻、肠炎、便秘、阑尾炎、痢疾、肠梗阻等疾病。研究发现针刺上巨虚穴，可使胃肠蠕动增强。用电针刺激家兔上巨虚穴观察其对中药番泻叶煎剂所造成的急性腹泻家兔结肠电活动的影响，发现电针后升高的结肠参数明显下降，波形趋于正常。

三焦下合穴——委阳：古籍中记载委阳可治疗三焦腑病。如《灵枢·邪气脏腑病形》载："三焦病者，腹气满，小腹尤坚，不得小便，窘急，溢则水，留即为胀……取委阳。"《甲乙经》载："腹满膨膨然，实则癃闭，腋下肿，虚则遗溺……委阳主之。"委阳穴现代主要用于治疗肾炎、膀胱炎、乳糜尿等。

膀胱的下合穴——委中：古籍中记载委中治疗膀胱腑病较多。如《灵枢·邪气脏腑病形》载："膀胱病者，少腹偏肿而痛，以手按之，即欲小便而不得……取委中。"《甲乙经》云委中主"少腹坚肿"。委中穴现代主要用于治疗泌尿系统疾病，如遗尿、尿潴留、癃闭等。针刺委中穴对膀胱压力有一定调整作用，一般可使膀胱压力有不同程度的下降，对松弛性膀胱或尿潴留者，有治疗作用。

胃的下合穴——足三里：古籍中记载其治疗胃腑病较多。如《灵枢·邪气脏腑病形》载："胃病者，腹胀，胃脘当心而痛，上支两胁，膈咽不通，食饮不下，取之三里也。"《甲乙经》载："邪在脾胃则病肌肉痛，阳气有余，阴气不足，则热中善饥；阳气不足，阴气有余，则寒中肠鸣腹痛；阴阳俱有余，若俱不足，则有寒有热，皆调其三里。"《千金方》载："胃中热病，灸三里三十壮……"现代也常用于治疗消化系统疾病，如急慢性胃肠炎、胃痉挛、胃及十二指肠溃疡、胃下垂等。X线观察到针刺足三里能增加胃蠕动。气囊间接记录胃运动反映出针刺足三里多引起胃运动振幅增大，而灸足三里引起胃运动收缩。针刺足三里可使幽门括约肌压力低振幅波升高和高振幅波下降，表现为兴奋和抑制的双向作用。

胆的下合穴——阳陵泉：古籍中记载治疗胆腑病较多。如《灵枢·邪气脏腑病形》载："胆病者，善太息，口苦，呕宿汁，心下澹澹，恐人将捕之，嗌中介介然，数唾……取阳陵泉。"《甲乙经》载："胆胀者，胁下痛胀，口苦好太息。""胁下支满，呕吐逆，阳陵泉主之。"现代临床也常用于治疗肝炎、胆囊炎、胆石症、胆绞痛、胆道蛔虫症等。针刺阳陵泉产生胆囊收缩效应，表明针刺能影响胆囊运动，而且电针阳陵泉对胆囊运动功能有一定的调整作用。

从以上文献及现代临床研究可知下合穴与六腑具有密切的相关性，确实能够反映和治疗六腑病证。

（3）六腑合穴与脏腑的相关性

六腑中有三个下合穴与其经合穴相同，均位于下肢足三阳经上。只有小肠经、三焦经、大肠经的合穴位于上肢手三阳经上。下面就介绍一下这三个合穴与脏腑的相关性。

大肠经的合穴——曲池：查阅古籍40余部，有关曲池治疗大肠腑病的记载不多。只有《甲乙经》有"血痛肠澼便脓血"的记载，其余皆为经脉病、热病等。曲池穴现代临床应用较广，对人体的消化系统、循环系统、内分泌系统等均有明显的调节作用。艾灸曲池可使胃蠕动弛缓；针刺曲池又可调节肠道蠕动，空、回肠蠕动弱者可即时性增强；强者可即时性减弱。

三焦经的合穴——天井：古籍中无三焦腑病的记载。现代临床单独使用天井治病者少见。天井常用于治疗肘关节及其周围组织疾病及颈淋巴结核、支气管炎等。

小肠经的合穴——小海：对于治疗小肠腑病只有《铜人腧穴针灸图经》及《类经图翼》有"小腹痛"的记载。现代研究发现针刺小海可使降结肠远端的顽固性迷走神经过敏现象好转，可治疗过敏性肠炎。

可见手三阳经合穴主要治疗经脉病，与大肠、小肠、三焦经的腑病无明显的相关性。

（4）临床应用

1）慢性肠炎：龚某，男，26岁，2004年6月12日就诊。主诉：腹泻半年余。半年来患者由于水土不服，饮食不节，导致泄痢。最初服药后症状曾一度好转，但由于疏于节制饮食，遂经几次反复，而演变成慢性泄泻。尤其近2个月来病情因气候变化而加重。每日少则溏泻3~4次，多则5~6次。时轻时重，缠绵不断，服中西药治疗效果均不明显。取穴：天枢、足三里。操作：各穴快速垂直进针，针尖略向下刺入1.5寸，行小幅度的捻转补法，行针3分钟，频率为30次/分，使患者天枢穴部出现酸胀感且针感向肛门放散。然后接上6805-2型电针治疗仪，使用疏密波，通电时逐渐加大电流强度，通电时间为20分钟。针刺每日1次。针刺10次后，自觉症状明显好转，饮食增加，精神好转，大便次数减少；又连续针刺10次，诸症悉除，大便已成形。3个月后进行随访。大便次数和性状完全恢复正常，食欲不振，神疲懒言，倦怠乏力，脘腹痞满，肠鸣音亢进，腹胀腹痛等症状均消失。

2）肠结核：李某，男，46岁，1985年3月20日就诊。主诉：右下腹疼痛半年。患者1年前患肺结核。半年前，饮酒后自觉右下腹胀满疼痛，伴多汗、乏力等症。服止痛片后好转，以后每进食时右下腹发生疼痛，排便后略有缓解。近日右下腹疼痛加重，伴食少倦怠、低热多汗、腹泻、身体消瘦等症，于针灸门诊就诊。取穴：天枢、上巨虚、合谷、足三里、大椎等。操作：针刺每日1次，手法宜补，留针20分钟，配合西药利福定150 mg口服。连续治疗20余天，患者腹痛明显好转，食欲增加，腹泻减少，体温正常，精神状态良好，面色红黄，但仍有时乏力。停服利福定，以单纯针刺治疗，取穴同前，治疗20天后患者腹痛消失，食欲佳，无腹泻，精神状态佳，面色红黄相间，右下腹无压痛。继续治疗1周后，复检血常规无异常；钡剂灌肠透视未见异常。治疗共48天，患者痊愈出院。半年内随访2次，未见复发，身体健壮，体重增加，能从事重体力劳动。

3）小儿泄泻：梁某，男，4岁，1999年6月24日初诊。主诉：泄泻3天。患儿平素脾胃功能较弱，3天前口渴自饮冷水一小碗，次日呕吐、泄泻，每日5~6次，大便呈淡黄色水样，腹胀，食欲欠佳，精神差。曾服止泻药无效，遂来门诊寻求针灸治疗。取穴：足三里、中脘、天枢、脾俞、上巨虚。操作：毫针刺用补法。每日1次，7日为1个疗程。灸法：取足三里、中脘、神阙。每穴灸7~10壮，每日1次，7日为1个疗程。经针灸治疗1个疗程后，患儿康复。

（5）小结

从以上论述可以看出，下合穴与六腑之间有密切的相关性。确实反映六腑的生理功能、病理变化，并用以治疗相应的六腑疾病。故"六腑有疾，取之下合穴"。

合穴，作为五输穴之一，其作用有"合主逆气而泄"。从古代文献及现代研究看，曲池、小海对腹泻有一定的治疗作用。与下合穴相比，合穴可以治疗脏腑气机上逆及下泄的病证。在与六腑的相关性方面，下合穴比合穴更具有代表性。

8. 论印堂穴

印堂穴为临床常用穴之一，古籍载其乃经外奇穴，又位于督脉循行路线上，可调节督脉气血阴阳，治疗多种急慢性疾病，主治范围较为广泛。《腧穴名称与定位》将经外奇穴印堂穴归属至督脉，穴位的定位不变。王富春教授在临证中结合理论与临床，用印堂穴治疗诸多疾病，皆取得令人满意的疗效，现介绍如下。

（1）印堂穴考略

关于印堂穴的记载，首见于《内经》，但文中并无"印堂"穴名，而是称之为"阙"与"阙中"。如《灵枢·五色》说"明堂者，鼻也；阙者，眉间也"，提出了阙位于鼻上两眉中间的观点。其文又曰："常候阙中，薄泽为风，冲独为痹"，说明当时的医学以观察"阙中"的色泽变化来判定病邪的凶吉，也成为后世医家望诊的一个重要部位。《素问·刺疟》载："刺疟者，必先问其病之所先发者，先刺之。先头痛及重者，先刺头上及两额两眉间出血。"

那么，"印堂"穴名又起于何时，从现存的医书中可以看到，元代王国瑞的《扁鹊神应针灸玉龙经》（简称《玉龙经》）中首载此名："印堂，在两眉间宛宛中。"其后，明代楼英在《医学纲目》中也选用此穴治疗"头重如石"等病证。由此可见，在元代以前常称为"阙"与"阙中"；从元代以后常称为"印堂"。《针灸大成》载："印堂一穴，在两眉中陷中是穴。针一分，灸五壮，治小儿惊风。"进一步记载了印堂穴的主治。

（2）印堂与督脉的关系

督脉的循行比较复杂，但从主干上看，"出于会阴，沿脊柱内上行于脑，循前额正中到鼻柱下方，至龈交穴上。"李时珍在《奇经八脉考》中说："其脉起于肾下胞中……循额中至鼻柱。"《素问·骨空论》载："督脉者，起于少腹以下骨中央，女子入系廷孔，其孔，溺孔之端也。其络循阴器合篡间，绕篡后，别绕臀，至少阴与巨阳中络者合，少阴上股内后廉，贯脊属肾，与太阳起于目内眦，上额交巅，上入络脑，还出别下项，循肩髆，内加侠脊抵腰中，入循膂络肾。"对于督脉的别络，《灵枢·经脉》云："督脉之别，名曰长强，挟膂上项，散头上，下当肩胛左右，别走太阳，入贯膂。"从以上循行来看，督脉与人体经脉均有联系，能统领身背部之阳及诸经，为阳脉之海及全身经脉之海。督脉具有调节阴阳的作用。手足三阳经会于大椎穴，阳脉皆会于督脉，故督脉主阳，阳主动，为十二经之纲领及动力。而印堂穴正位于两眉之间的额与鼻中，恰恰是督脉所过之处，因此，可以认为印堂穴是位于督脉之中的。

从主病上看，二者也极为类似。如《素问·刺疟》云："刺疟者，必先问其病之所先发者，先刺之，先头痛及重者，先刺头上两额两眉间出血。"《针灸大成》载："印堂一穴，在两眉中陷中是穴。针一分，灸五壮，治小儿惊风。"其以针刺加艾灸印堂穴治疗小儿惊风。《奇效良方》云："眉心印堂红，有热惊，痰饮不吐，则成惊搐。"以印堂部位来判断惊风的发病。《针灸大全》云："两眉角痛不已，攒竹二穴，阳白二穴，印堂一穴，合谷二穴，头维二穴。"以印堂、攒竹、阳白、合谷等穴治疗头痛。《医学纲目》中曰："头重如石，印堂一分。"

但督脉的主治范围较广。《难经·二十八难》云："督脉者……起于下极之俞，并于脊里，上至风府，入属于脑。"可见，督脉与脑直接相关。《素问·骨空论》载："督脉者……上额交巅上，入络脑。"督脉的循行路线与脑有直接的关联。从生理角度来看，脑位于颅内，由精髓汇聚而成，其功能的发挥有赖于气血津液的濡养，督脉通髓达脑，又与诸多经脉交会，督脉具有统率、督促的作用。从病理上看，督脉与脑部疾病也有密切的关系。《灵枢·经脉》也认为督脉可治疗"实则脊强，虚则头重"一类病证。并且"督脉之为病",可发生"大人癫痫,小儿惊痫"等病,也与《玉龙经》载"印堂:小儿惊风,灸七壮"极相似。印堂穴位于两眉之间,"腧穴所在,主治所在",印堂穴善于治疗脑部疾病。

（3）印堂穴的临床应用

印堂穴主治范围极为广泛,可治疗头痛、头晕、鼻渊、鼻衄,目赤肿痛,呕吐,产妇血晕,子痫,急、慢惊风,不寐,颜面疔疮,三叉神经痛等病证。近年也有用此穴位治疗胃痛、癫狂、中风、热病等症,均获得较好的疗效。王富春教授应用此穴,治疗感冒、晕厥等病,疗效也很满意。现举验案如下。

1）肖某,男,36岁,工人,1986年10月7日就诊。自诉:发热、头痛、咳嗽、鼻塞已3天。查体温38.6℃,咽部充血,心肺无异常,肝脾未触及,舌质红、苔黄腻,脉滑数。辨病为感冒。由风寒邪气袭表,卫外不固,侵及于肺,以致身热、咳嗽、鼻塞。治以疏风清热为主。取印堂、大椎、曲池,用三棱针点刺出血,如拔火罐,仅20分钟,患者身热减退,鼻塞、头痛均除。经针刺2次后,诸症皆除,而告痊愈。

2）耿某,男,28岁,工人,1985年11月23日就诊。其母代诉:10年前,患者因与同学发生口角,旋即胸闷气逆而晕厥,当时送往某医院,诊为"癔症性晕厥",经用镇静剂而获愈。今因夫妻关系不睦,心情急躁而复发,遂来就诊。查患者神昏不语,两眼蒙眬,四肢厥冷,气喘吁吁。治以醒脑苏厥为主。取穴以印堂、人中、中脘为主,施以强刺激手法,留针30分钟,每隔10分钟行针一次。20分钟后患者神志转清,嗳气频频,30分钟后,四肢抽搐已停止,诸恙消失,宛如常人,即告痊愈。

3）赵某,男,25岁,2004年10月28日初诊。自诉:2天前受凉后出现鼻塞如堵,鼻流清涕,喷嚏不断,鼻道奇痒。患过敏性鼻炎3年,遇冷风便发作,反复发作,秋冬加剧,用多种药物均不能根治。查体：两侧下鼻甲肿胀，黏膜苍白，鼻道见清稀分泌物，舌苔薄白，脉细濡。取穴：迎香、印堂、太阳、足三里、曲池、外关。操作：针刺上述腧穴平补平泻，每日1次，7天为1个疗程，1个疗程后，喷嚏止住，稍有鼻痒感，再针灸1个疗程，痊愈。随访半年无复发。

（4）体会

随着时代的不断发展，印堂穴也由经外奇穴归为督脉腧穴，归属于督脉。由于印堂穴位于督脉之上，"督为阳纲"，督脉为阳脉之海，总督诸阳，对十二经脉气血具有调节作用，且督脉与脑直接相连，因此督脉与脑部疾病密切相关。因此，印堂穴对于脑部疾病的治疗发挥重要作用。印堂穴在小儿惊风及其他小儿疾病中应用较为广泛。印堂穴也可治疗阳气偏盛或偏虚的病证。如发热之象系阳盛所致，故泻此穴可以清热。又如晕厥之象系经气逆乱，十二经脉气血不能上循于头，阳气不能通行于四末所致，故泻之也可醒脑苏厥、回阳救逆。此穴主治范围甚广，主要机制在于调节阴阳之平衡，即"阴平阳秘，精神乃治"。

9. 论三才穴

"三才"，天、地、人也，原指针刺的深度，后随着《针经指南·标幽赋》中载："天地人三才也，涌泉同璇玑、百会。"三才穴由此得名。王富春教授临床擅用三才穴治疗多种疾病，临床疗效颇佳，现介绍如下。

（1）三才穴考略

徐凤在《针灸大全·金针赋》中说："初针刺至皮内，乃曰天才；少停进针，刺入肉内，是曰人才；又停进针，刺至筋骨之间，名曰地才。"天、地、人三才，原指针刺进针之深度，即浅、中、深三部，故又曰三才进针法。窦汉卿在《针经指南·标幽赋》中曰："天地人三才也，涌泉同璇玑、百会。"此三穴分别位于头、胸、足三部，故名三才穴。元代王国瑞在《玉龙经》中注曰："百会在顶，应天主乎气；涌泉在足底，应地主乎精；璇玑在胸，应人主乎神……应乎三才者也。"这说明了三才穴的来源。其临床报道甚少，兹将其应用于临床，列举数案。

百会穴又名天满、巅上等，最早见于《针灸甲乙经》，曰："百会，一名三阳五会，在前顶后一寸五分。"百会穴为督脉临床常用要穴，应用范围较广。《黄帝内经太素》云："阳气重上，有余于上，百会灸之。"百会穴位于巅顶部，其深处即为脑的所在，且百会穴为督脉腧穴，督脉循行于背部正中，并循脊内，属脑。此外，根据"气街"理论，"头气有街""气在头上，止之于脑"（《灵枢·卫气》），即经气到达头部的手、足三阳经都联系于脑。根据"四海"理论，"脑为髓海"。杨上善注："胃流津液渗入骨空，变而为髓，头中最多，故为海也。是肾所生，其气上输脑盖百会穴，下输风府也。"由此可知，百会穴与脑的联系较为密切，是调节大脑的要穴。

璇玑穴，位于任脉上。至于璇玑穴的定位，《针灸甲乙经》中以天突穴为准，璇玑穴位于天突穴下1寸。《天星秘诀歌》载："若是胃中停宿食，后寻三里起璇玑。"《席弘赋》载："胃中有积刺璇玑，三里功多人不知。"可见，璇玑穴善治胃中有积。根据"腧穴所在，主治所在"，璇玑穴在治疗喉部疾病及胸部疾病中多有应用。

涌泉穴，为足少阴肾经之井穴。《灵枢》最早记载此穴："肾出于涌泉，涌泉者，足心也，为井木。"《针灸大成》中就有关于涌泉穴定位及取穴的记载，曰："涌泉，在足心，屈足卷趾取之，宛宛中白肉际。"关于涌泉穴的主治，古籍载："主足心热，疝气，奔豚，血淋，气痛。"《疡医大全》载："盖涌泉虽是水穴，水中实有火气存焉。"《针灸资生经》载："千金于诸穴皆分主之，独于膏肓，三里，涌泉穴特云治杂病是三穴者，无所不治也。"可见涌泉穴的主治范围较广，临床上应用于多种疾病。

（2）针刺分"三才"

天、人、地，称为"三才"，针刺时用来说明进针的深度。明代的《针灸大全·金针赋》中有说："初针刺至皮内，乃曰天才；少停进针，刺入肉内，是曰人才；又停进针，刺至筋骨之间，名曰地才。"这种分层的名称在烧山火、透天凉等分层补泻法中多用之。其法是以皮内为"天"，肉内为"人"，筋骨间为"地"。三才，实际上就是浅、中、深三部。临床应用，一般已不严格按"皮""肉""筋"的不同组织来分层，只是将较深的穴位进行相对的划分。如一寸半的穴位，即以五分（上1/3）为天，一寸（中1/3）为人，一寸半（下1/3）为地。肌肉浅薄的穴位就不适合分层补泻，早在《灵枢·终始》和《灵枢·官针》中已有分层次进针的论述，称作"三刺"。即"一刺"通过皮肤（绝皮），为浅部；"再刺"到达肌肉（绝皮至肌肉），为中部；"三刺"进入筋肉之间（已入分肉之间），为深部。这一分层，与《针灸大全·金针赋》所说的"皮内""肉内""筋骨之间"的分法是相合的。《难经·七十难》又从皮肉筋骨与五脏相应的关系进行阐述，"浅而浮之，至心肺之部""沉之，至肾肝之部"，也即以"皮"应合心肺，"筋"应合肝肾，但没有说到中间的"肌肉"。根据脾主肌肉的理论，可以称为"脾胃之部"。

《灵枢·终始》说："一刺则阳邪出，再刺则阴邪出，三刺则谷气至"。因皮肤为阳分，主要是卫气所行，刺之可出阳邪；皮下为阴分，主要是营气所行，刺之可出阴邪；筋肉之间则为谷气所行，是针刺调气的主要部位。谷气、营气、卫气分布于不同的深度，但这只是相对的区分，其间并没有绝对的界限。说明针刺可以在不同的深度候气，或候浅层的气，或候中层的气，或候深层的气。对较深的部位分浅、中、深三层；一般部位则可分浅、深二层，这时则只有阳部（卫）、阴部（营）之分，或天部、地部之分，也就不能再称之为"三才"。

（3）临床应用

1）头痛：刘某，男，32岁，工人，1986年10月27日入院。头痛4年，以后侧为甚，近半年加重，头顶有跳痛或胀痛；伴恶心欲吐、乏力嗜睡、腰膝酸软。口服麦角胺咖啡因片头痛方可缓解，但易复发。既往无高血压、脑外伤病史。查血压100/70 mmHg。舌质淡，苔薄白，脉滑数。脑血流图报告：上升时间0.15秒，重搏波各导存在；波高右额0.250秒，左额0.200 Ω，右额40 Ω，左椎0.072 Ω，波幅总和0.662 Ω。提示脑血管高度扩张。诊断：血管扩张性头痛。此症系由清阳不升、浊阴不降而致清窍失利。治以升阳益气、清降浊阴为主。取穴：百会、璇玑、涌泉。百会、璇玑采用捻转泻法，针刺涌泉后，放血数滴。针刺治疗4次后，头痛明显减轻，针刺15次后，头痛消失。查血压120/70 mmHg，脑血流图复查：上升时间0.17秒，重搏波各导存在；波高右额0.060 Ω，左额0.058 Ω，右椎0.041 Ω，左椎0.020 Ω，波幅总和0.179。提示脑血流图显著改善。随访1年以上未复发。

按语：本例系由清阳不升、浊阴不降所致。首选督脉经穴百会刺之，以振发诸阳经气，因督脉主一身之阳，百会又为"三阳五会"，还可疏通局部气血。次选璇玑刺之，可使浊阴得降，因此穴为任脉所过，"任为阴经之海"，又位于心系，近主动脉处，故可调理气血。涌泉为足少阴井穴，既能清降浊阴，又能清利头窍，主治头痛。如《肘后歌》曰："顶心头痛眼不开，涌泉下针定安泰。"

2）癫证：马某，男，27岁，工人，1985年9月15日就诊。父母代诉：今年6月初，因婚约解除，患者经常闷闷不乐，情志抑郁。近日来，常有自言自语、时哭时笑、失眠等症状。今晨忽又昏倒，不省人事，双目蒙眬，神志昏沉，气息喘促，由家人抬入诊室。查：形体消瘦，脉沉细。体温 33.2 ℃，血压 90/60 mmHg。诊断：癫疾；厥证。治以醒脑开窍、宁心安神为主。取百会、人中、涌泉、璇玑，针刺，宜用泻法。10 分钟后，患者啼哭而醒，30 分钟后哭笑已停、神志正常。共针 7 次，患者昏厥已不复发，情绪良好，而告痊愈，随访至今也未复发。

按语：此症系由肝郁气滞，郁而化火，火炎于上，水亏于下，导致心肾不交，扰乱神明。故取百会、人中以泻神明之火，兼醒脑开窍；百会主治"狂痫不识人，癫病眩乱"等病证；取璇玑以宽胸解郁、宁心安神；取涌泉以滋肾水、救心火，也可主治"癫疾"。

3）哮喘：金某，女，30 岁，服务员，1987 年 4 月 5 日就诊。患哮喘 10 余年，每遇寒凉即复发，近 1 年加重，经中西药物治疗，未见好转。近日由于受凉后症状加剧，伴恶寒、发热、头痛、咳嗽、喘不得卧，不能入眠。查：面红目赤，呼吸急促，口唇发绀，颈静脉怒张，两肺满布哮鸣音，心率 100 次/分，律整，理化检查均正常。诊断：支气管哮喘。喘证日久，必及于肾，又突受风寒，肺失宣降，故病加剧。治以调补肺肾、纳气定喘为主。取穴：肺俞、璇玑、太渊、涌泉、百会。针 1 次后症状即见好转，治 6 次后已能平卧，共治 18 次，诸症消失，又辅以蛤蚧定喘丸口服，以巩固疗效。随访至今未见复发。

按语：本例系肺肾两虚之喘证，故取肺俞、太渊以宣肺散寒；璇玑位近肺与支气管处，治"胸胁支满、咳逆上喘、喉中鸣"等症，涌泉为足少阴井穴，可以助肾纳气。百会位天，"主乎气"。又本证多伴有四肢厥冷，易致厥脱，故刺百会以温阳利气，兼疗风寒头痛，诸穴合用，故而获效。

4）尿失禁：王某，女，已婚，67 岁，退休干部，2004 年 6 月 5 日就诊。主诉：小便失禁近 2 年。约 2 年前患者开始出现尿失禁。最初感觉不严重，只是长时间过度劳累后或是在寒冷的地方，特别是在阴天下雨时才出现。今年因患严重的大叶性肺炎，当时病情比较严重，经过一系列抢救才逐渐恢复，但从此以后就时常感到虚弱无力，全身状态不佳。随体力衰退，尿失禁的情况也越来越重，频率也明显增加，生活中因尿失禁而带来许多严重的不方便的情况，因而情绪也逐渐悲观，一直未得到较好的治疗，遂求治于针灸门诊。取穴：百会、关元、肾俞、八髎、足三里、三阴交、腰部华佗夹脊、太溪、神阙、中极、涌泉。操作：百会、关元、肾俞、八髎、足三里、三阴交、华佗夹脊为平补平泻法；太溪用补法；点燃艾条，在神阙、中极、涌泉穴位处轮换施灸，每个穴位处感到灼热难忍时换穴再灸，一般一次需要半小时。每日 1 次，连续灸 1 周，再配合中药治疗。方用：党参10 g，白术 10 g，升麻 15 g，柴胡 15 g，丹参 10 g，陈皮 15 g，五味子 10 g，金樱子 15 g，覆盆子 15 g，炙甘草 20 g，水煎服。针药并用连续治疗 2 个月，全身情况明显好转，失禁次数也减少。原方不变，继续治疗 2 个月，症状基本消失。

（4）体会

王富春教授临床应用三才穴多年，认为此穴应用范围较广，多以治疗神志病为著。如癫痫、失眠等。因百会、涌泉二穴多可治疗神志方面的病证；璇玑又位于心系，"应人主乎神。"因此，三才穴具有安神、醒神之功。其次，三才穴治疗血管性头痛效果亦佳，通过观察，对脑血流图的变化影响较大，可以使扩张性血管头痛的波幅总和显著下降，使收缩血管头痛的波幅总和显著增加，说明三才穴具有清利头窍的作用。对于哮喘患者，由于针刺时又辅以其他特穴，且观察病例较少，所以三才穴是否对哮喘也有特异性，尚难肯定。

10. 论廉泉穴

廉泉穴为任脉经穴，属临床常用穴之一。但在古今文献中，对此穴位置的记载多有不统一之处，如涉及该穴的临床主治范围及疗效等问题。故有必要对此穴进行全面系统的考证。现结合古今文献学习，在此探讨如下。

（1）廉泉穴考略

廉泉之名，首见于《内经》。如《素问·刺法》曰"刺舌下两脉出血……舌下两脉者，廉泉也"，《灵枢·胀论》曰"廉泉，玉英者，津液之道也"，其所指位置与任脉不同，属足少阴肾经，似与《医经小学》中的"金津、玉液，在舌底紫脉中"颇为相同，故非任脉经穴，近人也有宗此说者。至晋代，皇甫谧在《针灸甲乙经》中对廉泉穴的定位和归经有较为明确的描述："在颔下，结喉上，舌本下，阴维任脉之会。"但近人有认为"舌本即舌根而言"（确与现代解剖部位同名，但位于深部，无法取之）。据考古代医史文献，"本"也有当"骨"解者。如《灵枢·经筋》："足太阳之筋……结于舌本"，张介宾注："筋力坚强，连属骨节"，可见筋结于骨，而足太阳之筋也结于"舌骨"，故此"舌本"指"舌骨"较为合适。而舌骨又位于喉结之上，二者之间正是廉泉穴所居之处。又考《甲乙经》一书是在《灵枢》与《明堂》两书基础上整理而成，而《灵枢》又与《甲乙经》不同，故将廉泉穴定位于任脉，可能始于《明堂》一书。晋代以后，《针灸资生经》《铜人腧穴针灸图经》基本上也遵从《甲乙经》之说，认为"在颔下，结喉上"的部位，去掉了"舌本下"，这就使其定位不甚明确。可能是对喉结的体表标志明显，而舌骨体不明显（但用手可触及）的原因，但也仍有"结喉上缘"的含义，而无"舌骨上"之义。

《千金翼方》《圣济总录》《十四经发挥》等书中，又认为"在颔下，结喉上舌本"。去掉了舌本"下"字，但也仍有"结喉上至舌本之间"的含义，而无"舌骨上"之义。此言结喉"上"字，应指任脉的循行方向。《铜人腧穴针灸图经》《十四经

针医百论（第2版）

发挥》等几部主要针灸文献都有去字现象，以后的医籍中又多有发挥，如《医学入门》《东医宝鉴》遵从《十四经发挥》之说，认为"在颔下，结喉上舌本间"；《针灸大成》《类经》等遵从《铜人腧穴针灸图经》之说，认为"在颔下，结喉上中央"；《循经考穴编》认为"在结喉骨间中央"。《针灸聚英》《古今医统》认为"在舌下，结喉上四寸"，与上述诸说相差甚远，近人也很少遵从，至清代，《医宗金鉴》《神灸经论》又同《甲乙经》说，认为"在颔下，结喉上中央，舌本下"。由上所述，古代多数医籍文献中对廉泉穴的定位基本上同《甲乙经》说，而无认为在"舌骨上"的，仅有"结喉上缘"与"结喉上，舌本下"之间的不同。值得一提的是，上述文献中均有"颔下"二字。据考证，"颔"指颔下与舌骨之间的空软部位，因此"颔下"当指舌骨下，如果在舌骨之上，当为"颃"或"颃中"。

（2）穴位释义

《太素·卷二十九》杨上善注"廉泉乃是涎唾之道"，说明廉泉具有分泌唾液之功能。考"廉"有"清"之意，如屈原《楚辞·卜居》载："吁嗟默默兮，谁知吾之廉贞。"考"泉"指"液"而言，为水之根源。由于此穴位于结喉舌本间，其处津液不绝，犹如清泉。此外，"廉"还有"棱角"之意，如《老子》曰："是以圣人方而不割，廉而不刿。"也有当"边缘、侧隅"解者，如《汉书·贾谊传》"廉远地，则堂高"即为此意。因此，廉泉位于结喉"边缘"，结喉又形似"棱角"，故而得名。

（3）临床应用

1）咽炎：许某，女，28岁，2005年9月2日初诊。主诉：咽喉有异物感，咳之不出。患者于6个月前患急性咽炎，但由于自己不知而贻误了病情，1个月前自觉咽喉有异物感，咳之不出，咽之不下，口咽干燥，大便燥结，小便黄，舌红，脉细数，经医院诊断为慢性咽炎，服各种含片均未减轻症状。取穴：照海、廉泉、天鼎。操作：上述腧穴照海、廉泉用补法，天鼎针刺不留针。每日1次，7日为1个疗程，针刺2个疗程后异物感消失，咽不干口不燥。3个月后随访无复发。

2）急性扁桃体炎：高某，女，32岁，2006年3月22日初诊。主诉：咽痛2天。患者2天前由于外感风寒，突然出现咽痛，吞咽时疼痛较重，影响饮食。伴畏寒高热，周身不适2天。查体：体温39.1℃，咽喉部明显充血，扁桃体Ⅱ度肿大，查白细胞计数10.5×10⁹/L。取穴：少商、廉泉。操作：采用双侧少商点刺出血的方法治疗，少商常规消毒后，用三棱针快速点刺，每穴约挤出10~20滴血，开始血液发黑，这是血中热毒炽盛的表现，待血液颜色变淡为止。每日治疗1次，1~3次为1个疗程。廉泉针刺留针20分钟，每日1次。1次治疗后患者立即感觉身体轻松，咽喉部疼痛明显减轻，当天晚上体温恢复正常，第2天早晨咽痛完全消失，身体无任何不适，复查白细胞计数下降至5.6×10⁹/L。3天后咽喉肿痛消失。

3）失音：郭某，女，29岁，2005年9月初诊。主诉：失音2天。2天前患者不慎外感，声音嘶哑，说话费力，伴咳嗽、痰少、色白，闻其声嘶近绝，口耳相贴，难听真切，舌质红，苔薄黄，脉细。喉镜检查：咽红，声带水肿，呈淡红色。取穴：通里、廉泉、夹廉泉、风池、外关。操作：上述腧穴中廉泉、夹廉泉强刺激，不留针。通里泻法，风池、外关平补平泻。针刺2次后咳嗽减轻，说话自如，但声音稍有嘶哑，喉痒；又针刺4次，声音洪亮，无嘶哑，咳嗽消失。1个月后随访，无复发。半年后随访，患者痊愈。同时配合中药麻黄9g，细辛5g，桔梗、木蝴蝶、蝉蜕各12g，瓜蒌皮、玄参、黄芩、麦冬各15g，诃子30g，红姑娘10g，红花、甘草各6g，生地黄20g，枇杷叶18g。1剂，并告之服药后音开但咳嗽反会加剧，勿以为怪。次日临诊，自述服药后声音明显好转，与他人谈笑风生，音清圆润，但咳嗽反剧。现喉痒痰多，色白，咽红好转，舌脉如前。嘱前方加百部、金银花各 15 g，续服 1 剂而愈。

（4）体会

廉泉穴作为任脉腧穴，其主治范围与腧穴所在部位相关，体现了"腧穴所在，主治所在"之意。王富春教授擅长用廉泉穴治疗失音、咽炎、急性扁桃体炎等多种喉部疾病。其次，《太素·卷二十九》杨上善注"廉泉乃是涎唾之道"，廉泉穴在分泌唾液，止渴方面有着重要的作用。

11. 论全息穴的分类

王富春教授对全息穴进行了细致的研究，对其纳入腧穴分类进行了深刻的探讨。

全息穴是依据全息理论结合生理学、病理学、人体解剖学及临床实践逐渐形成和发展起来的。现已形成一个完善的全息穴理论系统，包括耳穴系统、头穴系统、足穴系统、眼穴系统、手穴系统、面穴系统、鼻穴系统、腕踝穴系统等。

目前，医学界对全息穴的理论研究和临床研究成果较为丰富。王富春教授认为应将全息穴纳入腧穴分类之中，即腧穴分为十四经穴、经外奇穴、阿是穴和全息穴 4 种。兹将全息穴纳入腧穴的分类，有以下几方面的原因。

（1）腧穴分类发展阶段

腧穴的发展大致经历了无定位、定位、定名及系统分类等几个阶段。

腧穴形成大致与以下 4 种情况有关：一是哪里有病痛就在哪里治疗，即阿是穴；二是在临床实践中，偶然发现在距病痛较远的某个部位被误伤后，治好了某处的病痛；三是医师给患者进行诊查时发现的某些痛点与某些疾病有内在联系，这些压痛点能够诊断和治疗某些疾病；四是在临床检查过程中，按压某些部位后患者的疼痛减轻，砭刺后病证也得到缓解。这样，最初的腧穴便形成了。随着针灸学的发展，更多的穴位被发现并定位、定名，后来人们把这些穴位进行了归经、分类等工作，形成了系统的理论。

全息穴的发展符合腧穴发展的一般规律。其亦经历了定位、定名、形成系统理论等几个阶段。以耳穴的发展为例。

古希腊的希波克拉底曾用割断耳后血管治疗过阳痿和男性不育症。在我国民间，人们发现牲畜发癀（患急性炎症）时，耳朵上就出现扁豆大的疙瘩，当刺破出血后，疾病便痊愈了。唐代孙思邈在《备急千金要方》中记述了此穴为"耳中穴"，此穴位在"耳门孔上横梁"。法国医学博士、外科医师诺吉尔从一位民间医家处学到用灼耳的方法治疗坐骨神经痛，而后他亲自在那个部位即对耳轮下脚处采用同样的方法治好几例坐骨神经痛患者。此后经国内外医学工作者的不断研究、探索，逐步形成了中、西医两种耳穴系统。1987 年，由我国制定的《耳穴国际标准化方案》通过。至此，耳穴系统的发展基本成熟。

（2）腧穴分类的问题

从目前的教材看，腧穴分为 3 种类型，即十四经穴、奇穴、阿是穴。而罗永芬主编的《腧穴学》则分为 4 种，即增加了耳穴。随着现代针灸学的发展，耳针、头针等技术已日臻成熟，并已在世界范围内广泛应用，均已制定国际标准。在国内，眼针、足针、手针等也日益兴起，应用范围也越来越广泛。如果仍按以往方法分类，显然已不适应现代科学技术的发展需要。因此，王富春教授提出"将全息穴纳入腧穴分类"的建议。

为什么称为全息穴？这是依据"全息理论"提出来的。张颖清教授于1973 年研究生物的整体与相对独立部分之间的相关性，发现生物相关性的一种特殊关系，即生物组成部分的生物学特性与生物整体相似，贮存着整体的信息，是整体的相对缩影。

这一理论体系已被现代科学界认同。耳针、头针、眼针、手针、足针等与全息理论极为相似，它们既有按现代医学方法定穴名者，也有按传统中医方法定穴名者，均有全息之义。一方面，全息穴也具有腧穴的特性，如输注气血、反映病候、调整脏腑等作用，各个部位又都与经络相关联，因此全息穴也具有疏通经络的作用；另一方面，全息穴突破了点的局限性，由原来狭义的点发展到线、带、面等形状，为今后腧穴研究提供了新的思路，这也符合科学发展的规律。因此，将全息穴纳入腧穴的分类，必将对针灸学的发展乃至生命科学的研究具有积极重要的意义。

（3）全息穴符合腧穴的定义

1）腧穴是人体上与脏腑器官和有关部位相联系的特殊区域：全息穴都与相对应的脏腑器官，或与脏腑器官相关的组织、部位等有着生理、病理及解剖的联系。腧穴是人体脏腑经络气血输注出入的特殊部位。通过经脉、脏腑与耳的联系，耳穴发挥了输注气血的功能。从这个角度来讲，全息穴体现了腧穴输注气血的特性。经络系统中循行到达头部的正经有手、足少阳经，足阳明经，足太阳经及足厥阴经；经别中有手、足少阳经，手、足厥阴经，足阳明经及足太阴经；奇经八脉中有督脉、阳跷脉和阳维脉。脏腑经络的气血不但输注于头，而且它们的各种变化都能反映于头部，这又体现了脑穴反应病候的特性。

2）腧穴又是疾病的反应点和治疗点：比如，耳穴探测时，痛经患者耳的子宫穴位置会出现低电阻反应。如果在此点进行针刺或压籽会起到治疗痛经的作用。全息穴的这一功效再一次充分体现了其反映病候、辅助诊疗的特性。

3）突破点的局限性：随着针灸学的发展，腧穴已经由原来狭义的点发展到线、带、面等形状，突破了点的局限性。全息穴也正好符合了针灸学的这一发展情况。

（4）结语

综上所述，将全息穴纳入腧穴的分类，必将对针灸学的发展乃至生命科学的研究具有积极重要的意义。目前，比较成熟的全息穴系统有耳穴系统、头穴系统、足穴系统、眼穴系统，其他系统还有待进一步探索和研究。

12. 论四神聪穴

王富春教授从事针灸临床、教学、科研工作近40年。厚德精术，德技双馨，多年来积累了丰富的临床经验，对诸多穴位的运用都颇有见解，对于四神聪穴的临床运用亦是独具匠心，每每临证取穴即效，力起沉疴，兹将王富春教授对于四神聪穴的临床运用之经验介绍如下。

（1）四神聪穴考略

1）四神聪为经外奇穴，位于百会穴前后左右各1寸。具有安神、聪脑的功效，临床上常用于治疗头痛、眩晕、失眠、健忘、癫痫、大脑发育不全等症。

2）穴名释义：《经外穴名简释》解释为"四，基数词；神，神志；聪，聪明。穴在百会前、后、左、右各1寸处，一名四穴；能主治神志失调、耳目不聪等病证，故名四神聪。"

3）部位：《银海精微》有"又以百会为中，四边各开二寸半，乃神聪也"的记载。《太平圣惠方》载："在百会四面，各相去同身寸一寸。"《针灸资生经》载："神聪四穴，在百会四面各相去一寸。"

4）主治病证：《银海精微》有"患眼，偏正头痛"的记载。《太平圣惠方》载："神聪四穴，理头风目眩，狂乱，风痫。"《针灸资生经》载："治头风目眩，狂乱风痫。"

5）针法、灸法

《太平圣惠方》记载为"针入三分"。

6）穴义与配伍：王富春教授通过近40年的临床观察发现四神聪不仅能安神聪脑，还有清头明目的作用。临床上凡出现头痛、头晕、失眠多梦、健忘等症者都可取此穴进行治疗，而且此穴取穴简便，不易晕针，可不受体位限制。

7）局部层次解剖：皮肤—皮下组织—帽状腱膜—腱膜下疏松结缔组织。布有枕动、静脉，颞浅动、静脉顶支和眶上动、静脉的吻合网，有枕大神经、耳颞神经及眶上神经的分支。

（2）针刺方法

1）进针原则：王富春教授在临床应用中特别注重进针手法，并将其概括为"稳、准、轻、快"。①稳：指持针要稳、进针要稳。这在进针过程中尤为重要，只有做到"稳"，才能做到"准、轻、快"。②准：是指刺穴要准。"中气穴则针游于巷，中肉节则皮肤痛"，只有刺中穴位，才容易得气，从而收到"一针中穴，其病若失"的疗效。③轻：是指手法要轻柔。施术时患者大多精神紧张，对针刺有恐惧心理。所以进针时要求手法轻巧娴熟，手法虽轻，但要轻而不浮、柔而有力，刺入顺利，痛觉轻微。④快：就是指进针破皮要快。针刺速度快可以最大限度地减轻进针疼痛，这对于减少患者对针灸的恐惧感、坚持治疗极其重要。

2）具体操作：嘱患者取坐位或仰卧位，选用25 mm长的28号毫针，在腧穴局部进行消毒后，向后平刺（15°角），进针10~15 mm，压手和刺手协同操作，紧密配合，按照"稳、准、轻、快"的进针原则进行针刺。施以捻转补法，以局部产生胀痛的重压感为限，针感强度以患者能耐受为限。

（3）临床运用

1）失眠：亦称不寐，是以经常不能获得正常睡眠为特征的一种病证，临床以忧思劳倦为常见病因，在脑力劳动者中发病率高。失眠多责之于阴阳失调，阳不入阴。临床上导致失眠的原因较多，但脏腑功能紊乱、邪气阻滞、气血阴阳失调、神志不宁则是发生本病的基本病因。

王富春教授以四神聪为主穴，针刺四神聪穴能引阳入阴，使昼夜阴阳运转得以正常，同时该穴位于脑府，脑为元神之府，针刺之还有壮阳气、益精髓、补脑养心神之效，配神门、三阴交，遵循"虚则补之，实则泻之"的针刺原则。辨证取穴：心脾两虚者加心俞、脾俞，针用补法以健脾益气、养血安神。阴虚火旺者加太溪，以局部酸胀感为度，平补平泻；肾俞，用补法，壮水之主以制阳光；大陵、心俞用泻法，以泻心火。痰热上扰者配合胃之募穴中脘，采用平补平泻之法，胃之络穴丰隆用泻法以清热化痰。留针30分钟，10天为1个疗程。

2）头痛：临床常见的症状，通常指局限于头颅上部，包括眉弓、耳轮上缘和枕外隆突连线以上部位的疼痛。头痛的发病机制较为复杂，原因也较多，涉及各种功能性或精神性疾病、颅内疾病、全身性疾病等，严重影响患者的正常生活。头为"清阳之府""诸阳之会"，五脏六腑的气血都会聚于头部，脏腑经络发生病变，都会直接或间接地引起头痛。《景岳全书·头痛》指出："头痛有各经之辨……然太阳在后，阳明在前，少阳在侧。"王富春教授在临床中根据头痛具体疼痛部位，分经辨证论治，以四神聪为主穴，配合循经取穴灵活施治。阳明头痛加阳白、上星、合谷、内庭；太阳头痛加风门、风池、昆仑；少阳头痛加太阳、丝竹空、率谷、风池、阳陵泉；厥阴头痛加百会、太冲、行间；配合诸穴共奏通行气血、清利头目之功。

3）眩晕：在古代文献中有眩冒、头眩、头风眩等名称。对其症状的描述，《丹溪心法·头眩》曰："眩者，言其黑晕转旋，其状目闭眼暗，身转耳聋，如立舟船之上，起则欲倒。"《全生指迷方》中对于眩晕的描述有"发则欲呕，心下温温""目瞑不能开"等症状。可见，古人所论述的眩晕是以头晕眼花、视物旋转、如坐舟车，甚至站立不稳、倒仆于地为主要症状的一类病证，常伴有耳鸣、疲乏无力、恶心、呕吐等症。王富春教授在针刺治疗眩晕时，四神聪作为必选的要穴，《难经·二十八难》载："督脉者，起于下极之俞，并于脊里，上至风府，入属于脑。"督脉直通于脑，针刺可醒脑健脑、宁神止晕。通过辨证予以治疗，肝阳上亢者配合太冲、太溪以育阴潜阳；痰浊上蒙者加内关、中脘、丰隆以健脾化痰；气血虚弱者加气海、血海、三阴交以补益气血；肝肾阴虚者配肾俞、肝俞、太溪以补肾健脑。

4）郁证：王某，女，46岁，2003年9月5日初诊。主诉：忧郁不畅，咽中有异物感半年。患者与丈夫多年感情不和，经常吵架，心情不畅。常感情绪不宁，胸胁胀满疼痛，或易怒易哭，食欲欠佳，失眠健忘。半年前渐觉咽中有异物感，时做吞咽、干咳动作。怀疑咽中有异物。遂到口腔科进行治疗，行喉镜、鼻咽镜检查均正常，X线检查提示舌骨、颌下腺无异常改变，并排除慢性咽喉疾病。取穴：四神聪、神门、三阴交、丰隆、太冲。操作：四神聪、神门、三阴交平补平泻，丰隆、太冲行泻法，每次留针30分钟，每日1次。治疗1周后，患者诉睡眠较前好转。依法治疗15天后，患者睡眠正常，食欲增加，但喉中仍有异物感，日重夜轻。2个疗程后，患者自觉咽部较前舒适，吞咽动作、干咳减少，精神状态好转。巩固治疗1个疗程，患者喉中异物感消失。

5）焦虑：张某，女，32岁，2001年3月6日初诊。主诉：发作性心慌、心烦、失眠半年，加重2周。患者平素性格内向。2年前，工作单位不景气，面临下岗，加之孩子身体不好，经常患病，遂导致其心情苦闷，胡思乱想，逐渐感到胸闷，心烦，失眠。但尚能正常工作。半年前，出现发作性心烦，焦虑不安，上床后辗转反侧，无法入睡。入睡也容易惊醒，常做噩梦，有时醒来大汗淋漓，感到极端恐惧。曾到某医院诊断为自主神经紊乱，给予人工冬眠和羟嗪治疗，效果不理想。患者仍整日胡思乱想，坐立不安，担心，焦虑，面色萎黄，神疲乏力，口淡无味，舌质淡，舌苔薄白，脉象缓弱。并常常彻夜不眠，严重影响正常生活。取穴：四神聪、神门、三阴交。操作：诸穴均采用补法，针刺得气后，嘱患者静卧，宁心定志，排除一切杂念，尽量入睡。每次留针30~60分钟，每日针刺1次，10次为1个疗程。第一次治疗后，患者就睡了30分钟左右。随后治疗5次后，患者睡眠情况明显好转，上床后，入睡较快，睡眠质量也有所提高，可一觉睡到天亮，噩梦次数明显减少。针刺1个疗程后，患者心烦次数减少，焦虑症状得到明显缓解，精神状态也日见好转。连续治疗2个疗程，症状基本消失。随访半年未见复发。

（4）体会

四神聪穴是经外奇穴之一，临床应用较为广泛，适用于失眠、颈性眩晕、头痛、小儿遗尿、抑郁症等多种疾病的治疗。四神聪穴在治疗精神情志方面疗效较为突出，一般朝着百会穴平刺。四神聪穴在改善脑血流量、调节大脑皮质功能、改善中枢神经系统功能等方面具有明显的作用。王富春教授运用四神聪调神，神明则气顺，气顺则血行，血行则经脉得以畅通，脏腑肢节得以荣养，正气得以恢复，正气盛则邪不可干。

13. 论四关的部位

四关一名，源于《内经》，历代医家注述不一，分歧较大。王富春教授试就其理论依据及历代医家注述等诸方面，对此探讨如下。

（1）四关考略

四关之名，首见于《灵枢·九针十二原》载："五脏有六腑，六腑有十二原，十二原出于四关。"杨上善注："四关，四肢也。此中唯言五脏有十二原，生病由来，不言六腑十二原也。

五脏在内，原在于外，故五脏有腧，皆从外入，所以五脏禀十二原也。"这里指出四关的部位是四肢。

金代窦默在《针经指南·标幽赋》中载："观夫九针之法，毫针最微，七星可应，众穴主持。本形金也，有蠲邪扶正之道；短长水也，有决凝开滞之机。定刺象木，或斜或正；口藏比火，进阳补羸。循机扪塞以象土，实应五行而可知。然是三寸六分，包含妙理；虽细桢于毫发，同贯多歧。可平五脏之寒热，能调六腑之虚实。拘挛闭塞，遣八邪而去矣；寒热痛痹，开四关而已之。"其进一步指出了四关的功效，但却没有说明四关的具体部位。到了元代王开注称："四关者，两手两足，刺之而已矣。"

明代张介宾在《类经》中注释道："脏腑之气，表里相通，故五脏之表有六腑，六腑之外有十二原，十二原出于四关。四关者，即两肘两膝，乃周身骨节之大关也。"也指出了四关是肘膝的部位。清代张志聪在《黄帝内经灵枢集注》中注："四关者，两肘，两腋，两髀，两腘，皆机关之室，真气之所过、血络之所游行者也。"张志聪认为的四关包括了肩关节、肘关节、髋关节、膝关节等部位。

其后，明初徐凤注："四关者，五脏有六腑，六腑有十二原，十二原出于四关，太冲、合谷是也。"首次提出了四关即双侧的合谷和太冲穴。明代李梴在《医学入门·杂病穴法》中注："四关三部识其处，四关，太冲、合谷也。"杨继洲在《针灸大成》中注："四关穴，合谷、太冲是也。"后代医家多遵从四关乃合谷与太冲穴之意。

（2）四关穴

杨继洲在《针灸大成》中注："四关穴，合谷、太冲是也。"这里的四关穴专门指合谷穴和太冲穴。合谷穴乃手阳明大肠经原穴，太冲穴乃足厥阴肝经原穴，前者位于第一、第二掌骨之间，后者位于第一、第二跖骨之间。四关可谓对穴。对穴犹如对药一样，配合使用，协同力强。其功能主要为解痉止痛、疏肝理气。人体诸经，阳经下行，阴经上行。合谷属大肠经，属阳明，属金，即此穴为阳明燥金，以降为顺。合谷位于上肢的末端，上举及天，居于天位，本穴又处于阳经，天气趋于降。太冲属肝经，属厥阴，属木，即此穴为厥阴风木。太冲位于下肢的末端，下踏于地，居于地位，本穴又处于阴经，地气趋于上，以升为顺。故四关穴上疏下导，整体与局部并重。合谷为大肠原穴，为阳，主气；太冲为肝经原穴，为阴，主血，二者为气血通行之要塞。人以气血为本，气血不和则生病。气为血之帅，血为气之母，气行则血行，气滞则血瘀。合谷调气中之血，太冲理血中之气，气血调和则诸病自愈。合谷长于止痛，疏风解表；太冲长于镇肝息风，引热下行。《席弘赋》云："手连肩脊痛难忍，合谷针时要太冲。"《杂病穴法歌》有"鼻塞鼻痔及鼻渊，合谷太冲随手取""赤眼迎香出血奇，临泣太冲合谷侣"的记载。《针灸大成》中更有用合谷、太冲治难产等的文字记载。针刺四关穴，可使气机上下通畅，升降相因，收到较好效果，现代针灸临床也常用四关穴来治疗五官、循环系统、消化系统、神经系统及运动系统乃至妇儿各科病证。如四关配中脘，主治神经性呕吐、溃疡病；四关配天枢，主治肠炎、菌痢、胃肠神经官能症；四关配内关、膈关，主治胃痉挛、肝炎、胆道疾病及呕吐；四关配曲池、丰隆，主治癫痫、癔症；四关配身柱，主治破伤风角弓反张；四关配归来，主治痛经、血滞经闭；四关配印堂，主治小儿惊厥；四关配翳风主治膈肌痉挛；四关穴加大椎或身柱，治疗破伤风、角弓反张等。此外四关穴也是针麻止痛的常用要穴。

总体上，众医家对于四关的认识分为两类，一类认为四关是部位，另一类认为四关是穴位。究竟对四关该怎样认识，王富春教授认为应当首先遵从《内经》，从《内经》中探讨其理。既源于此，也应从其释。

（3）四关与十二原

《灵枢·九针十二原》载："五脏有六腑，六腑有十二原，十二原出于四关，四关主治五脏，五脏有疾当取之十二原。十二原者，五脏之所以禀三百六十五节气味也。"说明四关与十二原关系密切。其后文又载："十二原各有所出，肺原出于太渊，心原出于大陵，肝原出于太冲，肾原出于太溪，脾原出于太白……凡此十二原者，主治五脏之疾。"纵观上述原文，说明四关包括十二原，十二原从属于四关，并出于四关。又由于十二原分别出于太渊、大陵、太冲、太溪、太白等穴，而这些穴位均分布在腕踝关节附近，因此，可以看出《内经》所述四关，应指腕踝关节的部位。

以上只论述了五脏原穴，《灵枢·本输》中又补充了六腑原穴：大肠原过于合谷，胃原过于冲阳，小肠原过于腕骨，膀胱原过于京骨，三焦原过于阳池，胆原过于丘墟。上述诸阳经原穴，均分布在腕踝关节附近。因此，从《内经》看十二经原穴均在腕踝关节附近，为脏腑原气经过和留止的部位。由此看来，张介宾等认为四关在肘膝部位是不可理解的，肘膝部位既无原穴所出，也无主治脏腑疾病的作用；而徐凤等的认识也是不全面的，太冲、合谷二穴分别为肝与大肠之原，何以统治五脏之疾？今人的解释也都将错就错，继而袭之，与四关部位不相符合。只有元代王开注释的"两手两足"部位较为贴切。

（4）从生理解剖看四关部位

如果从文字上看，"关"之名，言指关节。"关者，要塞也"（《吕氏春秋·仲夏》）。四关为脏腑原气经过和留止的要塞部位，而腕踝关节在人体解剖上，也是最多、最复杂的部位。如腕关节包括腕桡关节、腕骨间关节、腕掌关节等。踝关节也是如此。这些关节在生理上均担负着繁复、精细的功能活动，神经、血管也更丰富，这使该部位在大脑皮层的功能投射区域比其他部位更广泛，神经元也相应较多。因此，"开四关"部位可对大脑皮质产生较广泛的影响，调整大脑皮质功能，达到治疗脏腑疾病的作用。

（5）结语

从近代文献看，多数医者从肘膝部位：太冲、合谷穴位这两方面论述。王富春教授以《灵枢·九针十二原》为主，概述了四关与十二原的关系及其功能作用，并从现代医学的生理解剖等方面，得出了四关应指腕踝关节的部位这一结论，为手针、足针在腕踝的应用奠定了理论基础。

14. 论合募配穴法

20 世纪 80 年代，王富春教授提出了合募配穴法，该方法在临床上得到了广泛应用。《灵枢·邪气脏腑病形》曰："此阳脉之别，入于内，属于腑者也。"说明手足六阳经脉的经气从六腑的下合穴处别入于内而分属于六腑，所以下合穴具有治疗六腑疾病的作用。《针灸甲乙经》中载"胃病者，腹胀，胃脘当心痛，上支两胁，膈咽不通，饮食不下，取三里""大肠病者，肠中切痛而鸣濯濯，冬日重感于寒则泄，当脐而痛，不能久立，与胃同候，取巨虚上廉"，与《灵枢经》相互验证了下合穴具有治疗腑病的功能。募穴"从阴引阳，其治在募"，募穴偏于治疗腑病，《针灸甲乙经》中载："腹胀肠鸣，气上冲胸，不能久立，腹痛濯濯，冬日重感于寒则泻，当脐而痛，肠胃间游气切痛，食不化，不嗜食，身肿夹脐急，天枢主之。"又载："大肠胀者天枢主之。"故下合穴与募穴相配对腑病有较好疗效。《杂病穴法歌》载："足三里配中脘、内关主治胃脘痛。"《玉龙赋》载："期门配阳陵泉、中封主治黄疸。"《针灸大成·百症赋》载："天枢配上巨虚主治急性细菌性痢疾。"在现代临床上，王富春教授用合募配穴法治疗腑病，屡用屡效。如取足三里、中脘治疗反复发作的胃脘痛；取中极配委中、委阳治疗尿闭、淋证。

下合穴是指手足阳经在下肢部均有一腧穴与其经气相通，称为下合穴，因阳经属腑，故又称"六腑下合穴"，包括手三阳经下合于足三阳经的三个腧穴和足三阳经的三个合穴。手三阳经循行于上肢，不直接深入脏腑，故手三阳经本经脉穴合穴对内腑的作用不大，所以在足三阳经上设了手三阳经的下合穴。因而有"六腑皆出于足三阳，上合于手"的古代记载。下合穴是根据《灵枢·邪气脏腑病形》中的"合治内腑"提出来的，即胃合于足三里，大肠合于巨虚上廉，小肠合于巨虚下廉，三焦合于委阳，膀胱合于委中，胆合于阳陵泉。六腑下合穴见表1。

表1　六腑下合穴

下合穴	六腑	归经	所在经脉
下巨虚	小肠	手太阳小肠经	足阳明胃经
上巨虚	大肠	手阳明大肠经	足阳明胃经
委阳	三焦	手少阳三焦经	足太阳膀胱经
委中	膀胱	足太阳膀胱经	足太阳膀胱经
足三里	胃	足阳明胃经	足阳明胃经
阳陵泉	胆	足少阳胆经	足少阳胆经

从上表可以看出，足三阳经下合穴都是本经五输穴中的合穴，手三阳经的下合穴都分布在胃经、膀胱经上，手三阳经下合穴的分布取决于各内脏、经脉的生理功能和病理变化。例如，手阳明大肠经、手太阳小肠经之下合穴位于足阳明胃经上，从经脉循行上看，十二经脉营气运行顺序从肺—大肠—胃—肝，可以看出大肠与胃有直接流注关系，小肠经"循咽下膈，抵胃，属小肠"。《灵枢·本输》曰："大肠属上，小肠属下，足阳明胃脉也，大肠小肠皆属于胃，是足阳明也。"进一步强调了二者之间

密不可分的联系。三焦和膀胱在生理功能和病理变化上也密切相关，《素问·灵兰秘典论》曰："三焦者，决渎之官，水道出焉，膀胱者，州都之官，津液藏焉。"这体现了二者在水液代谢方面的关系，所以手少阳三焦经的下合穴分布于足太阳膀胱经上。

下合穴有其明确的位置和所属经脉，故可以利用下合穴的阳性反应、压痛等辅助诊断疾病，如胆道疾病在阳陵泉上有压痛、肠痈患者在上巨虚处有压痛。除辅助诊断外，下合穴在治疗疾病上也有其独特之处，《灵枢·邪气脏腑病形》云"合治内府"，《素问·咳论》也云"治腑者，治其合"，又有"邪在府，取之合"的记载。以上都进一步说明了下合穴对六腑疾病有特殊治疗作用。《针灸甲乙经》载："大腹有热，肠鸣腹满，侠脐痛，食不化，喘不能久立，巨虚上廉主之。"《针灸大成》载委阳穴："主腋下肿痛，胸满膨膨，筋急身热，飞尸遁疰，痿厥不仁，小便淋沥。"《针灸甲乙经》云："肠中寒，胀满善噫，闻食臭，胃气不足，肠鸣腹痛泄，食不化，心下胀，三里主之。"现代临床上常用足三里治疗胃脘痛；上巨虚治疗痢疾；下巨虚治疗小腹痛；委中、委阳治疗淋证、遗尿。

募穴属阴，古代有"从阴引阳""阳病行阴"的记载，故募穴偏于治疗阳病即腑病，如《针灸甲乙经》卷八："寒热，腹胀，怏怏然不得息，京门主之。"《铜人腧穴针灸图经》载："中极治五淋小便赤涩失精。"募穴名称、属经见表2。

表2　募穴名称、属经

名称	属经	脏腑	名称	属经	脏腑
中府	手太阴肺经	肺	天枢	足阳明胃经	大肠
中脘	足阳明胃经	胃	章门	足厥阴肝经	脾
巨阙	任脉	心	中极	任脉	膀胱

名称	属经	脏腑	名称	属经	脏腑
京门	足少阳胆经	肾	膻中	任脉	心包
石门	任脉	三焦	期门	足厥阴肝经	肝
日月	足少阳胆经	胆	关元	任脉	小肠

15. 论郄会配穴法

王富春教授在特定穴理论方面颇有研究，在 20 世纪 80 年代，王富春教授根据其临床经验在前人对特定穴理论论述的基础上，富有创新性地提出了"郄会配穴治疗急症""俞原配穴治疗脏病""合募配穴治疗腑病"等方法，并发表在《辽宁中医杂志》上。经过多年临床观察，这几种新的配穴方法以其取穴少、痛苦小、疗效高的优势，为针灸界同仁所认同。其中郄会配穴法在治疗急症方面疗效独特，现论述如下。

（1）郄穴、八会穴源流考

郄穴的名称和位置首载于《针灸甲乙经》。郄穴是各经脉在四肢部经气深聚的部位，"郄"与"隙"通用，是空隙、间隙的意思。大多分布于四肢肘膝关节以下，只有胃经的郄穴梁丘在膝以上，十二经脉、阴阳跷脉和阴阳维脉各有一个郄穴，合为十六个郄穴。

郄穴的定义，各教材中所述不尽一致。在杨甲三主编的《针灸腧穴学》中概括以下二说：其一，认为郄穴是各经经气所深聚部位的腧穴；其二，认为郄穴是指经脉气血曲折汇聚的孔隙。现代文献中对郄穴的定义多遵循第一点。

郄穴的定位，如交信、中都、外丘、阳交、养老等，古今文献记载一直存在分歧，不少学者对此进行了考证。阳跷脉之郄穴交信与复溜并列，两穴的前后关系历来有不同看法。有人认为当在复溜之后，靠跟腱内侧边，从太溪直上二寸取之；针感会向上下放射，上达胯际，下至脚底和五个足趾；并列举使用该穴的临床验案加以证实。有人认为交信在复溜之前。还有人从《针灸甲乙经》原文、经脉循行部位及交信穴名释义三方面论证，认为交信在前，复溜在后。目前新世纪全国高等中医药院校规划教材《针灸学》《经络腧穴学》中规定交信在复溜前0.5寸处。

对于肝经之郄穴中都的位置，有学者提出应当在内踝上七寸、胫骨内侧面的骨面当中，而不应定位于胫骨前缘或胫骨后缘。另一学者也持相同观点，并据理对"胫骨上无法针刺"的观点提出了异议。

胆经之郄外丘与阳维之郄阳交的前后关系亦有争议，相关学者着重阐发了《针灸甲乙经》关于阳交"斜属三阳分肉间"的含义，认为外丘在前、阳交在后。

小肠经之郄养老的取穴法，一般多嘱患者以掌当胸，尺骨小头桡侧缘骨开有孔即是穴。但有学者则提出不同看法，认为该穴应在尺骨小头后陷中，无须以掌当胸取穴。

八会穴是指脏、腑、气、血、筋、脉、骨、髓所会聚的八个腧穴。八会穴首载于《难经·四十五难》："经言八会者，何也？然，腑会太仓、脏会季胁、筋会阳陵泉、髓会绝骨（悬钟）、血会膈俞、骨会大杼、脉会太渊、气会三焦外一筋直两乳内也。"八会穴虽然由《难经》首次提出，但八会穴的起源可能还要早些。在《类经》中有一段与"八会"有联系的叙述："人有髓海，有血海、有气海、有水谷之海，凡此四者，以应四海也……胃者水谷之海……冲脉者为十二经之海……膻中者为气之海……脑为髓之海。"说明"四海"与"八会"两者有着密切的联系。《针灸甲乙经》载："膈俞，在第七椎下，两旁各一寸五分。"《难经·一难》载："十二经皆有动脉，独取寸口，以决五脏六腑，死生吉凶之法，何谓也？然：寸口者，脉之大会，手太阴之脉动也。"关于八会穴的穴名，古医籍中所提到的腑会、脏会、气会与现代医籍有些差异。《针灸甲乙经》说章门在"大横外，直脐季胁端"。八会穴自《难经》提出后，后世医家就将腑会解为中脘，脏会解为章门，气会解为膻中。《医经理解》载："以喻脏气之会而为章，将章门穴定为脏会。"《难经·译释》注释："大仓本系胃的别名，在此系经穴名，即中脘穴，在脐上四寸。"《灵枢·海论》说："膻中者为气之海。"为何将膻中称为气海，在《医经理解》中解释如下："膻中，两乳之中，气所回施之处也，故又名上气海。本经有二气海：下气海，生气之海；上气海，宗气之海。"因膻中位于上焦，积聚宗气，故称膻中为气之会。这样八会穴才有各自穴名，沿用至今。

（2）郄穴、八会穴主治考

临床上常用郄穴治疗本经循行部位及所属脏腑的急性病证。古代文献对郄穴的主治作用多有记载。归纳起来，阴经郄穴多治血证，阳经郄穴多治急性疼痛。《素问》曰："足太阳之疟，令人腰痛头重……刺郄中出血。"《素问》曰："中热如喘，刺足少阴，刺郄中出血。"《针灸大成》和《针灸甲乙经》记载："肺经郄穴孔最治疗吐血；大肠经温溜治疗上肢痛，肠鸣痛，口齿痛等病证。"王淑琴提出以郄穴点刺出血治疗本经急性淋巴管炎（红丝疗）。此外，当某脏腑有病变时，可按压郄穴进行检查，可作辅助诊断之用。如刘云鹤所述：以触到结节、条索状物及指下感觉硬胀等为阳性征象，认为孔最主呼吸道、皮肤疾病……中都、地机同时触知者主妇女病及血液病等。盖国才所编的《盖氏穴位诊断学》将十二经郄穴作为"定性穴"，再配以某些"定位穴"，并以此来进行穴位辨病定位诊断。如天津中医药大学石学敏教授编写的《针灸治疗学》中关于郄穴的临床应用如下：郄穴在生理上为气血深聚之处，在病理上也是脏腑经脉病证的反应点，对本经所属络之脏腑及循行部位之病证，可以切循扣按郄穴，查其"应动"以协助诊断。如心绞痛、胸膜炎患者，往往在患侧手厥阴经郄穴出现压痛等。郭长青等编纂的《针灸学现代研究与应用》中提到，当某脏腑有病变时，可按压郄穴进行检查，可作辅助诊断。这些说明郄穴在治疗急性病证和辅助诊断上有很好的效果。

八会穴分别具有主治脏、腑、骨、髓、气、血、筋、脉八类疾病的作用。《难经·四十五难》载："热病在内者，取其会之气穴也"。说明八会穴还可以治疗某些热病。

八会穴的主治，古代医籍中记载较为详细。《素问》曰："疟脉满大急，刺背俞（大杼），用中针，傍伍胠俞各一，适肥瘦出其血也。"《素问》曰："刺之迫脏，脏会，腹中寒热去而止。"《针灸聚英》载："腑会中脘，脏会章门。"《备急千金方》载："章门主心痛而呕，章门主四肢懈惰喜怒，章门主食饮不化，入腹还出热中不嗜食。"《针灸甲乙经》载："心痛身寒，难以俯仰，心疝气冲胃，死不知人，中脘主之。腹胀不通，寒中伤饱，食饮不化，中脘主之。小肠有热，溺赤黄，中脘主之。"《针灸甲乙经》载："髀痹引膝，股外廉痛，不仁筋急，阳陵泉主之。"《医宗金鉴》记载膈俞穴"更治一切失血证"。这些记载说明八会穴对于脏、腑、骨、髓、气、血、筋、脉相关组织及热病具有特殊的治疗作用。

（3）郄会配穴的临床应用

主治急性病：古代医籍对郄穴和八会穴的主治多有记载，强调郄穴和八会穴都可以治疗急性病，归纳如下。阳经郄穴多治疗急性疼痛，八会穴可以治疗与脏、腑、筋、骨、血、脉、气、穴、髓相关的急慢性疾病。广州中医学院（现广州中医药大学）附属医院王照浩提到肺经郄穴孔最配血会膈俞可治疗肺疾引起的咯血，但并没有提出"郄会配穴"这样的名词。20世纪80年代王富春教授卓有新意地提出了"郄会配穴"，将郄穴和八会穴这两个功能相似的特定穴联合应用，以加强单个腧穴对脏腑病的治疗作用。如急性胃痉挛，可以取胃经郄穴梁丘配腑会中脘治疗，梁丘为阳经郄穴，可以止痛，中脘为腑气之会，可以激发胃气、缓解痉挛，两个穴位合用，各发挥其长处，可提高治疗效果。随后，南京中医药大学的王启才等编纂的《针灸医学宝典》及天津中医药大学石学敏院士编写的《针灸治疗学》中相继出现了"郄会配穴法"这样的名词，但并没有对郄会配穴法的机制做具体的阐述。

主治血证：古代医籍中关于郄穴和八会穴治疗血证的记载较多，将郄穴归纳为"阴经的郄穴多治疗血证"，如心经阴郄治疗吐血、血衄，肾经阴郄水泉治疗月水不来而多闭，肝经阴郄中都治疗癥疝崩中等。八会穴中的血会膈俞在《类经图翼》中记载："此血会也，诸血病者皆宜灸之，如吐血、血衄不已……血热妄行，心肺二经呕血，脏毒便血不止。"《针灸医学宝典》中也提到"咳血顿作，取肺经郄穴孔最配血之会穴膈俞；哮喘发作取肺经郄穴孔最配气之会穴膻中；颈项强痛取小肠经郄穴养老配髓之会穴悬钟"等。这些足以说明郄穴与八会穴合用可以增强治疗血证的疗效。

郄会配穴法是王富春教授经过长期临床实践提出的配穴方法，郄会配穴不但加强了对急性病和血证的治疗，也扩展了特定穴的使用范围，提高了临床疗效。

16. 论俞原配穴法

俞即背俞穴，是脏腑经气输注于背腰部的腧穴。《灵枢·背腧》云："……肺俞在三焦之间，心俞在五焦之间，膈俞在七焦之间，肝俞在九焦之间，脾俞在十一焦之间，肾俞在十四焦之间，皆挟脊相去三寸所。"关于背俞穴的起源及具体命名在此不做论述，背俞穴名称、相关脏腑及位置见表3。

表 3　背俞穴名称、相关脏腑及位置

相关脏	背俞穴	位置	相关腑	背俞穴	位置
肺	肺俞	第三胸椎棘突下旁开 1.5 寸	大肠	大肠俞	第四腰椎棘突下旁开 1.5 寸
肾	肾俞	第二腰椎棘突下旁开 1.5 寸	膀胱	膀胱俞	平第二骶后孔督脉旁开 1.5 寸
肝	肝俞	第九胸椎棘突下旁开 1.5 寸	胆	胆俞	第十胸椎棘突下旁开 1.5 寸
心	心俞	第五胸椎棘突下旁开 1.5 寸	小肠	小肠俞	平第一骶后孔督脉旁开 1.5 寸
脾	脾俞	第十一胸椎棘突下旁开 1.5 寸	胃	胃俞	第十二胸椎棘突下旁开 1.5 寸
心包	厥阴俞	第四胸椎棘突下旁开 1.5 寸	三焦	三焦俞	第一腰椎棘突下旁开 1.5 寸

张景岳云："五脏属于腹中，其脉气俱出于足太阳经，是谓五脏俞。"背俞穴位于背部属阳，脏属阴，在《难经·六十七难》中有"阴病行阳"之说，即五脏有病，当取其相应背俞穴治之。"脏者，人之神气所舍藏也"，即肝藏魂，肺藏魄，心藏神，脾藏意与智，肾藏精与志。五脏主宰人体生命活动，背俞穴主要调整五脏功能，从而达到对机体整体的调节作用。

原即十二原穴，位于四肢腕踝关节附近，是脏腑原气所经过和留止的部位。《难经·六十六难》云："经言肺之原，出于太渊；心之原，出于大陵；肝之原，出于太冲；脾之原，出于太白；肾之原，出于太溪；少阴之原，出于兑骨；胆之原，出于丘墟；胃之原，出于冲阳；三焦之原，出于阳池；膀胱之原，出于京骨；大肠之原，出于合谷；小肠之原，出于腕骨。"十二经中阳经有各自原穴，阴经则以输代原。十二经原穴名称、属经、位置见表4。

表4 十二经原穴名称、属经、位置

属经	十二经原穴	位置
手太阴肺经	太渊	腕横纹桡侧端，当桡动脉搏动处
手少阴心经	神门	在腕横纹上，当尺侧腕屈肌腱的桡侧缘处
手厥阴心包经	大陵	在前臂掌侧，腕横纹中点
手阳明大肠经	合谷	第一、第二掌骨间，当第二掌骨桡侧中点处
手少阳三焦经	阳池	在手腕背侧横纹上，当指总伸肌腱尺侧凹陷处
手太阳小肠经	腕骨	在手腕尺侧前方，当三角骨的前缘，赤白肉际处
足太阳膀胱经	京骨	在足外侧，第五趾骨粗隆下，赤白肉际处
足阳明胃经	冲阳	在足背部，当足背动脉搏动处
足少阳胆经	丘墟	在外踝前下方，当指长伸肌腱的外侧凹陷中
足太阴脾经	太白	在足大指内侧，第一跖趾关节后缘，赤白肉际处
足厥阴肝经	太冲	在足第一、第二跖骨结合部之前方凹陷
足少阴肾经	太溪	足内踝与跟腱之间的凹陷处

《难经·六十六难》载："脐下肾间动气者，人之生命也，十二经之根本也，故名曰原。三焦者，原气之别使也，主通行三气，经历于五脏六腑。原者，三焦之尊号也，故所止辄为原。"三焦为原气的别使，通行上、中、下三气，经历五脏六腑。上、中、下三气是下焦所具有的真元之气，也就是原气，或称下焦之气。原气上行至中焦，中焦接受由食物消化后所化生的精悍之

气，变化成营卫之气。上焦就是呼吸器官里的气，也就是心肺之气或宗气。原穴代表原气，对经络和内脏的治疗具有十分重要的作用。《灵枢·九针十二原》云："五脏有六腑，六腑有十二原。十二原出于四关，四关主治五脏，五脏有疾，当取之十二原。十二原者，五脏之所以禀三百六十五节之气味也。五脏有疾也，应出十二原，十二原各有所出，明知其原，睹其应，而知五脏之害矣。"针刺原穴可以维护机体正气，抗御病邪，调整脏腑、经络功能。

背俞穴和原穴都对五脏病具有特殊治疗作用，20世纪80年代，王富春教授就提出了将背俞穴和原穴配合应用以治疗五脏病，即"俞原配穴法"，并在临床上取得了满意的疗效。"俞原配穴"在古今文献中记载很少，其应用最早是在《针灸甲乙经》中，"肺胀者，肺俞主之，亦取太渊"；《灵枢》中指出对心肺等脏病多用背俞穴与原穴治疗。王富春教授临床以肺俞、太渊为主穴辅以天突治疗支气管哮喘；以肾俞、太溪配中极治疗急性肾盂肾炎。除此之外，有医者报道在临床上用人中、十宣配原穴和背俞穴治疗急症，取得了力挽狂澜的效果。其机制为"暴厥"及急症病证类，均有不同程度的脏腑原气受损，阳气郁闭，元阳不足，针刺原俞穴，可以疏通气机、回阳救逆，从而达到治疗急症的效果。

17. 论腧穴配伍与配穴

腧穴配伍与配穴的概念经常被混淆，王富春教授等认为正确界定腧穴配伍与配穴的概念关系到中医理论规范化发展，也是弘扬中医、促进中华文化传播的需要。对于腧穴配伍与配穴概念的使用混乱，有的学者认为腧穴配伍法包括主辅配伍、特效腧穴配伍、按部配伍等，有的学者认为传统腧穴配伍包括原络配穴、前后配穴、上下配穴等，两者都是描述腧穴配伍方法，但是时而

"配伍"时而"配穴",使两词词义有所混淆。《针灸学》等针灸教材中明确记载:"穴位配伍的方法归纳为两类,即按经配穴、按部位配穴",而在治疗各论的处方中则出现"主穴""配穴",前后两个"配穴"意义不同却同名使用,实为不合理。有鉴于此,王富春教授试图对腧穴配伍与配穴的概念进行分析概括,并进一步归纳和梳理二者的联系,以期望引起针灸界同人对腧穴配伍与配穴概念混淆的关注,对针灸术语的规范化应用起到抛砖引玉的作用。

（1）腧穴配伍的概念

王富春教授从中药配伍理论出发研究并总结了腧穴配伍的概念及腧穴配伍与中药配伍的异同点。中药配伍是指2味或2味以上的中药配合使用,《神农本草经》曰:"有单行者,有相须者,有相使者,有相畏者,有相恶者,有相反者,有相杀者。凡此七情,合和之时,用意视之。"指出除单行是指1味药治病外,相须、相使、相杀、相畏、相恶和相反都属于药物配伍应用范畴。而方剂配伍中的君臣佐使,即《素问·至真要大论》:"主病之谓君,佐君之谓臣,应臣之谓使""君一臣二,制之小也;君一臣三佐五,制之中也;君一臣三佐九,制之大也。"1个或多个中药配伍有规律的组合就是1个方剂,可以理解为方剂配伍中的君臣佐使可能是单味药,或者是由中药配伍组成。王富春教授等将腧穴配伍的概念概括为腧穴配伍是基于中医理论,在针灸选穴原则的指导下,结合临床和腧穴主治特性,选择2个或2个以上作用相同的腧穴进行配伍,发挥腧穴的协同增效作用,以达到特定疗效,提高临床疗效的一种方法。从腧穴配伍与中药配伍的概念中不难发现,二者内涵有所异同:相同之处在于都是通过正确适宜的配伍来提高临床疗效,并非是2种或2种以上的腧穴或中药随便拼凑使用,而是有理论根据、经过实践考验的;不同之处在于相互配伍的腧穴须针对某一症状具有相同的主治功能,方能称之为"腧穴配伍",而相互配伍的中药不拘于此点,相须、相使、相畏、相杀、相恶和相反都属于中药配伍应用范畴。现今许多学者在理解腧穴配伍时,错误地认为相互配伍的腧穴应该具有不同的主治功能,这样才能够达到增效、广效的作用,这实际上是将腧穴配伍与中药配伍混淆了。由中药配伍与腧穴配伍的异同,联想到方剂配伍与处方配伍。类似于方剂配伍的君、臣、佐、使,处方中也存在主穴、配穴及随症加减穴。北宋沈括提出:"旧说有'药用一君、二臣、三佐、五使'之说,其意以谓药虽众,主病者专在一物,其他则节级相为用,大略相统制,如此为宜。"说明"君臣佐使"是根据药物在方剂中的主次作用而决定的。针灸处方中根据主症选取主穴、根据辨证选取配穴及随症加减穴,同样主次、前后分明,故可借鉴"方剂配伍"之称,并根据针灸处方的确定法则暂将处方的确立法则称为"处方配伍"。"腧穴配伍"的广义配伍即"处方配伍"。"腧穴配伍"是针对同一症状具有相同主治的腧穴相互配伍;"处方配伍"则是针灸处方中的主穴、配穴、随症加减穴的配伍。主穴、配穴、随症加减穴中都可以包含腧穴配伍,即"处方配伍"由"腧穴配伍"组成。

（2）配穴的概念

配穴是相对于主穴而言,针对兼症选取的穴位。主穴与配穴是处方的基本要素,共同构成针灸处方,故欲掌握配穴的概念必先对主穴及处方有整体的把握和了解。针灸处方是在辨证论治的基础上,集理、法、方、穴、术于一体的主穴与配穴的组合。针灸处方与中药方剂一样,注重主穴、配穴的先后、主次、轻重之分,主穴、配穴的确定是影响临床疗效的关键因素,犹如对症下药,药不对症无以起疴,穴不对病无以疗疾,徒增痛楚。

主穴,顾名思义是针灸处方中的主要穴位,也是针对疾病主症而选取的一组腧穴。主症即为疾病的主要症状与体征,主症可以是一个单独的症状，如便血、脱肛、咳嗽等，也可由两三个相关症状共同组成，如心下痞、呕吐。临床上一旦明确了主症，就要抓住主症以确立主要治疗原则和治疗方法，根据主症选主穴使治疗有的放矢，目标更为明确，这也是临床思维中较为普遍的方法。如治疗腰痛时，根据腰部疼痛这一主症选取阿是穴、大肠俞、委中，可共奏通经止痛之效。

"方从法出，法随证立"，证候是以主症为核心的综合征，是病证发展到一定阶段，所有症状的总称，是辨证论治的基础，也是对引起主症病因病机的客观体现；兼症是主症发展和变化过程中出现的继发症状，或同时出现的相关症状。在制定针灸处方过程中，应辨清错综复杂的临证表现以确定主穴配穴，使主次分明、条理清楚、标本兼治、顾全整体。配穴是辅助主穴起到治疗效果的腧穴。处方中的主穴与配穴，是在整体观念和辨证论治指导下确定的，主穴中有配伍，配穴中也可包括配伍。配穴可以体现配伍理论，配伍理论也可指导配穴。

（3）腧穴配伍、配穴的关系

配伍理论可以体现于配穴之中，配穴可以是单穴，但大多都是由2个或2个以上腧穴配伍组成，即配穴可以体现配伍理论，配伍理论也可指导配穴。配穴所要达到的辅助作用，是通过腧穴或腧穴配伍方式的选择来实现的。《针灸大成·百症赋》中也提出："先穷其病源，后攻其穴道"，颇富深意地道出了处方确定之顺序及提高临床疗效的关键，一是审病辨证确定病机，二是进一步根据主症辨证。换言之，就是以主穴与配穴所要达到的治疗作用来选取相应腧穴配伍以协同增效。

《针灸关键概念术语考论》一书的前言说："概念术语作为学科理论体系的基本构成单元，其研究乃是学科基础性工作中的基础，本应先行……然而，这方面的工作长期被忽视，系统研究基本是空白的初始条。概念术语的内涵模糊，界限欠明，规范缺乏，对其理论内容的认识就缺失前提。"此话一语中的地指出概念术语的模糊混淆及中医工作者对这一现象的长期忽视。对腧穴配伍与配穴概念的澄清和关系的梳理，将为正本清源、还中医本来面目、恢复准确的中医概念做出贡献，并将对中医理论的继承和弘扬大有裨益。

18. 论影响腧穴配伍效应的因素

腧穴配伍是在选穴原则的指导下，针对疾病的病位、病因、病机等，选取主治作用相同或相近，或对于治疗疾病具有协同作用的腧穴进行配伍应用的方法。对于腧穴配伍效应的影响因素，诸家说法不一，机能状态、针刺手法、心理因素均被认为可能是影响腧穴配伍的因素。主治相同或相近的腧穴，即为同功穴，如何选择合适的同功穴是达到腧穴配伍协同增效作用的关键。

王富春教授认为，明确穴性，以按部、循经选穴作为腧穴配伍的基本方式，是辨证选穴伍协同增效的关键。

明确穴性是腧穴配伍的基本要素，穴性是腧穴性质的简称，是指腧穴因其所在部位、经脉属性不同而显现的穴位之间的差异性，以及反映在治疗作用方面的特异性。腧穴特性受到所属经脉、所处部位等诸多因素的影响，具有普遍性和特异性的特点。从所属经脉来讲，如内庭、足三里归属于胃经，均可治疗脾胃疾病，是其普遍性的体现。然内庭、足三里同属于五输穴，内庭为荥穴，偏于清泻胃热；足三里为合穴，偏于治疗胃脘疾病。《难经》中提出："井主心下满，荥主身热，输主体重节痛，经主喘咳寒热，合主逆气而泄。"这又是腧穴自身特异性的表现。从所在部位来讲，中脘、建里都位于上腹部，均可治疗胃脘部疾病，是其普遍性的体现。然中脘属募穴，偏于健脾和胃；建里属任脉，偏于消食导滞。二者主治的不同，又突显其自身特异性。因此，在临证选穴及配伍时，充分熟识腧穴的普遍性、特异性，将有助于提高临床选穴配伍的疗效。

按部选穴，是指在受病的脏腑、五官、肢体部位选取腧穴，旨在就近调整受病部位的气血阴阳，是"腧穴所在，主治所及"的具体体现。针灸治疗具有明确的针对性，从《灵枢·经筋》记载的"足太阳之筋，起于足小趾上……其病小趾支，跟肿痛，腘挛，脊反折……治在燔针劫刺，以知为数，以痛为腧"，到《针灸大成·百症赋》治疗偏头痛取悬颅、颔厌，耳聋取听会、翳风，口㖞取颊车、地仓，均体现出以痛为腧、针对病变部位的选穴原则。现代研究表明按病位取穴，刺病之所在，具有良好的靶点效应。

循经选穴，是指根据经脉循行所过部位的病变、经脉所属脏腑的病变选择相应经脉上的腧穴进行治疗的方法，是"经脉所过，主治所及"的具体体现。中医经典著作《内经》中记载400余首针灸处方，其中运用循经取穴的处方多达356首，约占处方总数的86.4%。从《灵枢·终始》中记载的"从腰以上者，手太阴阳明皆主之；从腰以下者，足太阴阳明皆主之"，到《针经指南·标幽赋》中记载的"心胀咽痛，针太冲而必除；脾冷胃痛，泻公孙而立愈"，再到《四总穴歌》，无不体现了古人"循经取穴"的治疗原则。其中《针灸大成》尤其重视循经取穴，在辨证施治和补泻手法的选择方面都强调以经络理论为指导，重视循经治疗，该书提出"宁失其穴，勿失其经"的学术观点，并一再强调"求穴在乎按经""变证虽多，但依经用法，件件皆除也"。这些观点是根据中医辨证论治理论和腧穴主治功能提出的。《针灸大成》曰："能识本经之病，又要认交经正经之理，则针之功必速矣。"

临床上有许多病证，如发热、失眠、多梦、自汗、盗汗、虚脱、昏迷等均无明显局限的病变部位，而呈现全身症状，不适合用按部和循经选穴方法，此时就应根据病证的性质，进行辨证分析，将病证归属于某一脏腑和经脉，再按照随证取穴的原则选取适当的腧穴进行治疗。选穴是影响腧穴配伍效应的关键因素。临证选穴配伍是一个完整的辨证思维过程。首先，我们应在中医传统理论的指导下，明确穴性，把握穴性与所在部位和所属经脉之间的关系，充分认识腧穴的普遍性和特异性。其次，我们应遵循相应的选穴原则和方法，以按部、循经选穴作为选穴配伍的基本方法，并在中医整体观念、辨证论治原则下将辨证选穴及对症选穴有机结合起来，进而选取主治功效相同或相近的同功穴，使腧穴配伍产生协同增效作用，从而达到临床治疗的目的。

19. 论腧穴配伍与针灸处方

现代医家对腧穴配伍和针灸处方的看法不尽相同，临床中二者混淆不清。明确其概念、内涵及关系，对规范针灸治疗方案和推进针灸标准化进程具有重要意义。通过对相关文献的整理和归纳，分析现存各家观点的异同之处，分别对二者的概念、内涵及其关系进行总结，认为腧穴配伍是基于中医理论，在针灸选穴原则的指导下，结合临床和腧穴主治特性，选取两个以上作用相同的腧穴进行配伍，发挥腧穴的协同增效作用，以达到特定治疗效果，提高临床疗效的一种方法；针灸处方是针对患者病证情况，在辨病辨证基础上，提出的具体治疗方案，其主要涵盖穴位组成和治疗方法两大部分；腧穴配伍是针灸处方的基本要素，针灸处方是腧穴配伍的具体应用。提及针灸处方，多以"处方配穴"的字样进行论述，误导人们处方即是腧穴配伍，两者同为一意。实则不然，王富春教授研究腧穴配伍理论多年，对两者关系的认识有独到见解，认为针灸处方不能等同于腧穴配伍，二者有很大的差异性。

（1）腧穴配伍的概念及内涵

腧穴配伍的概念：腧穴配伍是基于中医理论，在针灸选穴原则的指导下，结合临床和腧穴主治特性，选择两个以上作用相同的腧穴进行配伍，发挥腧穴的协同增效作用，以达到特定治疗效果、提高临床疗效的一种方法。

腧穴配伍的内涵：常见的腧穴配伍方法可分为按部位配伍、按经脉配伍及特定穴配伍。按部位配伍包括以腰部为界的上下配伍；在人体的腹面及背面取穴的前后配伍；根据经络有左右对称或左右交叉的特点，取双侧或对侧腧穴的左右配伍。按经脉配伍包括选择本经脉上的腧穴配伍治疗该脏腑病或经脉病的本经配伍；选择相为表里的经脉上的腧穴配合本经腧穴的表里经配伍；根据"同气相求"的理论，选用手足同名经的腧穴配合使用的同名经配伍；在相交会的经脉上选取腧穴的交会经配伍，以及根据脏腑、经络的五行属性，按照"虚则补其母，实则泻其子"的原则，选取五输穴的子母经腧穴配伍。特定穴配伍包括俞募配穴法、原络配穴法、俞原配穴法、合募配穴法、八脉交会配穴法、郄会配穴法等配穴方法，因其与上述配伍方法相比往往所选腧穴相同，只是配伍思想、形式有别，故与上述方法之间有诸多交叉之处。此外，还有子午流注、灵龟八法、飞腾八法等配伍法，是将特定穴与经气流动的时间规律相结合的配穴方法。腧穴的配伍是历代医家临床经验的结晶，历代医家在临床治疗时都非常重视腧穴的配伍与应用，始自《内经》时期，指导腧穴配伍的理论主要为阴阳学说、五行学说、经络学说、脏腑辨证和病机理论。长期的临床实践证明，绝大多数情况下配穴的应用效果优于单穴。随着临床实践经验的积累，以及针灸理论的不断丰富，腧穴配伍理论也在丰富与细化，同时也在不断运用到临床，经受医疗实践的检验。腧穴配伍的理论发展，更多来自对后世医家著作中腧穴配伍规律的总结，涌现出了诸如"俞原配穴治疗脏病""合募配穴治疗腑病""郄会配穴治疗急症""接经配穴法"等腧穴配伍的理念与方法。如镇静安神针法，即天、地、人三才配穴治疗失眠，取四神聪、神门、三阴交配伍使用，对原发性失眠疗效确切。

（2）针灸处方的概念及内涵

对于针灸处方的概念，各医家说法不一，尤其是在内容方面差别很大。当代名医魏稼指出针灸处方即针灸临床治疗的实施方案，包括腧穴、疗法、操作、时间四大要素。邱茂良认为临床上配穴处方应根据中医基本理论，在辨证论治指导下，结合腧穴的功能、特性，严密组织，进行配穴处方，做到有方有法，灵活多变。针灸处方的概念：针灸处方是针对患者病证情况，在辨病辨证基础上，提出的具体治疗方案，主要涵盖穴位组成和治疗方法两大部分。针灸处方的内涵：针灸处方中穴位和治疗方法的选取，是根据患者的病证情况，如主要症状、发病原因、发病机制、病情缓急等。根据主症选主穴，根据辨证、兼症选配穴，由此选取相应腧穴，构成主穴和配穴的针灸处方。如面瘫的治疗，根据其口眼㖞斜的主症特点，选取颊车、地仓等局部配伍为主穴；根据辨证风寒、风热配风池，气血不足配足三里；根据其兼症味觉减退配足三里，听觉过敏配阳陵泉，蹙额皱眉困难配攒竹，鼻唇沟变浅配迎香，人中沟歪斜配水沟，流泪配太冲。针灸处方中治疗方法主要包括所选疗法、操作手法、治疗时间等内容。针灸治疗方法种类繁多，主要有毫针刺法、艾灸、火针、拔罐、刺络放血、皮肤针、耳针、穴位注射、穴位贴敷等，临床可根据不同病证选取适宜的治疗方法。操作手法主要指补泻方法，如补法、泻法或平补平泻，应根据所要达到的治疗目的选取。相同的穴位采用不同的操作手法可产生不同的治疗作用，如"补合谷、泻复溜能发汗"，反之"泻合谷、补复溜则能止汗"。治疗时间主要指每次治疗的时间、疗程天数、治疗间隔等内容，此部分内容关系到针灸疗法的刺激量，不可忽视。完整的针灸处方应有明确的穴位组成和治疗方法，二者缺一不可。

（3）腧穴配伍与针灸处方的关系

腧穴配伍是针灸处方的基本要素：腧穴配伍与针灸处方中的穴位组成关系密切，是构成针灸处方的基本要素，有时腧穴配伍就是针灸处方中的穴位部分，这一现象在古代文献中尤为明显，是古人取穴精炼的表现，这也是造成现代人混淆腧穴配伍与针灸处方的原因所在。在内容上，两者都是以腧穴为基本单元所构成，但是腧穴配伍的组成结构较为单一，而针灸处方中的穴位组成所包含的内容更加丰富，临床治病应以"根据主症取主穴，根据辨证、兼症取配穴"的原则选取相应腧穴。临证配穴一定要避免医者从简的思想。单纯的腧穴配伍多为针对某一症状的穴位选取，而针灸处方中穴位的选取不仅包括针对某一症状的配伍，还应该包括针对整个疾病病因和兼症的辨证选穴。相对于腧穴配伍，针灸处方的内容更加广泛和复杂，腧穴配伍应从处方整体出发。

针灸处方是腧穴配伍的具体应用：腧穴配伍是根据病证选取有效的穴位，是针灸处方中穴位组成的重要元素，其最终目的是为针灸治疗疾病提供方案，这也正是针灸处方的目的所在。腧穴配伍在临床的应用，必须依赖于针灸处方的其他要素，脱离具体治疗方法的腧穴配伍无法达到其治疗疾病的目的，即针灸处方是腧穴配伍的具体应用方案。如补合谷、泻三阴交可活血祛瘀通经，泻合谷、补三阴交可调气养血固经，说明了治疗方法的重要性。腧穴配伍只有存在于完整的针灸处方中才能具体地应用到临床。

综上所述，腧穴配伍与针灸处方概念不同，内涵不同，但二者关系紧密。明确腧穴配伍和针灸处方的概念、内涵及关系有利于规范针灸治疗方案和推进针灸标准化进程，使中医针灸得到更好的传承与发扬，对针灸学的发展意义深远。

20. 论腧穴配伍选穴规律概况

腧穴配伍是基于中医理论，在针灸选穴原则的指导下，结合临床和腧穴主治特性，选择 2 个以上作用相同的腧穴进行配伍，发挥腧穴的协同增效作用，以达到特定治疗效果，提高临床疗效的一种方法。腧穴配伍既可以由针对同一症状、具有相同主治作用的同功穴组成，也可以由针对同一疾病、具有不同作用效应的主穴和配穴组成。虽然两者所针对的对象有所差异，同时范围也有所区别，但本质上均为腧穴与腧穴的组合，其目的均为协同增效。各种针灸推拿治疗技术都是在腧穴配伍基础上实施的，腧穴配伍是针灸推拿取得良好临床疗效的重要基础，能够合理选取最佳腧穴进行配伍一直是针灸推拿临床医家关注的重要问题。

古代医家医著腧穴配伍选穴的思路研究概况：东汉以前的腧穴配伍一直是针灸处方的重点内容，长沙马王堆汉墓出土的《足臂十一脉灸经》《阴阳十一脉灸经》是我国现存最早的针灸医书，其中记载了砭灸方法的使用，但无腧穴配伍的相关记载。《史记·扁鹊仓公列传》所载扁鹊及淳于意的针灸医案共 6 首，对于针灸治疗时虽有取穴部位，但没有具体腧穴名称。淳于意治齐中大夫龋齿病"灸其左右大阳明经"，一方面说明东汉以前经络学说已基本形成；另一方面也说明针灸学的腧穴配伍理论尚停留在"以痛为腧"和经脉的雏形阶段，而真正意义上的腧穴配伍的概念尚未形成。《内经》一书中就记载了 240 余首针灸配穴处方，包括腧穴配伍选穴的基本原则和具体方法，标志着针灸处方的开端，虽然没有明确提出针灸处方的概念，但其择穴配伍组方都体现出了对针灸处方的指导思想。其主要特点是以经络学说为理论依据，处方中的取穴原则以循经取穴为主，其次是"以痛为腧"，体现出少而精、以经代穴、重视特定穴、顺应四时等特点；从处方的特点来看，以单穴处方为主体，尚无一定的配穴规律，只是提出若干腧穴配伍理论和原则，但提出了相关的配穴方法；重视取穴顺序及相关施术方法。取穴特点包括循经取穴，即选取病变部位所在的经脉腧穴，主要针对病机比较单纯，病位仅限于单一经脉或脏腑的病变，又可分为取本经局部和远道穴；取相关经脉穴，包括表里经、同名经等。以痛为腧取穴，即病在何处直接在局部取穴，多治疗局部单纯性疾病，如痹证、局部皮肤病变等，发病部位多在肢体部。特定穴取穴，涉及的特定穴多数为五输穴、背俞穴和募穴，这对于现代针灸临床取穴仍有重要的意义。《内经》中的腧穴配伍思路蕴涵着阴阳学说、脏腑经络辨证及君臣佐使的指导思想，构成了中医学理论体系的基本框架，可指导辨证与治疗。《素问·阴阳应象大论》《素问·阴阳离合论》《素问·阴阳别论》等均系统论述了阴阳学说的理论，并与疾病诊疗密切结合，将脏腑、经络、腧穴、病证、治疗方法等内容用阴阳学说的理论详细解释，体现在针灸处方中是"从阴引阳""从阳引阴"等调整阴阳的方法来进行处方配穴。"标本""根结""气街"是《内经》处方的创新性理论，根结理论始见于《灵枢·根结》，指十二经脉的脉气起始和归结的部位，"标本""根结"理论不仅说明了人体四肢与头身的密切联系，而且强调四肢为经气的根与本。针刺这些部位的腧穴，易于激发经气、调节脏腑经络的功能，所以，四肢肘、膝关节以下的腧穴主治病证的范围较远较广，不仅能治局部病，而且能治远离腧穴部位的脏腑、头面、五官病等，这是《内经》中配穴的主要原则之一。

　　《内经》中的腧穴配伍方法，主要包括以下几个方面：一是本经配穴法，如《灵枢·五乱》曰："气在于心者，取之手少阴，心主之输。"二是远近配穴法，见于《灵枢·五乱》曰："气在于头者，取之天柱、大杼，不知，取足太阳荥、输。"《灵枢·厥病》载："厥头痛，项先痛，腰脊为应，先取天柱，后取足太阳。"这是太阳之气上逆于头，而为厥头痛。太阳之脉，从头项而下循于腰脊，太阳之厥头痛，项先痛而腰脊为应。此逆在气而应于经也，所以先取项上之天柱以泻其逆，后取足太阳以整体调理。三是表里经配穴法，《灵枢·五乱》曰："气在于肠胃者，取之足太阴、阳明，不下者，取之三里。"四是前后配穴法，《素问·水热穴论》曰："大杼、膺俞、缺盆、背俞，此八者，以泻胸中之热也。"《难经》在《内经》的基础上对于针灸处方有了进一步的发展，主要体现在选穴上进一步重视特定穴的应用，如《难经·六十六难》则进一步指明，"五脏六腑之有病者，皆取其原也"。《难经》中也出现了不少配穴方法。三焦配穴法，即是在脏腑辨证、经络辨证的基础上确定三焦何部病候，选定主穴，再根据随证配穴组方；八会穴配穴法，八会穴分别具有主治腑、脏、筋、骨、髓、血、脉、气八类病的作用，治疗八类疾病时可以作为主穴用，还用于治疗某些热性疾病；俞募配穴法，用以治疗脏腑疾病时取相应的俞募穴前后配穴进行针刺，也是临床常用的针灸配穴方法之一。

《伤寒论》创立了六经辨证体系，其中以方药治疗为主，而针灸处方数量及用穴相对较少，主要体现了医圣辨证取穴、按经配穴、局部配穴及辨证配穴的特点，仲景取各穴相配起到各个腧穴疏通相关经脉、调和气血的作用，与方药一同使用，针对证型起到协同增效的作用，而其根据均是各个腧穴不同的主治作用，这也为后世腧穴配伍的理论提供了示范作用。

晋、隋、唐的针灸处方：晋代皇甫谧《针灸甲乙经》是对两汉以来针灸学文献的历史性总结，也是针灸学历史上第二次大的理论总结，其中有大量的单穴处方，如"喉痹、天鼎主之"等，还包括有配穴组方思想的复方。主要的配穴特点包括：①大量选取特定穴配伍组方。特定穴的选用是在辨别病证所属脏腑和经脉的基础上确定的，或选本经穴位，或选表里经穴位，或选没有直接关系的两条或两条以上经脉穴位配伍使用，但总原则都是与病变脏腑或经脉相关。②运用前后配穴法、上下配穴法、远近配穴法等。③提出了多个经典固定腧穴配伍组合，用于治疗多种疾病。④部分配伍具有经脉相配，以及经脉与腧穴配伍的特点，既保留了《内经》中只言经脉相配，没有具体腧穴的情况，还进一步发展成一种特殊的配伍形式，即穴位与经脉配伍应用。晋代王叔和所著《脉经》中，配穴一般不超过3个，其配伍特点有以经定穴，以脉论证，先脉后证，以脉证选定配伍的腧穴组成，"左手关前寸口阳实者，小肠实也。苦心下急痹，小肠有热，小便赤黄。刺手太阳经，治阳；太阳在手小指外侧本节陷中"。此外还包括"近道法"与"远道法"两种针灸处方配穴原则。所谓"近道法"是"孔穴去病有近远也，头病即灸头穴……此为近道法也"；所谓"远道法"是"头病皆灸手臂穴，心腹病皆灸足胫穴，左病乃灸右，右病皆灸左，非其处病而灸其穴，故言无病不可灸也……不横为远道穴矣，苟犯其禁耳"。此二法是对《内经》中"以痛为腧"的辨病与"循经取穴"的辨经原则的综合应用。

宋、金、元的腧穴配伍：金代何若愚所著《流注指微论》《流注指微针赋》阐述了经络气血流注和脉气开阖等理论。其后，阎明广撰写的《子午流注针经》为现存最早的子午流注针法专著，它揭示了按时取穴的原则、规律及具体方法，为按时取穴在针灸临床上的运用奠定了基础。窦汉卿在《针经指南·标幽赋》曰："八脉始终连八会，本是纪纲；十二经络十二原，是为枢要。一日取六十六穴之法，方见幽微；一时取十二经之原，始知要妙。"明确地指出了按时取原穴的方法。后来元代的王国瑞以窦汉卿的流注八穴和九宫八卦相配，结合日时干支，创立了奇经纳卦配穴法。元代杜思敬所著《针经摘英集》中确立了腧穴的主次、先后关系，为针灸治疗的理、法、方、穴体系增添了新的内容，是后世针灸处方用穴"君臣佐使"理论产生的雏形。

透穴刺法，是腧穴配伍的一种特殊形式，相传由元代初期著名针灸大师窦汉卿所创，最早记载则见于元代中期针灸世家王国瑞所著的《扁鹊神应针灸玉龙经》中，其在《玉龙歌》中云："偏正头风痛难医，丝竹金针亦可施，沿皮向后透率谷，一针两穴世间稀"，当时尚无"透穴刺法"之名称，只是称为"一针两穴"。透穴刺法虽然出现在元代初期，但却由明代名医吴昆、杨继洲等进一步发扬光大，他们分别在《针方六集》《针灸大成》中对透穴刺法进行了论述。至明代末期万历年间，《循经考穴编》一书问世，书中增补了 13 个"一针两穴"法和 113 个穴位的横斜刺法，从而完善了透穴刺法的理论。

明清的腧穴配伍：明清时期的处方配穴理论由于历代医家不断总结得到了飞速发展，配穴方法大量出现，仅以《针灸大成·百症赋》为例，就记载了 10 种以上的配穴方法。如局部取穴法的"悬颅、颔厌之中，偏头痛止"；邻近取穴法的"泪出刺头维、临泣之处"；局部与邻近取穴配合法的"面肿虚浮，须仗水沟、前顶"；远近配穴法（局部取穴与循经取穴配合法）的"观其雀目肝气，睛明、行间而细推"；上下配穴法的"强间、丰隆之际，头痛难禁"；前后配穴法的"胸闷更加噎塞，中府、意舍所行"；表里配穴法的"阴郄、后溪，治盗汗之多出"；手足同名经配穴法的"耳聋气闭，全凭听会、翳风"；络穴配穴法的"目眩兮，支正、飞扬"等。其他的如远道配穴法、十二原穴夫妇相合法、担截配穴法、八脉交会穴配穴法、对应配穴法、十二井穴交经配穴法、主客原络配穴法等均有详细记载。明代医家选穴配穴的重要特点是在辨证论治的基础上，注重腧穴配伍的君臣佐使，一般来说，君穴与臣穴构成了处方的主穴，而佐穴与使穴也就是处方中的随症加减穴或配穴。如杨继洲在《针灸大成》中记载治疗面瘫的腧穴配伍中，足阳明经穴颊车、水沟、地仓，以及手少阳经穴丝竹空为君穴，即近部取穴，手阳明经穴合谷、二间为臣穴，即循经远端取穴，上同为主穴；配穴则以手太阴经穴太渊为佐使激发脉气，共达疏风散寒、通经活络、理气行血之效。又如李学川在《针灸逢源》中记载治疗头晕的处方，君穴百会为督脉穴，位居巅顶，平肝潜阳止头晕，再取肝之俞穴为臣，以加强百会平肝潜阳之效，足厥阴肝经之井穴大敦为佐使，以清泻肝经之火，共奏平肝潜阳、平眩止晕之功。这是类比中药方剂对腧穴配伍的理论进行进一步的发展。对古代医籍中的针灸选穴特点进行分析，主要选穴的思路包括以下几点：①以阴阳为总纲，强调腧穴阴阳属性的平衡。②强调整体观念，多是近部取穴与远部取穴相结合。③强调对症选穴，结合辨证配伍腧穴。④多根据腧穴的经络属性和特定穴属性选穴。⑤依据病情的性质，综合考虑取穴的时间和时机等因素选穴。

近现代医家腧穴配伍选穴思路研究概况：近现代医家对腧穴配伍的选穴思路均是在古代经典理论的基础上，结合自身的临床实践研究而进一步阐发的。各家对腧穴配伍中选穴原则可以得出以下几个关键点：①要遵循经典的中医基础理论，特别是经络学说来进行腧穴配伍选穴。②要根据疾病的具体情况来进行选穴，包括病因、病机、病位等。③要注重疾病的证型情况，确定治则治法，从而确定选穴方案。④要结合患者的体质、病性、时令等其他情况综合考虑腧穴的选取。⑤要注重腧穴的功能主治特点，并将其作为选穴的重要依据。

基于"三维＋时态"的腧穴配伍选穴思路：①病因病机在腧穴配伍选穴中的作用：病因就是致病因素，病机是对疾病发生、发展和变化机制的关键性概括。即致病因素作用于人体，破坏了人体阴阳平衡以后，所出现的症状体征的改变。病机就是从复杂的临证变化中，提炼出关键性的纲领，作为审证求因的依据。病因病机是决定疾病从发生到产生症状的重要因素，也是制定治则治法的重要依据，腧穴配伍选穴应从病因病机入手，着眼于疾病发生的关键"点"，确定治疗原则和治疗思路，也是选穴的出发"点"。②病位在腧穴配伍选穴中的作用：病位即疾病发生的部位，在针灸临床中多是采用经络辨证和脏腑辨证的方式，即分析疾病发生具体涉及的经络和脏腑。腧穴配伍选穴，脏腑病要辨清发病的相关脏腑，经络病则要分析病变所在的经络。选穴思路中的循经选穴，针对病变相关的经络"线"；而以痛为腧，则是针对疾病发生的部位，即发病相关的"面"来进行选穴。③病性在腧穴配伍选穴中的作用：病性一般指疾病寒热、虚实等性质，包括疾病发生时的各种性质，如证候，即疾病发生所在时态中各种症状的总和，体现为主症和兼症，主症是疾病的主要方面，也是患者最突出的症状，兼症是伴随主症出现的其他症状，与主症一同构成分析证型的主要依据。辨证论治是中医临床的重要特点，也是腧穴配伍的主要原则，更是中医治疗思路的具体体现。病性还包括患者体质、时令季节等疾病的其他情况。腧穴配伍选穴，应该综合考虑疾病症状的时态特征，这是针灸临床辨证论治的重要体现。

　　"三维＋时态"的腧穴配伍选穴思路的具体应用："三维＋时态"的腧穴配伍选穴思路是对腧穴配伍选穴规律的总结，其依据是经络理论、配穴原则及现代机制研究的成果。以胃轻瘫为例，该疾病的特征可以概括为以下几方面。①"点"：胃动力不足是胃轻瘫发病的基本病因，胃动力不足导致胃排空延迟，出现胃胀、胃痛等症状，这是病机关键。②"线"：胃轻瘫发病病位所在经脉为足阳明胃经。③"面"：胃轻瘫发病病位所在部位是胃，即局部胃腑。"时态"为胃轻瘫的性质，一般胃轻瘫中医辨证为胃气虚证，应该以益气降浊为治疗原则，时态即为胃气虚。根据以上情况，结合前期工作成果，从古今文献中筛选出治疗胃轻瘫的穴位，结合腧穴的基本性质和功能主治特点，按频次有以下脘穴可以供选穴应用。①足三里：经脉属性为足阳明胃经，定位在犊鼻下三寸，胫骨外侧约一横指处；主治胃的相关疾病；特定穴属性为足阳明胃经的合穴，又为胃的下合穴；根据文献和现代机制研究，可以有补益脾胃之气血、双向良性调节胃运动的作用，为消化系统疾病的常用要穴，可治疗胃痛，呕吐，急慢性胃肠炎，胃、十二指肠溃疡，消化不良，胃痉挛等病证。②中脘：经脉属性为任脉，定位在前正中线脐上4寸，胃腑局部；特定穴属性为腑会；根据文献和现代机制研究，中脘有消食化积、和胃止痛，以及抑制胃腑局部疼痛、调节局部的功能，可治疗胃痛、呕吐、吞酸、腹胀、食不化、反胃、肠鸣、泄泻等病证。③内关：经脉属性为手厥阴心包经，定位在腕掌横纹上2寸；特定穴属性为手厥阴心包络穴，又为八脉交会穴，通于阴维脉；根据文献和现代机制研究，内关有补益脾胃之气血的作用，可治疗胃痛、呕吐、呃逆、胸闷、胁痛等病证。④三阴交：经脉属性为足太阴脾经，定位在内踝尖上3寸，胫骨内后缘；为肝、脾、肾三条经脉的交会穴；根据文献和现代机制研究，三阴交有调节内分泌的作用，可治疗肠鸣腹胀、泄泻、便秘等病证。⑤天枢：经脉属性为足阳明胃经，定位在前正中线旁开2寸，横平脐中；特定穴属性为大肠募穴；根据文献和现代机制研究，天枢具有多系统双向调节作用，尤以调整胃肠功能作用最为显著，可治疗腹胀肠鸣、便秘、泄泻、痢疾等病证。

　　综上所述，根据古今配伍思路的归纳和总结，王富春教授提出基于"三维＋时态"的腧穴配伍选穴思路，可以分为以下3个步骤：①临床以症状为切入点，基于文献研究确定针对症状的同功穴；②针对具体情况，分析病因病机、病位、病性，在同功穴中筛选尽可能满足"点""线""面"要求的高频腧穴作为主穴；③结合时态，即根据患者就诊时的辨证，除主症之外的兼症选取配穴，以及加减穴位，共同组成针灸处方的腧穴部分，并在此基础上施行相应的针灸推拿手法。

21. 论腧穴配伍增效机制

腧穴配伍是将2个或2个以上的腧穴配合应用，以达到加强腧穴之间的协同作用、相辅相成、提高疗效的目的。然而，在临床过程中，并非所有处方的配伍都能够增强疗效，甚至有些处方的配伍无效或者产生了拮抗作用。这一现象逐渐引起了临床工作者和学者的重视，对于其产生的原因和影响因素，诸多医家提出了不同的观点。因此，如何合理配伍腧穴，使之产生增效作用，以指导临床实践、提高临床疗效显得尤为重要。在处方配穴过程中，刺激量、刺激强度、刺激时间、刺激方式、补泻方法、腧穴特异性、体质差异均是影响腧穴配伍的重要因素。

（1）刺激量

刺激量是刺激时间和刺激强度的乘积。刺激量有强弱之分，按强度大小可分为强刺激、中等刺激和弱刺激。当刺激量发生改变或刺激量与所治病证不能相适应时，腧穴配伍则应相应调整，以保证确切的疗效。而刺激量则会因刺激强度、刺激时间、刺激方式等因素的改变而发生变化。

（2）刺激强度

刺激强度是影响刺激量的直接因素之一，有强弱之别，其产生的针灸效应则迥然不同，直接对疾病的疗效产生影响。不同的疾病、不同的患者需要不同的刺激强度。例如，在周围性面瘫的早期治疗中，刺激强度不宜过大，否则会导致后遗症的发生。在美国，针灸临床的患者多数为有明显自愈倾向的软组织轻伤，患者有轻中度痛，罕见有难治之大病，患者多怕针怕痛，医者多选最细的短针，浅刺、假针刺十分常见。在此种情况下，刺激强度宜轻，且需要合理的腧穴配伍，既要减少患者的恐惧又需要保证有效治疗。精当的腧穴配伍不仅是取得满意疗效的前提，同时能弥补针刺强度的不足，减少针刺强度所带来的弊端。

（3）刺激时间

刺激时间是针灸治疗疾病的重要环节，留不留针、留针长短、行针间隔、行针时长等则需因病、因证、因人而定。一般急症、轻症多留针时间较短或不留针；一般病证留针时间多为20～30分钟，且每隔5～10分钟行针1次；重症、病程较长者留针时间可延长至1小时甚至更长。并且，刺激时间还与年龄、体质、病性等诸多因素有关。但留针时间并非越长越好，能够维持有效刺激量的时间才是最佳留针时间。对于不同的刺激时间，选择不同的腧穴配伍是获取良效的关键。不留针或留针时间短的急症、轻症，应本着操作简单方便、见效快、穴位少的原则，以求速效；留针时间长者，则应标本兼顾，全面考虑，注重气血、阴阳、脏腑功能的调节，选穴可多但宜精当，不求速成，以求长效。此外，不同腧穴产生最佳效应的刺激时间亦有差别。相关研究发现，头枕部腧穴留针1小时更有利于脑瘫患儿运动功能的恢复；针刺合谷、三阴交促进分娩的最佳时间组合是先针合谷20分钟，再针三阴交5分钟；风池穴或头部晕听区在治疗椎－基底动脉供血不足时用捻转手法持续1～4分钟常有明显的治疗作用。这些研究对腧穴配伍具有重要的参考价值。

（4）刺激方式

刺激方式包括所采用的施术器具和补泻手法，这往往是结合患者的病证来辨证采用的措施。施术器具粗大，刺激量就大，产生的针刺效果也明显，反之则刺激量越小，刺激效果越不明显。如急性病、热证就可以采用三棱针刺血、皮肤针叩刺等方式来迅速清热、活血、化瘀，慢性病就可以采用埋针、穴位注射、穴位埋线等长效刺激方式来达到长久的刺激效应，而寒症采用灸法则比针刺更能达到温热的疗效。这些都是腧穴配伍时应该考虑的因素。

（5）补泻方法

除了刺激强度和刺激时间，补泻方法也是影响刺激量的重要因素。凡是疾病都有虚实之分、表里之别、寒热之异，而且腧穴具有双向调节作用，补泻方法的选择将决定疾病治疗的方向，影响针灸的疗效。补泻方法种类繁多，临床常用的有提插补泻、捻转补泻、平补平泻、迎随补泻及烧山火、透天凉等；还有白虎摇头、青龙摆尾、苍龟探穴、赤凤迎源等著名古代针法，目前临床应用较少。不同针法的刺激强度不同，补泻程度具有差异，临床应根据病证的具体情况选择恰当的补泻方法。不同补泻方法对腧穴所处部位具有一定选择性，一般来说，选择烧山火、透天凉等操作幅度大、刺激量强的强补强泻针法时，应在穴位较深、肌肉层较厚部位的腧穴进行；应用提插补泻针法时则不应选择头面部、靠近脏腑器官及四肢远端的腧穴。

（6）腧穴特异性

腧穴特异性也是腧穴的固有生物学特性，包括腧穴的所在位置、与周围组织的关系、腧穴的特定功能等。腧穴的配伍体现了按部位配穴、按经脉配穴、特定穴配伍几大方面，这也是腧穴部位特异性、循经特异性和功能特异性的体现。腧穴的部位特异性，与腧穴的治疗作用密切相关。一个针灸处方中，通常包括局部取穴、远端取穴和特殊取穴三部分，取的是腧穴的近治作用、远治作用和特殊作用。腧穴因其所处部位、所属经脉和所具有的特异性的不同，决定其在处方中发挥着不同的作用，也是其影响腧穴配伍的关键所在。腧穴具有近治作用，是指腧穴具有治疗其所在部位及邻近组织、器官病证的作用，即"腧穴所在，主治所在"。局部取穴是针灸处方的重要组成部分，通过刺激病变局部的腧穴，加强局部气血循环，增强局部新陈代谢，以达到治疗目的。研究证实腧穴区皮肤与皮下的激光多普勒血流信号较其周围组织更为明显，提示腧穴区微血管床的血供更为丰富。腧穴的远治作用是指腧穴具有治疗其远隔部位的脏腑、组织器官病证的作用。尤其是十二经脉中位于四肢肘膝关节以下的经穴，远治作用尤为突出。腧穴的远治作用与其所属经脉的循行部位有关，即我们通常所说的"经脉所过，主治所及"。《针灸甲乙经》载："齿龋痛，合谷主之。"合谷穴能治疗牙痛就是因为手阳明大肠经经脉循行"入下齿中"。研究发现三阴交穴对产妇第一产程活跃期的分娩疼痛和女性原发性痛经具有良好的镇痛作用。三阴交穴为足太阴脾经腧穴，其经循行经过腹部，具有治疗妇科病的作用。上述研究进一步证实了腧穴具有远治作用。腧穴的循经特异性是指经穴效应依据经穴所属经脉的不同而各异。同一条经脉的腧穴具有主治本经、本脏或本腑病证的共同作用，即"经脉所过，主治所及"。古今临床实践表明，经穴效应的循经性对指导临床治疗有着重要的意义。腧穴的功能特异性是指部分腧穴具有双向的良性调节作用和相对的特异治疗作用，这些特殊作用通常超出其所在部位和所属经脉的主治范围，而对其他脏腑、经络甚至全身都具有治疗作用。如大椎穴点刺放血可以退热，至阴穴可治胎位不正，阑尾穴对阑尾炎有奇效，内关穴是治疗恶心呕吐的要穴。在腧穴配伍中恰当合理地应用腧穴的特殊作用，往往会收到立竿见影的奇效。

（7）体质差异

体质差异是个体生命过程中，在先天遗传和后天获得的基础上表现出的形态结构、生理功能和心理状态方面综合的、相对稳定的特质。体质理论是中医基础理论的重要组成部分，是中医辨证论治的重要依据，是影响腧穴配伍及其效应的重要因素。体质差异影响腧穴配伍主要体现在：①不同的体质对针灸刺激的适应性与反应性不同。体质是一个人气血、阴阳水平，脏腑功能状况的综合体现，不同体质的人，其机体、脏腑、经络和腧穴对针灸刺激的应激反应不同，产生的治疗效应就存在差异，进而影响疗效。②体质是腧穴配伍的重要参考依据。不同体质的人患病后，即使是病、证相同，所表现出的症状、体征及程度等也不尽相同，直接影响腧穴的配伍选择。③体质对疾病的治疗方向具有指导意义，治疗疾病的过程也是调节患者体质的过程。中医证型常常变化，而体质相对稳定，贯穿病程始终，运用中医体质学说指导针灸治疗具有十分重要的意义。体质又有常态与病态之分，不同的生理、病理状态也将影响腧穴的配伍效应。

22. 论腧穴敏化

腧穴在机体的不同状态下能够表现出不同的反应性。在生理状态下，腧穴的反应性较低，呈现一种相对静息的状态，即为"常态"腧穴；在病理状态下，腧穴是疾病的反应点和治疗的刺激点，其对外界刺激的敏感性会增强，此时腧穴的反应性较高，呈现一种相对敏感的状态，即为"敏态"腧穴。敏态腧穴所具有的这种高反应性即为腧穴的敏化性，是腧穴的一种生物学特性。此外，敏态腧穴的位置并非固定不变的，有时也会发生一定程度的迁移，这种位置的迁移亦是腧穴敏化性的表现之一。可从以下几个方面探析腧穴的这种生物学特性，即敏化性。

（1）腧穴敏化的表现形式

腧穴敏化的表现形式主要有形态改变和功能改变。形态改变主要表现为穴位局部发生颜色变化、形状变化、丘疹及血管变化等，或穴位局部皮肤凹陷、隆起，或在穴位皮下出现硬结、条索状反应物等。功能改变一般包括腧穴的痛敏化、热敏化、电敏化和光敏化等。

痛敏化：孙思邈《备急千金要方》云："有阿是之法，言人有病痛，即令捏其上，若里当其处，不问孔穴，即得便成痛处，即云阿是，灸刺皆验，故曰阿是穴也。"《内经》中也反复提到"以痛为腧"的概念。也就是说，当人体脏腑或局部发生病变时，相应部位的腧穴对疼痛的敏感性增强，用一定的力量按压腧穴就会产生疼痛，腧穴这种对疼痛的敏感反应即为腧穴的痛敏化，而这类痛敏化腧穴即是我们常说的"阿是穴"及"压痛点"。轴突反射理论是痛觉过敏的重要机制之一，内脏病变通过轴突反射影响体表，导致体表神经源性炎性反应，局部致痛物质增高，血管扩张，渗出增加，从而出现痛觉敏化。中医临床常对痛敏化腧穴给予一定刺激以治疗疾病，其疗效显著。

热敏化：人体在疾病状态下，相关腧穴对艾热异常敏感，产生非局部或非表面的热感甚至非热感，这种现象为腧穴热敏化现象，这些已热敏化的腧穴称为热敏化腧穴。换言之，只有与病变局部或脏腑相关的腧穴才会发生热敏化现象，且这类腧穴能够在艾热的刺激下发生感传，而其他非相关腧穴只会在局部皮肤表面产生一般的温热感。

电敏化：腧穴电敏化主要表现为人体脏腑发生病变时，相关穴位皮肤电位或导电量发生增高、降低或左右失衡等变化。相反，通过穴位的这种电生理变化，我们也可判定相关脏腑或局部的病变。在病理状态下，腧穴的生物电信号会发生明显变化。

光敏化：腧穴光敏化是指当机体发生病变时，与病变脏腑或局部相关腧穴在光学仪器的照射下，其明暗程度完全不同于非相关腧穴。相关研究显示，运用体表红外光谱仪检测健康成年人和冠心病患者大陵穴、太冲穴的红外辐射光谱，结果发现冠心病患者的大陵穴在特殊波长上的红外辐射强度与正常人有显著差异。而与太冲穴比较，大陵穴红外辐射强度的变化更为明显，说明病理状态下光敏腧穴与病变脏腑具有密切联系。

（2）腧穴敏化的探测方法

触觉定位：对触压敏感是腧穴敏化的最常见反应。《灵枢·背腧》中论述："背中大腧在杼骨之端……则欲得而验之，按其处，应在中而痛解，乃其输也。"《灵枢·五邪》中也说道："以手疾按之，快然，乃刺之。"可见《内经》选穴强调以按压的方法寻找敏感状态的部位，同时患者可产生压痛（按压疼痛）或压敏（按压痛减且感舒适）等反应，因此临床揣穴往往以此为法。如循督脉按压脊椎棘突之左右，当内脏有病变时，往往可在相应部位摸到异常变化。

探感定位：对温热敏感亦是腧穴敏化反应的常见现象。如用灸疗的方法探寻热敏腧穴，其原则一是以出现灸热感经过或直达病变部位的热敏腧穴为首选；二是以出现酸、麻、胀、痛等非灸热感的热敏腧穴为首选；三是以出现较强的热敏灸感的腧穴为首选。

此外，还可通过仪器检测的方法对敏化腧穴进行准确定位，如运用穴位伏安特性检测仪及物理光学仪器等可分别对电敏腧穴和光敏腧穴进行检测。

（3）腧穴敏化的特点

穴活即敏：穴位的敏化表现为病理状态下，穴区反映疾病和治疗疾病的功能都将大大加强，具有与生理状态完全不同的特征。在生理状态下，腧穴处于"静默相"，或称之为"静息态"；病理状态下，腧穴处于"激活相"，即敏化态。当疾病产生时，敏态腧穴得以"激活"产生敏化反应；当对这类敏化腧穴进行一定的治疗刺激后，疾病得以痊愈，而这些敏化腧穴也重归静息状态。因此可以说，腧穴的活化过程即是腧穴产生敏化反应的过程。

敏随疾变腧：穴是敏化的动态部位，并随疾病的发生而出现，随疾病的痊愈而消失。敏态腧穴是疾病在体表的反应部位，其产生与机体的疾病过程相关，且敏感程度、数量等亦常随病情变化而发生相应变化。病变较轻时，相应腧穴的敏化程度较轻，发生敏化的穴位数量较少甚至不出现；病变较重时，则相应腧穴的敏化程度较重，发生敏化反应的穴位也增多，且反应更为敏感。

(4) 腧穴敏化的意义

敏现诊明：发生敏化反应的腧穴，其分布往往与患病脏腑或局部有一定的对应关系，因此它能够提示疾病发生的性质、部位甚至提示疾病的转归或预后，因而对疾病的诊断有协助作用。临床可根据敏化腧穴所在部位及其脏腑络属关系确定病位，结合四诊及现代医学检查进行综合全面分析，从而对疾病做出诊断。

敏现效优：敏化腧穴不仅是疾病的反应点，也是针灸治疗的刺激点。中医针灸讲求"得气"，敏化态的腧穴极易激发经气的感传作用，使气至病所，从而大幅提高临床疗效。

腧穴在机体进行联络脏腑、沟通内外、反应疾病、调节气血平衡等功能活动时，具有传递物质能量和信息调控等重要作用，说明腧穴具有一定的生物学特性。敏化腧穴是动态的，它随着疾病的产生而被激活，又随着疾病的痊愈而重归静息。目前关于腧穴生物学特性的研究报道相对较少，且许多观点尚有待于进一步的证实和不断的探索。

腧穴敏化性的理论源于《内经》，基于临床需要我们不断继承和创新发展。只有准确把握腧穴的动态变化，才能在临床上发挥高效的治疗作用。我们最终的目的就是通过这些敏化腧穴帮助诊断和治疗疾病，大幅提高临床疗效，帮助患者解除病痛，并将中医事业推向一个更高的层面。随着时代的不断进步和科学技术的迅猛发展，对腧穴敏化反应及其机制的研究，也必将成为针灸领域的发展趋势和重要内容。

23. 论针灸临症选穴要诀

选穴是针灸处方的关键所在，是医者医术水平的集中体现，也是处方疗效的决定性因素，《席弘赋》云："凡欲行针须审穴。"穴位的选择与配合是否合理，直接关系着针灸的临床疗效。基于此，2017年王富春教授首次凝练出"主症选主穴，辨证选配穴，随症加减穴，善用效验穴"的临证选穴要诀。"主症选主穴"是抓住疾病的主要症状选穴；"辨证选配穴"是辨别疾病的证型选穴；"随症加减穴"是根据疾病的变化选穴；"善用效验穴"是熟练掌握腧穴作用的选穴。

（1）主症选主穴

主症选主穴，即抓住疾病的主要症状和体征，针对性选取治疗这类主症的腧穴作为针灸处方中的主穴。

主症是指病证的主要症状与体征，反映了疾病的主要矛盾，与疾病的本质有着十分密切和直接的联系，能够表达病变的主要方面。主穴是指针灸处方中起主要治疗作用的腧穴，与配穴共同构成针灸处方，主穴对于治疗疾病具有较强的靶向性，因此医者必须熟练掌握腧穴的主治范围，以求迅速明确治疗主症的腧穴。古代医家就已有抓主症选主穴的意识，如《针灸资生经》曰："凡有喘与哮者，为按肺俞，无不酸痛，皆为缪刺肺俞，令灸而愈。"《针灸大成》载："大便泄泻不止，中脘、天枢、中极。"现代针灸临床中特别注重针对主症的治疗，如胃痛选公孙、内关、中脘、足三里为主穴以和胃止痛。

（2）辨证选配穴

辨证选配穴，即在确定了主症之后，结合疾病的次要症状即兼症，分析疾病的证型，再根据证候类型及特点确定配穴，配穴用以增强主穴的治疗作用，或协助主穴治疗伴发症状。

辨证论治是中医基础理论的主要特色之一，是中医治疗疾病的灵魂，针灸选穴同样要遵循辨证的原则，其中尤以经络、脏腑辨证应用最广。运用经络、脏腑辨证，对病情进行具体分析，确定病变属于何经、何脏腑，同时辨别疾病寒、热、虚、实的性质，从而做出临床诊断，并明确治疗方法，然后根据治法，结合腧穴的主治作用，进行临床取穴配穴，再结合针灸的性能确定宜针宜灸、当补当泻的针灸处方。经络辨证是针灸治疗疾病颇具特色的辨证方法，尤其对头面、肢节、皮外科病等病位较明显、局限的疾病最为适宜。如头痛一证，阳明头痛位于前额部，取局部穴印堂配阳明经穴合谷；厥阴头痛位于头顶，取局部穴百会配厥阴经穴太冲；太阳头痛位于头项部，取局部穴风池配太阳经穴后溪等。脏腑辨证主要适合于以全身症状为主要表现的脏腑病和一些无明显局限病变部位的疑难病，在确定脏腑病位的基础上辨别证候是关键。如胃脘痛，其病位在胃，主穴选取中脘、足三里，肝气犯胃者加太冲，饮食伤胃者加梁门，脾胃气虚者加气海等。此外，还需利用八纲辨证对疾病的阴阳、表里、寒热、虚实等疾病性质进行分析研究，综合判断，才能进一步确立合理的针刺手法等。古代典籍中对辨证选配穴早有记载，如《针灸甲乙经·妇人杂病第十》中治疗痛经："女子胞中痛，月水不以时休止，天枢主之……小腹胀满痛引阴中，月水至则腰脊痛，胞中瘕，子门有寒，引髋髀，水道主之……妇人少腹坚痛，月水不通，带脉主之。"《玉龙经》载："眩晕呕吐者，针风府；头眩善呕烦满者取神庭、承光；头眩耳鸣取络却；头晕面赤不欲言，泻攒竹、三里、合谷、风池。"《针灸大成》曰："能识本经之病，又要认交经正经之理，则针之功必速矣。"临床上有许多病证，如发热、失眠、多梦等均无明显局限的病变部位，而呈现全身症状，此时就应根据病证的性质，进行辨证分析，将病证归属于某一脏腑和经脉，再按照随证取穴的原则选取适当的腧穴进行治疗。如因心肾不交导致的失眠，辨证归心、肾两经，故取心经神门、肾经太溪等腧穴。

（3）随症加减穴

随症加减穴，就是随着疾病的进一步发展或向愈，其症状会有所增加或减少，因此治疗时应该根据实际情况灵活加减穴位。一方面配合主穴、配穴巩固治疗，并对证候群进行整体的调理；

另一方面还可以对兼症进行针对性治疗。

在疾病的整个进程中，其症状和体征并非一成不变的，而是随着病情的演变有所变化，因此在治疗过程中所选取的穴位也要根据症状和体征的变化进行相应的调整。《素问·刺腰痛》详细记述了腰痛具有不同兼症时的配穴方案："腰痛上寒，不可顾，刺足阳明；上热，刺足太阴；中热而喘，刺足少阴。大便难，刺足少阴。少腹满，刺足厥阴。"现代针灸临床中，疾病在不同时期的伴随症状及体征不同，选取的穴位就不相同。如肥胖症患者，伴有月经不调可加三阴交、中极、子宫、次髎，伴有失眠可加安眠、百会、心俞、神门、三阴交等，伴有便秘可加大横、腹结、支沟等；又如气虚便秘的患者以排便困难为主症，兼见面色淡白，因临厕经常努挣而伴有心悸，针刺选穴一般主穴多取天枢、大肠俞、上巨虚、支沟以通腑助便，配穴取脾俞、气海健运脾气，再加内关以调整心悸一症，而当心悸症状随治疗逐渐减轻直至消失时，可不再加用内关。

（4）善用效验穴

善用效验穴，是指在临证选穴时，针对某些特定病证，选取具有特殊治疗作用的腧穴。效验穴既可以作为主穴应用，也可以作为配穴应用，它贯穿整个选穴方案之中，能够进一步提高临床疗效。

效验穴最早雏形应源于明代李梴《医学入门》中"治病要穴"一词，该书中"针灸"篇总结治病要穴一节，分部列举出临床对症经验要穴，各穴后均标注功能主治，对应疾病证候多与现在"经验效穴"相同。效验穴一般涵盖3个方面内容：第一，特定穴，是指十四经中具有特定名称、特殊作用的腧穴，在针灸临床应用上占有重要地位。特定穴在临床主治方面具有相对特异性，如《难经·六十八难》述："井主心下满，荥主身热，输主体重节痛，经主喘咳寒热，合主逆气而泄。"《灵枢·九针十二原》载："五脏有疾也，当取之十二原。"《素问·咳论》载："治腑者治其合。"此外，郄穴多用于治疗本经循行部位及所属脏腑的急性病证，背俞穴与募穴不但可以治疗与其相应的脏腑病证，也可以治疗与脏腑相关的五官九窍、皮肉筋骨等病证。第二，古代医家根据临床经验总结并被沿用至今的效验穴，如《拦江赋》中无汗证选合谷、复溜，《随身备急方》记载艾灸至阴穴矫正胎位不正等。很多效验穴都与古代流传至今的针灸歌赋相关，如《针灸大成·百症赋》《肘后歌》等都明确列出疾病和对应的效验穴。第三，近现代医家根据临床经验总结并被广泛应用的效验穴，一方面是原有腧穴于近现代发现可用于治疗某些病证，如条口穴治疗肩周炎效果显著；另一方面是在近现代发现并重新命名的具有特殊治疗作用的腧穴，如阑尾穴治疗阑尾炎、定喘穴治疗咳痰喘嗽、次髎穴治疗痛经、隐白穴治疗崩漏等。这些效验穴从临床经验得来，又被广泛应用于临床，并逐渐成为临床选穴的重要依据。

"主症选主穴，辨证选配穴，随症加减穴，善用效验穴"的临证选穴要诀，对针灸选穴方法进行了精辟总结，首先抓住疾病的主要矛盾选取主穴，这是最直接、最有针对性的选穴方法；其次，对疾病进行综合辨证，根据证候类型和伴随症状选取相应配穴；再次，随着疾病发展，根据其症状及体征的变化灵活加减穴位；最后，针对某些特定病证，选取具有特殊作用的腧穴。这四句口诀不仅便于记忆，更能有效指导临床选穴，同时体现了临床选穴时的一种思维模式：首抓主症，重视辨证，灵活加减，不忘经验。作为医者，当采取综合的辨证思维方法整体把握疾病，针对疾病的症状、体征、病因、病位、病机、病势等加以缜密的分析，同时结合古人及现代医学对疾病的认识，在以上理论指导下对患者进行全面的诊断，选取最适合的腧穴进行配伍，最大限度地发挥穴位的治疗作用。

24. 论经络脏腑相关理论

中医学认为经络是以十四经脉为主体的一个复杂体系，它内属于脏腑，外络于肢节，行血气，营阴阳，是人体气血运行的通路，是人体功能的联络、调节和反应系统。经络理论作为中医基本理论的核心，指导着中医各科的临床实践，贯穿中医的生理、病理、诊断和治疗等各个方面。《灵枢·经脉》指出："夫十二经脉者，人之所以生，病之所以成，人之所以治，病之所以起；学之所始，工之所止也。"这就是古人对经络在中医基本理论中地位的最好概括。

经络和藏象理论是中医理论的核心。藏象理论认为人的生命活动以五脏为中心，六腑相配于五脏，气、血、精、津、液则是脏腑功能产生的物质基础，通过经络系统把五脏六腑、四肢百骸、皮肉筋脉、七窍二阴联系成一个有机的整体。脏与脏、脏与腑、腑与腑之间，在生理上相互依存、相互制约，在病理上相互影响、相互传变。要突破中医理论，首先要突破经络理论。经络和经脉脏腑相关研究是最有希望的突破口和结合点，经络理论的阐明将会极大地推动中医学和整个医学科学的发展，促进具有中国特色的新医学的创立，为现代生命科学开拓一个新的研究领域。经络研究历经 50 年，从经络现象的观察和研究开始，进而转向经络实质的研究。相关研究在循经感传现象、经络脏腑相关和经络客观指标等方面做了大量探索，取得了一定进展，形成了一支我国独特的经络科研专业队伍，提出众多学说和假说，但还没有更进一步的突破，有关经络脏腑相关的研究也是如此。

（1）肺经与大肠经的联系

肺与大肠互为表里，手太阴肺经与手阳明大肠经互为表里经，《脉经·肺大肠部》曰："肺象金，与大肠合为腑。其经手太阴，与手阳明为表里。"手太阴肺经属肺络大肠，手阳明大肠经属大肠络肺。肺经与大肠经的表里关系，不仅由于相为表里的两条经脉的衔接而加强了彼此的联系，而且由于脏腑间相互络属，使相为表里的肺与大肠在生理功能上互相配合，在病理上也互相影响。在治疗上肺经与大肠经的俞穴可交叉使用，如肺经的穴位可以治疗大肠或大肠经的疾病。从经脉循行方面看，肺经与大肠经在双手示指端相交接，肺经"从腕后直出次指内廉，出其端"，大肠经"起于大指次指之端"，共同汇聚于示指的商阳穴，因此两者脉气相通。肺经"属肺，下络大肠"，大肠经"络肺，下膈属大肠"，手太阴肺经属肺络大肠，手阳明大肠经属大肠络肺。大肠经其经脉起于示指，沿前臂上肩，下缺盆，联络肺脏，其经别也与肺关系紧密，《灵枢·经别》曰："手阳明之正，从手循膺乳，别于肩髃，入柱骨，下走大肠，属于肺……"经脉之经气在脏腑中相聚相通。从脏腑联系方面，两者经脉均与肺和大肠关系最为密切，《灵枢·本输》云："肺合大肠，大肠者，传道之腑。"一脏一腑，一阴一阳，由经脉互相络属构成表里关系。

（2）脾经与胃经的联系

足太阴脾经和足阳明胃经表里相合，在外循行身前，在内属络脾胃，联系脏腑器官众多。通过生成输布气血、调节气机升降来调控整个机体的正常运行。早在《足臂十一脉灸经》《阴阳十一脉灸经》《五十二病方》等古代文献中，已经有简单的循行部位，有"其病""是动则病""主所生病"等初具规模的病候描述和治疗组方。足阳明胃经与足太阴脾经在脏腑关系中表里相合，在经脉循环中相接顺应，两经通过经脉分支在大趾内侧隐白连接。《灵枢·经脉》曰："胃足阳明之脉……其支者，别跗上，入大指间，出其端。""脾足太阴之脉，起于大指之端。"两经互为表里，脏腑经脉互相络属。《灵枢·经脉》有"胃足阳明之脉……属胃，络脾""脾足太阴之脉……属脾，络胃"的记载。

《灵枢·九针》曰："足阳明太阴为表里。"《素问·血气形志》有："阳明与太阴为表里，是为足阴阳也"的记载，加强了两条经脉的联系。二者还通过络脉和经别，相互交通。足阳明胃经络脉丰隆"别走太阴"，经别"散之脾"；足太阴脾经络脉公孙"别走阳明……入络肠胃"，经别"合于阳明"，进一步加强了两条经脉的联系。

（3）心经与小肠经的联系

阴经属脏络腑，阳经属腑络脏。《灵枢·经脉》言："心手少阴之脉，起于心中，出属心系，下膈，络小肠……小肠手太阳之脉……络心。"是指手少阴心经络小肠，手太阳小肠经络心，同时手太阳小肠经与手少阴心经在手小指部相衔接，二者通过经脉的相互络属而构成了表里关系。这种经脉的表里联系，除经脉一阴一阳的互相衔接、脏与腑的互相络属外，还通过经别和络脉的表里沟通而得到进一步的加强。通过经络循行，将心脏与小肠腑联系起来，将心与小肠同外周肢节、皮部等联系起来，也将心与小肠同五官九窍（舌、目系）联系起来。心与小肠在生理上相互为用。心主血脉，心阳之温煦，心血之濡养，有助于小肠的化物功能；小肠主化物，泌别清浊，吸收水谷精微和水液，其中浓厚部分经脾气传输于心，化血以养心脉。

（4）肾经与膀胱经的联系

肾与膀胱通过经脉相互络属构成表里关系，足少阴肾经属肾络膀胱，足太阳膀胱经属膀胱络肾，足少阴肾经与足太阳膀胱经互为表里两经，如《针灸甲乙经》记载："肾膀胱为合，故足少阴与太阳为表里。"《脉经》亦记载："足少阴经也，与足太阳为表里，以膀胱合为府，合于下焦。"均说明两经之间具有密切的联系。从经脉循行方面看，肾经和膀胱经在足小趾处相交接，肾经"起于小指之下"，膀胱经"出外踝之后，循京骨至小指外侧"，两经的经气共同汇聚于足小趾，因此两经脉气相通，具有互为表里的联系；从经别循行的方面看，足少阴肾经经别的循行"至腘中，与足太阳经别相合并行"，足太阳膀胱经经别的循行"属于膀胱，散之肾"，两经通过经别的联系，加强了肾经和膀胱经在体内的联系；从两经的络脉联系方面看，足少阴肾经络脉"当踝后绕跟，别走太阳"，足太阳膀胱经络脉"去踝七寸，别走少阴"，两经通过络脉起到沟通表里和渗灌气血的作用，加强了肾经和膀胱经的联系。在经脉与脏腑之间的联系方面，足少阴肾经与膀胱通过肾经经脉循行建立起直接的联系，如《灵枢·经脉》记载"肾足少阴之脉……上股内后廉，贯脊属肾，络膀胱"，《灵枢·经脉》记载"膀胱足太阳之脉……挟脊抵腰中，入循膂，络肾，属膀胱""足太阳之正……其一道下尻五寸，别入于肛，属于膀胱，散之于肾"，均说明肾经与膀胱之间、膀胱经与肾脏之间通过经脉循行及络脉的关系建立起稳定的联系。同样，膀胱经和肾脏之间也通过膀胱经的经脉循行建立起了直接的联系。

（5）心包经与三焦经的联系

心包与三焦互为表里，手厥阴心包经与手少阳三焦经互为表里经，在生理上互相联系，在病理上互相影响。从经脉循行方面看，心包经与三焦经在双手无名指端相交接，心包经"其支者，别掌中，循小指次指出其端"，三焦经"起于小指次指之端"，两经经气共同汇聚于无名指的关冲穴，因此两者脉气相通。从脏腑联系方面，两条经脉均与心包、三焦关系最为密切，手厥阴心包经"出属心包络，下膈，历络三焦"，手少阳三焦经"散络心包，下膈，遍属三焦"。手厥阴经别"别下渊腋三寸，入胸中，别属三焦，出循喉咙，出耳后，合少阳完骨之下"（《灵枢·经别》），就是说手厥阴经别，从腋下三寸处（天池）分出，进入胸腹，分别归属上、中、下三焦，上经喉咙，浅出于耳后，与手少阳经会合于完骨下方。可见，经脉与脏腑的联系进一步加强。

心包经与三焦经的络脉分别从络穴内关、外关分出，走向表里经脉，《灵枢·经脉》载："手心主之别，名曰内关，去腕两寸，出于两筋之间，循经以上，系于心包……""手少阳之别，名曰外关，去腕二寸，外绕臂，注胸中，合心主。"均表明通过两经络脉的沟通联络，两经间的联系进一步加强。

（6）肝经与胆经的联系

足厥阴肝经与足少阳胆经互为表里经，在生理上互相联系，在病理上互相影响，如《灵枢·本藏》曰："肝合胆。"《脉经·肝胆部》曰："肝象木，与胆合为腑。其经足厥阴，与足少阳为表里。"足厥阴肝经与足少阳胆经在足大趾之端相接，肝经"起于大指丛毛之际，上循足跗上廉"，胆经"别跗上，入大指之间，循大指歧骨内，出其端还贯爪甲，出三毛"，共同汇聚于足大趾的大敦穴，因此两者脉气相通。二经脉共同循行分布于胸腹、胁肋等处，在体内二经脉分别属肝络胆与属胆络肝。二经的络脉互相维系，分别从蠡沟、光明二穴分出，走向足少阳胆经及足厥阴肝经。二经别交并，共同挟咽、系目系等。肝经的经别"出于"足背部，向上至毛际，合入于足少阳胆经，加强了两条经脉的联系。从脏腑联系方面，两条经脉均与肝、胆关系最为密切，肝经"属肝，络胆，上贯膈，布胁肋"，其经脉起于足大趾，沿着大腿内侧前缘上行，至内踝八寸交出足太阴之后，沿大腿内侧进入阴毛中，绕阴部，夹胃旁，属肝，络胆。其经别也与肝经关系紧密，《灵枢·经别》曰："足厥阴之正，别跗上，上至毛际，合于少阳，与别俱行。"经脉之经气在脏腑中相聚相通。

（7）任脉与督脉的联系

《素问·骨空论》云："督脉……其少腹直上者，贯脐中央上贯心入喉，上颐环唇，上系两目之下中央。"其与任脉循行极似，往往又有人将此分支归于任脉，殊不知督、任功用各异。任脉者，阴脉之海也，总任一身之阴；督脉者，阳脉之海也，总督一身之阳。两者虽同源于胞中，然对胞宫的作用不一，一为养阴，一为益阳。二经并调，则阴平阳秘。《难经·二十八难》指出："督脉者……起于下极之俞，并于脊里，上至风府，入属于脑。"《素问·骨空论》还记载督脉的一条分支："上额交巅上，入络脑。"《甲乙经》载："……上巅，循额，至鼻柱。"从督脉的循行来看，督脉与脑关系密切。而任脉虽无古医籍记载直通于脑，但也达于头。督脉无论是营气的运行，还是内气的运行，不管是顺转，还是逆转，都要与任脉共同完成循环，故有人认为二者合则一条经，分则是两条脉。《十四经发挥》指出："任与督，一源而二歧，督则由会阴而行背，任则由会阴而行腹。夫人身之有任督，犹天地之有子午也，……可以分，可以合者也，分之以见阴阳之不离，合之以见浑沦之无间，一而二，二而一者也。"督脉循行于后背正中，背为阳，督脉与全身阳经均交会于大椎，督脉与元阳又密切关联，故曰督脉为阳脉之海，统领一身阳气，调节阳经经气。而足三阴脉、阴维脉、冲脉皆与任脉交会，故任脉为阴脉之海，有统任诸阴脉之功能。李时珍在《奇经八脉考》中说："任督二脉，人身之子午也，乃丹家阳火阴符，升降之道，坎水离火。"中医理论认为，阴阳相生，天地相成，结合临床实践，任、督二脉相互为用，共同维护大脑的功能，任、督脉在循行路线、生理功能及病理表现上与脑发生了方方面面的直接或间接的关系，成为十二正经与奇经八脉中与脑关系最为密切的经脉。脑位于颅内，由精髓汇集而成，其功能的发挥有赖于任脉的气血津液濡养，而统阳之督脉通髓达脑，又与诸多经脉交会，通过十四经经气循环，将脏腑之精气向上转输于脑，以奉元神。

关于经络研究，王富春教授始终认为从经络的功能入手更有希望。经脉是联系体表与内脏的通路，这既概括了十二经脉总的特点，又说明了十二经脉的重要功能是沟通脏腑与体表肢节的联系，是中医诊疗疾病的重要理论基础，也为临床针灸治疗疾病提供了理论依据。针刺经脉可以对内脏功能起到调整作用，这种经脉－脏腑相关的理论是世界上最早提出的躯体内脏相关学说，是最早的躯体－内脏联系理论。有学者认为经络理论的精髓和科学价值，在于其揭示的体表与体表、体表与内脏之间特定联系和上下内外联系的规律，探讨人体上下内外联系规律的科学价值及其与现代生命科学的关系。基于经络是运行气血和复杂的联络调节反应系统，以及经脉－脏腑相关的理论，经过30余年的科学探索，王富春教授提出了"经脉脏腑相关是经络理论的核心"论点，并提出从以"经"统率一经多脏的纵向研究、以"脏"统率的一脏多经的横向研究、"心与小肠""肺与大肠"经脉脏腑表里相关研究、膀胱经背俞穴与相应脏腑联系途径"膀胱经是十二经脉的核心"研究和近期提出的经脉脏腑相关与脑联系相关研究等方面进行重点研究。其中"心与小肠""肺与大肠"经脉脏腑表里理论，对针灸、中医药治疗脏腑疾病，对现代医学器官系统生理学，乃至现代医学都是重要的发展。

25. 论针灸治疗糖尿病性胃轻瘫的临床选穴配伍规律

近年来，随着人们生活方式的改变，糖尿病（diabetes mellitus，DM）成为世界上第三大非传染性疾病，发病率逐年上升。中医称为"消渴"，消渴之名，首见于《素问·奇病论》。临床以口干多饮、多食、多尿、乏力、消瘦或尿有甜味为主症。多由禀赋不足、饮食失节、情志失调和劳逸失调导致。本病以阴虚为本、燥热为标。病位在肺、胃、肾，尤其以肾为关键。而糖尿病性胃轻瘫（diabetic gastroparesis，DGP）是糖尿病众多并发症之一，是继发于糖尿病基础上以胃动力低下为特点的临床综合征，临床症状主要为胃排空延缓，可见恶心、厌食、早饱、腹胀、呕吐等。临床 DGP 发病较为常见，可导致不可预测的血糖波动，加速病情恶化，严重影响患者生活质量。目前西医治疗 DGP 多在控制血糖的基础上采用促动力药物治疗，但不良反应较大，且疗效不显著。近年来针刺治疗 DGP 取得了长足进展，针灸是治疗糖尿病性胃轻瘫的一种有效治疗手段，因其具有多靶点、非特异性等特点，具有疗效好及不良反应小等优点，正逐渐被广大患者所接受。

王富春教授总结多年临床经验，发现针刺治疗 DGP 的临床选穴配伍具有如下规律。

（1）按部配穴规律

按部配穴是结合身体的一定部位进行配穴的一种形式，以充分发挥腧穴的局部治疗作用和远端治疗作用，体现经络学说的标本根结理论。通过分析发现，针刺治疗 DGP 临床选穴在按部配穴里主要体现在上下配穴、三部配穴、局部配穴及前后配穴法的应用。

针灸临床上，上下配穴法应用最广。上下配穴是指将腰部以上或上肢腧穴和腰部以下或下肢腧穴配合应用的方法。针刺治疗 DGP 时，足三里配伍中脘和足三里配伍内关最多，通过上下配穴可以调和阴阳升降，起到阴阳平衡的作用。

三部配穴法是在病变的局部、邻近和远端同时取穴，配伍成方，古人称为"天、人、地三才"配穴法，在临床上应用极为广泛。针刺治疗 DGP 临床选穴中，足三里、中脘、内关相配，足三里、中脘、三阴交相配和中脘、内关、三阴交相配疗效显著，通过选用三部配穴法可加强腧穴之间的协同作用，相辅相成，提高临床疗效。

局部配穴法是针对病变部位比较明确、比较局限的病证及某些器质性病变采用的一种配穴方法。DGP 病位在胃，属中医学"痞满""呕吐"等范畴。本病以脾胃虚弱为本，气机郁滞为标，治疗以益气和胃消痞为主。针刺治疗 DGP 首先重视局部选穴，尤其是胸腹部的腧穴，近治作用是腧穴的主治作用之一，"腧穴所在，主治所在"，即腧穴能治疗其所在部位及邻近部位的病证。任脉起于胞中，行腹正中，为"阴脉之海"，与六阴经相联系。六阴经隶属于五脏，任脉具有调节全身诸阴经经气及调理五脏精气的作用，与脾、胃、肾关系尤为密切。选穴所在部位显示，临床上针刺治疗 DGP 重视选取足太阳膀胱经的背俞穴，如脾俞、胃俞，体现出阴病治阳，背俞穴治疗五脏病证的作用。足太阳膀胱经循行于人体后背，归属于足太阳膀胱经的背俞穴是脏腑之气输注于背腰部的腧穴，可以反映脏腑功能的盛衰，临床上常用来诊查和治疗相应脏腑的病证。运用此种配穴法可疏调局部的经络之气，发挥较好的治疗作用。

（2）按经配穴规律

按经配穴是以经脉或经脉相互联系为基础而进行穴位配伍的方法。通过分析发现，针刺治疗 DGP 临床选穴在按经配穴里主要体现为交会经配穴法和表里经配穴法。

交会经配穴法即按经脉的交叉、交会情况来进行配穴的一种方法。DGP 主要与足阳明胃经、足太阴脾经和足少阴肾经病变有关，针刺治疗 DGP 时，足三里和中脘配穴、中脘和三阴交配穴效果明显。这体现出当某一病变部位有数条经脉交会或某一病证与数条交会经脉有关时，均可采用此种配穴方法，从而发挥腧穴之间的协同增效作用。

表里经配穴法是以脏腑、经脉的阴阳表里关系为依据的配穴方法，当某一脏腑、经脉有病时，除选取本经脉的腧穴以外，同时配以表里经有关腧穴。DGP 以脾胃虚弱为本，治疗时应和胃健脾、益气消痞。针刺治疗 DGP 临床选穴中，足三里和三阴交配穴效果显著，这体现了《素问·阴阳应象大论》里"从阴引阳，从阳引阴"理论的应用。

（3）辨证配穴规律

临床上针刺治疗疾病常根据疾病的证候特点，分析病因病机而辨证选取腧穴，体现了治病求本的原则。根据选穴所属经脉分析统计结果，太冲、太溪、章门、阳陵泉、手三里和合谷穴的选取，表明现代医家针刺治疗DGP是在遵循中医理论的基础上，进行辨证选穴。但是DGP尚未有明确的中医证型分类，缺乏统一标准。

综上所述，针刺治疗糖尿病性胃轻瘫选穴主要为足三里、中脘、内关、胃俞、三阴交、脾俞和天枢；腧穴所属经脉主要集中于足阳明胃经、任脉、足太阳膀胱经、足太阴脾经和手厥阴心包经；选取腧穴所在部位主要是下肢部、胸腹部和背腰部。

（4）特定穴配穴规律

特定穴是有着特定的称号、具有特殊治疗作用的腧穴，在临床中极为常用，具有主治规律强、运用范围广的特点。从特定穴选取种类看，针刺治疗DGP的腧穴中，特定穴占比较多，选用腧穴频次较高，说明临床针刺治疗DGP以特定穴为主，又以募穴、五输穴、八会穴、下合穴、络穴为主，其中足三里穴运用频率最高，其次为中脘穴和内关穴。这反映出经气充盛、经气汇入、脉气相通或脏腑原气留止的特定穴，在临床操作中不但方便，患者也反应灵敏，有着广泛的治疗范围，从而起到显著的治疗效果。募穴是脏腑之气汇聚于胸腹部的腧穴，位于胸腹部有关经脉上，其位置与其相关脏腑所处部位相近。中脘为胃的募穴，通过分析，发现中脘穴仅次于足三里穴的运用，体现出了募穴多用以诊断和治疗本脏腑病证的作用。五输穴是十二经脉各经分布于肘膝关节以下的五个重要腧穴，即井、荥、输、经、合。针刺治疗DGP所取五输穴又以合穴和输穴为主，体现出"经满而血者，病在胃，及以饮食不节得病者，取之于合""输主体重节痛"的特点。八会穴与其所属的八种脏器组织的生理功能有着密切关系，中脘为八会穴中的腑会，六腑皆禀于胃，故有和胃健脾之效。以运用胃下合穴足三里为主则体现了"合治内腑"的理论。选用内关较多体现出内关通于阴维"合治胃心胸"治疗腹脏疾病的特征。研究显示治疗 DGP 特定穴主要集中在胃经、任脉、膀胱经、脾经上，病变部位与经脉循行一致，体现了"经脉所过，主治所及"的循经取穴特点；DGP 的病变脏腑关键在胃，脾起重要作用，研究显示脾、胃经特定穴选取居多，体现了脏腑辨证，反映了"辨病选穴"的选穴原则；局部取穴以任脉、膀胱经为主，且主要取募穴、背俞穴；循经取穴主要集中在胃、脾经，且以下肢的五输穴、下合穴为主。综上所述，临床针刺治疗 DGP 选穴以特定穴为主，特定穴选用以募穴、五输穴、八会穴、下合穴、络穴、八脉交会穴、背俞穴应用较多；其所属经脉主要以足阳明胃经、任脉、足太阳膀胱经、足太阴脾经为主。通过对临床针刺治疗 DGP 特定穴选用规律进行分析、总结，可为针刺治疗 DGP 提供可靠的依据和参考。

26. 论针灸治疗胃脘痛的选穴规律

胃脘痛，又称胃痛，是指以上腹胃脘部近心窝处疼痛为主症的病证。本病在《素问》中称"胃脘当心而痛"；《景岳全书》称"心腹痛"；《寿世保元》中称"心胃痛"；《灵枢·胀论》曰"六腑胀，胃胀者，腹满，胃脘痛，鼻闻焦臭，妨于食，大便难"。胃脘痛的发生主要由于外邪犯胃、饮食伤胃、情志不畅和脾胃素虚等，导致胃气郁滞，胃失和降，不通则痛。其病机主要为外感邪气，内伤饮食，情志不畅，脏腑功能失调等导致胃脘气机郁滞，胃失于温煦及濡养而发生疼痛。临床常伴有呕吐、嗳气、反酸、胀满、胃内烧灼感、食欲减退等症状。病位在胃，与肝、脾密切相关。胃脘痛是临床常见的消化系统疾病。现代人饮食结构的变化及不良的生活方式，使其发病率有升高的趋势，且由于其病情易反复发作，给患者带来极大的痛苦，严重影响人们的生活质量。针灸治疗该病有着良好的治疗效果。但因其治疗方案各异，在一定程度上影响了临床推广应用。王富春教授根据临床经验，总结出治疗胃脘痛的临床取穴规律。

（1）循经取穴规律

研究显示，现代医家针灸治疗胃脘痛选穴所属经脉共涉及14条经脉中的13条，其中包括11条正经和任脉、督脉，所选腧穴主要集中于足阳明胃经、任脉、足太阳膀胱经、足厥阴肝经和足太阴脾经。研究结果表明针灸治疗胃脘痛所取足阳明胃经腧穴最多，即足三里穴临床运用最多。胃脘痛病位在胃，《素问·热论》曰："阳明者，十二经脉之长也。"胃经为全身气血之源，在全身循行分布广泛，四总穴歌有"肚腹三里留"的说法，强调胃脘及腹部的疾病可取足阳明胃经的足三里治疗；足阳明胃经腧穴选用较多体现了"经脉所过，主治所及"的腧穴选用规律。

（2）分部取穴规律

研究显示，现代医家针灸治疗胃脘痛选取腧穴所在部位以下肢部和胸腹部最多。近治作用是腧穴的主治作用之一，"腧穴所在，主治所在"，即腧穴能治疗其所在部位及邻近部位的病证。任脉起于胞中，行于腹正中线。中脘位于腹部，是任脉和手太阳小肠经、手少阳三焦经、足阳明胃经的交会穴，胃的募穴，八会穴中的"腑会"，《循经考穴编》中说"中脘主治一切脾胃之疾，无所不疗"。研究显示中脘选用的频次仅次于足三里，体现了局部取穴的规律。背俞穴与五脏六腑有着密切的关系，归属于足太阳膀胱经的背俞穴是脏腑之气输注于背腰部的腧穴，可以反映脏腑功能的盛衰。研究表明治疗胃脘痛，胃俞和脾俞运用较多，体现出阴病治阳，背俞穴治疗五脏的作用。位于下肢部的足三里和太冲等穴的选用，有着循经远道取穴的规律，与中脘等胸腹部腧穴的运用有着远近结合的特点。

（3）辨证取穴规律

研究显示，现代医家针灸治疗胃脘痛亦常选取足厥阴肝经的太冲、期门，手厥阴心包经的内关，任脉的气海和关元。本病主症：胃脘部疼痛。若暴发疼痛，痛势较剧，痛处拒按，饥时痛减，纳后痛增者为实证；痛势隐隐，痛处喜按，空腹痛甚，纳后痛减者为虚证。病因有以下几个方面。①寒邪犯胃：胃痛暴作，得温痛减，遇寒痛增，恶寒喜暖，口不渴，喜热饮，苔薄白，脉弦紧。②饮食伤胃：胃脘胀满疼痛，嗳腐吞酸，嘈杂不舒，呕吐或矢气后痛减，大便不爽，苔厚腻，脉滑。③肝气犯胃：胃脘胀满，脘痛连胁，嗳气频频，吞酸，大便不畅，每因情志不畅而诱发，心烦易怒，喜太息，苔薄白，脉弦。④瘀血停胃：胃痛拒按，痛有定处，或有呕血黑便，舌质紫暗或有瘀斑，脉细涩。⑤脾胃虚寒：泛吐清水，喜暖畏寒，大便溏薄，神疲乏力，或手足不温，舌淡、苔薄，脉虚弱或迟缓。⑥胃阴不足：胃脘灼热隐痛，似饥而不欲食，口燥咽干，大便干结，舌红少津，脉弦细或细数。基本治法为和胃止痛。取胃的募穴、下合穴。主穴取中脘、足三里、内关、公孙。配穴：寒邪犯胃配梁丘和胃俞；饮食伤胃配下脘和梁门；肝气犯胃配太冲和期门；瘀血停胃配三阴交和膈俞；脾胃虚寒配脾俞和关元；胃阴不足配胃俞和内庭。本病病位在胃，中脘为胃之募、腑之会，穴居胃脘部，故可健运中州、调理胃气；足三里为胃的下合穴，可通调胃气，两穴远近相配，可通调腑气、和胃止痛，凡胃脘疼痛，不论寒热虚实，均可使用；内关为手厥阴心包经的络穴，又为八脉交会穴，通于阴维脉，"阴维为病苦心痛"，可畅达三焦气机、理气降逆、和胃止痛；公孙为足太阴脾经的络穴，也为八脉交会穴，通于冲脉，"冲脉为病，逆气里急"，可调理脾胃、平逆止痛，与内关相配，专治心、胸、胃的病证。这表明历代医家运用针灸治疗胃脘痛，遵循中医辨证论治的理论，根据不同的兼症进行辨证取穴，也体现了针灸治病求本的原则。

（4）特定穴取穴规律

研究显示，现代医家针灸治疗胃脘痛选取特定穴中应用最多的是五输穴，其次为募穴、八会穴和背俞穴。募穴是脏腑之气汇聚于胸腹部的腧穴，位于胸腹部有关经脉上，其位置与其相关脏腑所处部位相近。中脘为胃的募穴、腑之所会，可健运中焦、调理气机，体现出募穴多用以诊断和治疗本脏腑病证的作用。背俞穴是脏腑之气输注于背腰部的腧穴，有着治疗五脏病证的作用，胃俞与脾俞的集中选用体现了这一特点。

（5）同功穴取穴规律

从腧穴经脉来看，王富春教授认为与主治胃脘痛的同功穴最相关的经脉为足阳明胃经，其次为足太阳膀胱经、督脉、任脉、手厥阴心包经、足少阴肾经、足太阴脾经等，因此，针灸治疗胃脘痛选穴以足阳明胃经为首选，这体现了"经脉所过，主治所及"的基本规律；从同功穴归属部位统计结果看，同功穴所在部位以胸腹部最多，其次为腰背部、下肢、上肢，头面部最少，因此，针灸治疗胃脘痛选用的腧穴以局部穴为主，体现了"腧穴所在，主治所在"的基本规律，也反映了前后配穴的配伍方法。

从腧穴频次来看，王富春教授认为主治胃脘痛的同功穴有7个，为足三里、中脘、胃俞、公孙、内关、梁门、上脘，其中有6个为特定穴，为足阳明胃经合穴、下合穴足三里，胃腑募穴中脘，背俞穴胃俞，足太阴脾经络穴、八脉交会穴公孙，手厥阴心包经络穴、八脉交会穴内关，任脉、手太阳、足阳明经交会穴上脘，以及1个局部取穴梁门。特定穴的治疗价值已被大量临床和实验研究证实，因此，针灸治疗胃脘痛的同功穴以特定穴为主。分析总结主治胃脘痛的同功穴及规律，能够为腧穴研究提供理论依据，并为腧穴研究从一穴治多病向一病选多穴的思路转变提供依据。

腧穴所属经脉主要集中于足阳明胃经、任脉、足太阳膀胱经、足厥阴肝经和足太阴脾经；选取腧穴所在部位主要是下肢部、胸腹部和腰背部；特定穴类别选用主要是五输穴、募穴、八会穴和背俞穴。针灸治疗胃脘痛，应在中医整体观念、辨证论治原则指导下，将辨证取穴和循经取穴与分部取穴有机结合起来，重视特定穴的选用，使腧穴配伍产生协同增效作用，从而增强针灸治疗胃脘痛的临床疗效。

27. 论针灸治疗头痛的选穴配伍规律

头痛是指由于外感与内伤，致使脉络绌急或失养，清窍不利所引起的以患者自觉头部疼痛为特征的一种常见病证，可见于临床各科急慢性疾病。《素问·风论》曰："首风之状，头面多汗，恶风，当先风一日则病甚，头痛不可以出内。"本病病位在头，与手、足三阳经和足厥阴肝经、督脉相关。基本病机是气血失和，不通则痛，或脑窍失养，不荣则痛。头为髓海，又为诸阳之会、清阳之府，五脏六腑之气血皆上会于头。若外邪侵袭或内伤诸疾皆可导致气血逆乱，瘀阻脑络，脑失所养而发生头痛。针灸治疗属于"绿色"疗法，可以避免因使用药物对人体产生的不良反应。针灸治疗头痛疗效非常显著，对某些功能性头痛能达到治愈的目的，对器质性病变引起的头痛，针灸也能改善症状。针灸治疗头痛可以通过一定手法，使针下的得气感应向着病所方向扩延和传布，最终达到病变部位，使"气至病所"，通过调整人体经络之气，使失去平衡的阴阳之气得到调理归于平秘。针灸治疗头痛主要采取疏经活络、通行气血、虚实补泻的原则，从而使头部经络之气由"痛则不通"变为"通则不痛"，使疼痛减轻或消失。而颈源性头痛和经行头痛是头痛的两种相关类型，多年来王富春教授在临床总结出相关选穴配伍规律如下。

（1）颈源性头痛

颈源性头痛是指由于机械压迫、感受风寒、劳累损伤导致颈椎或颈部软组织功能性损伤或器质性损伤而引起的一种慢性继发性头痛。临床主要表现为疼痛、麻木、颈部僵硬、反复发作性单侧头痛，在门诊头痛患者中比例较高，多见于中年女性。近年来，由于现代生活节奏过快，颈源性头痛的发病率逐年增加，而西医的治疗方法存在不良反应大、疗效不稳定、易复发、费用高等问题。颈源性头痛属于中医的"头风"范畴，中医认为"通则不痛，痛则不通"，而针刺具有活血散瘀、疏经活络、散寒止痛的作用。许多研究表明针刺治疗颈源性头痛可明显减少头痛发作次数和时间、改善颈肩部血流循环、松解颈肩部肌肉僵硬程度，临床上以其绿色安全、费用低、疗效好等优势被广泛应用于头痛的治疗。针刺治疗颈源性头痛的选穴规律有以下几个特点。

其一是重视循经选穴。足少阳胆经、督脉、足太阳膀胱经等经脉在治疗颈源性头痛中使用最多。足少阳胆经、督脉和足太阳膀胱经的循行路线都经过头颈部，中医认为"经脉所过，主治所及"，因此，胆经、督脉和膀胱经上的腧穴皆可以治疗头颈部疾病。

其二是重视局部选穴。例如，临床使用频次较高的腧穴风池、颈夹脊穴、天柱、百会、风府等都位于头颈部，直接刺激病所，起到较好的治疗效果。从临床选穴频次可知，频次最高的腧穴中，风池、风府同属于足少阳胆经，具有祛风散寒的作用；颈夹脊穴普遍认为属于夹脊穴的范畴，对于颈部疾病治疗疗效较好。天柱属于足太阳膀胱经，具有清利头目、活血通络的作用，是治疗头项强痛之要穴。百会为三阳五会之所，具有醒神开窍、调和阴阳的作用，是治疗头部疾病的要穴。阿是穴为经外奇穴，多用于局部压痛点的治疗，具有良好的镇痛效果。

其三是重视交会穴的应用。交会穴可联络多个经脉的经络之气，治疗范围广，疗效较一般腧穴好。交会穴中使用较多的是风池、风府、百会、完骨，多为足少阳、足太阳、阳维脉、督脉等经脉交会的穴位。

其四是重视远近配伍。针刺治疗取穴有风池、颈夹脊、天柱、风府、后溪、外关、太阳、率谷、百会、完骨。远部取穴有后溪和外关，后溪为手太阳小肠经之输穴，"输主体重节痛"还与督脉相交连颈，常用于治疗头颈部病变。外关为络穴，与阳维脉相交，其性在表，为"阳气之关"，具有疏风清热、通经止痛的作用。其他腧穴为局部取穴，体现针灸近治取穴规律。从频次最高的7个穴位中可发现同样符合远近配伍取穴，远部的穴位为合谷，其所属的经脉向上与大椎相交，可治疗颈肩疾病和头面部疾病。

综上所述，针刺治疗颈源性头痛的选穴有规律可循，可为临床取穴提供参考。

（2）经行头痛

经行头痛是指每于经行前后或正值经期出现的头痛，临床表现以每值经期或行经前后出现头痛为主，伴见头晕、乏力、腹痛等症状。如《张氏医通》有"每遇经行辄头痛"的记载。经行头痛属于西医学"经前期紧张综合征"的范畴，是指其往复于黄体期出现周期性的以情感、行为和躯体障碍为特征的综合征。本病以周期性出现为其临床特点，月经来潮后症状逐渐消失，是妇科常见病、多发病，严重影响患者工作和生活。中医将其归属于"经行浮肿""经行头痛""经行身痛""经行情志异常""经行泄泻"等范畴。目前，经行头痛的西医治疗主要包括药物和心理疗法，但药物有一定的不良反应，心理疗法疗效不持久且易反复。中医针刺对于治疗经行头痛疗效显著且安全无不良反应。

随着当代社会的发展，人们生活节奏的加快，女性面对的生活压力和工作压力与日俱增，忧虑过多、神经紧绷等使月经期偏头痛的患者越来越多，对女性的生活和工作带来了严重影响。在我国，女性特殊生理结构、成长发育过程、个人心态等因素，造成女性经行头痛发病率较高，且多见于青年女性，多于月经期或月经前 1~7 天或月经后 1~2 天发作，发时痛苦异常。目前，西医治疗女性经行头痛主要是以药物为主，但由于其不良反应，且不能根治，大多数患者难以接受。

通过研究针灸治疗经行头痛选穴的使用情况，发现排名前五位的穴位为百会、三阴交、风池、太冲、太阳。针刺取穴的原则即局部取穴，选穴所取部位多以头颈部为主。脑为元神之府、清明之府，是清气汇集之所。并且针刺这些穴位可以疏通局部气血、经络达到止痛的作用，因此在取穴中头颈部的选择占据很重要的地位。从特定穴使用情况分析得出，以交会穴的使用为主，交会穴不但能治本经的疾病，还能兼治所交会经脉的疾病。特定穴临床取穴频次最多的穴位为风池，其次为百会、太冲。风池是足少阳胆经的交会穴，又与阳维脉相交会，风池为治头面五官的要穴，能除内外风达到通络止痛的功效。百会是督脉的穴位，又与足太阳经交会，位于巅顶，有镇静宁神之功。太冲既是足厥阴肝经的原穴，又是其输穴，有疏肝解郁、清肝养血、清利头目之功效。从针刺治疗经行头痛的腧穴使用情况来看，足少阳胆经使用腧穴最多，从经脉使用频次来看，使用频次最高的为督脉、胆经。《医宗金鉴》中对经行头痛的描述为"三阳头痛身皆热，无热吐沫厥阴经"，足少阳胆经为三阳脉之一，循行于侧头部。督脉为阳脉之海，脑为元神之府，督脉入络脑。以上均体现了"经络所过，主治所及"的治疗规律。

同功穴对于头痛治疗效果显著，王富春教授认为其主要原因为正确的腧穴配伍，有相同主治功能的腧穴相互配伍，便能使穴位之间相互协同增效，研究显示 13 条经脉中，记载主治头痛的同功穴最多的一条经脉为足少阳胆经，其次为足太阳膀胱经、手少阳三焦经、督脉、手太阳小肠经、足阳明胃经等。胆经经脉循行从头到足，选取胆经腧穴治疗头痛即符合"经脉所过，主治所及"的基本规律。从腧穴所属部位统计结果来看，治疗头痛的同功穴所在部位以头面部最多，其次是上肢部、下肢部、背腰部、颈项部，体现了"腧穴所在，主治所在"的基本规律。

通过临床经验总结，共发现 3 个有效配伍，其一是三阴交—合谷—足三里—血海，三阴交是肝、脾、肾经交会穴，可调理冲任气血；合谷可治疗头面五官疾病且擅调妇科病；足三里可以补益气血；血海为足太阴经穴，具有和气血、调冲任的作用。其二是头维—阿是穴，头维为三阳经交会穴，擅治头痛；阿是穴以痛为腧，可以疏调局部气血、通络止痛。其三是百会—风池—太冲—太阳—率谷—侠溪—悬颅—颔厌，太冲可补肝肾之阴，擅治月经性头痛，其余诸穴为局部取穴，可通调头颈部经络，通则不痛。这为针刺治疗经行头痛临床取穴的标准化和规范化提供了支持。

28. 论针灸治疗功能性消化不良的选穴规律

功能性消化不良是临床最常见的消化系统疾病，表现为餐后饱胀不适、早饱感、上腹痛和上腹部烧灼感中的一种或多种症状，且不能用器质性、系统性或代谢性疾病来解释症状的原因。其属中医学"痞满""胃脘痛""积滞"范畴。近年来，针灸治疗功能性消化不良取得了较好的疗效，不良反应少，安全性高，越来越受到人们重视。为了更好地掌握针灸治疗功能性消化不良的临床取穴规律，王富春教授对临床取穴处方进行归纳及总结，为今后临床针灸治疗功能性消化不良提供参考。

王富春教授认为本病病因多为脾胃虚弱、肝胃失和，病机主要为胃气上逆、脾失健运，主要病位在胃，但与肝、脾关系密切，三者功能失调，导致水谷运化失常，脘腹胀满不适。治疗功能性消化不良应健脾、和胃、疏肝，老年性患者兼以补益气血，针刺以合募配穴为主，合募配穴治疗腑病具有取穴精、作用效果好的特点。下合穴在主治上偏于内腑，重在通降；募穴在主治上亦偏重内腑或阳经的病邪。因此将合募相配，更适于治疗腑病、实证、热证。八脉交会穴内关配公孙主治胃、心胸病证。

（1）经脉选用规律

针灸处方中治疗功能性消化不良所用的穴位，涉及除手太阳小肠经以外的11条正经及任脉。其中，足阳明胃经临床运用最高，任脉次之，足太阳膀胱经再次之，足少阴肾经、手太阴肺经、手少阴心经及手少阳三焦经腧穴使用频次和用穴数目较少。

（2）腧穴选用规律

针灸治疗功能性消化不良选用的腧穴分别为足三里、中脘、内关、天枢、太冲、脾俞、胃俞、期门、三阴交、阳陵泉等。其中募穴使用频次最高，集中在中脘、天枢、期门等穴；其次是五输穴、交会穴和下合穴。足三里是特定穴中使用频次最高的腧穴。

随着近年来针灸治疗功能性消化不良的临床研究不断深入，针灸治疗功能性消化不良的作用机制逐步得到证实。总结临床经验，针灸治疗功能性消化不良使用最多的腧穴为足三里、中脘、内关、天枢。足三里为足阳明胃经合穴，又是本经下合穴，可健脾和胃、运化水湿，主治脾胃病和水湿为患，故有"肚腹三里留"之说。研究表明，针刺足三里对胃肠动力有促进作用。中脘为胃经募穴，八会穴之腑会，又是手太阳小肠经、手少阳三焦经、足阳明胃经、任脉的交会穴，具有和胃健脾、降逆利水的功效。针刺足三里和中脘，合募配穴取两者功效上的共性，能够更有效地改善功能性消化不良的临床症状。内关为心包经的络穴、八脉交会穴通阴维脉，合于胃、心、胸部位，针刺内关等穴不仅能改善胃肠动力、降低内脏敏感性，还可以调节功能性消化不良患者的焦虑、抑郁状态。《灵枢·本输》："大肠、小肠，皆属于胃。"天枢为大肠经之募穴，是大肠经气汇集之处，故可调理胃肠。

临床选穴以主穴结合辨证取穴，甚者结合经验效穴。足三里、中脘两穴使用频率最高，因合募穴与内腑疾病关系密切。此外，五输穴及交会穴使用频次也高于其他腧穴，五输穴是十二经气出入流注之地，交会穴是经气相互交集之地，前者对胸腹部疾病有重要治疗作用，后者除治本经病外兼治他经病证。通过对针灸治疗功能性消化不良的选穴，以及辨证、辨经组方进行收集、归纳、分析、总结，为临床取穴及探讨配伍规律提供了参考，也进一步丰富了功能性消化不良的腧穴配伍优选方案。

29. 论针灸治疗崩漏的现代文献取穴规律

崩漏，指女性不在行经期间阴道突然大量出血或淋漓不断。"崩"首见于《素问·阴阳别论》，曰："阴虚阳搏谓之崩。""漏下"首见于《金匮要略·妇人妊娠病脉证并治》，载："妇人有漏下者，有半产后因续下血都不绝者，有妊娠下血者。"《诸病源候论·崩中候》云："忽然暴下，谓之崩中。"《诸病源候论·妇人杂病诸候》云："非时而下，淋沥不断，谓之漏下。"首次简要概括了崩中、漏下的病名含义。有关崩漏的范围，前人多认为凡阴道下血证，其血势如崩似漏的皆属崩漏范围，至明代开始有不同看法，如《景岳全书·妇人规》云："崩漏不止，经乱之甚者也。"崩漏的病因较为复杂，但可概括为热、虚、瘀3个方面。其主要发病机制是劳伤血气，脏腑损伤，血海蓄溢失常，冲任二脉不能制约经血，以致经血非时而下。①血热：素体阳盛，肝火易动；或素性抑郁，郁久化火；或感受热邪，或过服辛温香燥助阳之品，热伏冲任，扰动血海，迫血妄行而成崩漏。素体阴虚，或久病失血伤阴，阴虚内热，虚火内炽，扰动血海，加之阴虚失守，冲任失约，故经血非时妄行；血崩失血则阴愈亏，冲任更伤，以致崩漏反复难愈。《傅青主女科·血崩》云："冲脉太热而血即沸，血崩之为病，正冲脉之太热也。"②肾虚：禀赋不足，天癸初至，肾气稚弱，冲任未盛；育龄期因房劳多产伤肾，损伤冲任胞脉；绝经期天癸渐竭，肾气渐虚，封藏失司，冲任不固，不能调摄和制约经血，因而发生崩漏。若肾阴亏损，则阴虚失守，虚火内生，扰动冲脉血海，迫血妄行而成崩漏。《兰室秘藏·妇人门》云："妇人血崩，是肾水阴虚不能镇守胞络相火，故血走而崩也。"③脾虚：忧思过度，或饮食劳倦损伤脾气，脾气亏虚，统摄无权，冲任失固，不能制约经血而成崩漏。《妇科玉尺·崩漏》云："思虑伤脾，不能摄血，致令妄行。"④血瘀：情志所伤，肝气郁结，气滞血瘀；或经期、产后余血未尽，又感受寒、热邪气，寒凝血脉，或热灼津血而致血瘀，瘀阻冲任，旧血不去，新血难安，发为崩漏。也有因元气虚弱，无力行血，血运迟缓，因虚而瘀或久漏成瘀者。

崩漏为经乱之甚，其发病常非单一原因所致。如肝郁化火之实热，既有火热扰血，迫经妄行的病机，又有肝失疏泄，血海蓄溢失常的病机，如肝气乘脾，或肝肾亏虚，可有脾失统摄、肾失封藏而致冲任不固的病机夹杂其中。又如阴虚阳搏，病起于肾，而肾阴亏虚不能济心涵木，以致心火亢盛，肝肾之相火夹心火之势亦从而相煽，而成为心、脾、肝、肾同病的崩漏证。

本病多见于青春期或更年期、产后的女性。西医学中的无排卵型功能失调性子宫出血可参照本病治疗。针灸对本病治疗效果较好，有着不良反应较小，容易被患者接受的优点。现将王富春教授对针灸治疗崩漏的临床经验总结如下。

（1）循经取穴规律

研究结果显示，现代医家针灸治疗崩漏取穴以足太阴脾经和任脉的腧穴为主。足太阴脾经与足阳明胃经相表里，在足大趾衔接，属脾络胃，注心中，在胸部与手少阴心经相接。心主血，脾统血。脾经腧穴可治疗崩漏等妇科疾病，其中的三阴交和血海有益气养血、活血的功能。任脉起于胞中，其主干行于前正中线，联系胞中等脏腑器官，任脉为"阴脉之海"，与诸阴经相交会；任脉"主胞胎"，为女子生育之本和生长之本。任脉所属腧穴可主治妇科疾病。统计临床使用结果显示，足太阴脾经腧穴临床运用次数最高，其次是任脉腧穴，体现了针灸临床治病循经取穴的规律。

（2）分部取穴规律

针灸临床上，在病变部位较远的地方选穴即《内经》的"远道刺"，结合了经脉的循行特点。局部选穴是围绕受病肢体、脏腑、组织和器官的局部取穴，这是根据腧穴治疗局部病证这一作用而制定的一种选穴方法。根据选穴所在部位分析统计，针灸治疗崩漏临床取穴有着按部位选取的规律，下肢部的腧穴频次百分比最高，其次为胸腹部的腧穴。下肢部的三阴交、隐白、足三里、血海、太冲等穴，以及胸腹部的关元和气海选取频次最多，体现出"经络所过，主治所及"和"腧穴所在，主治所在"的腧穴分部主治规律。

（3）辨证取穴规律

临床上针灸治疗疾病常根据疾病的证候特点，分析病因病机而辨证选取腧穴，体现了治病求本的原则。崩漏病变涉及冲、任二脉和肝、脾、肾三脏，从病因上可有血热内扰、气滞血瘀、肾阳亏虚和气血不足等。常见证型有脾虚证、肾虚证、血热证、血瘀证。基本治法：调理冲任，固崩止漏。以取任脉及足太阴脾经穴为主。主穴采用关元、三阴交、隐白。配穴：脾虚配脾俞、胃俞、足三里；肾阳虚配肾俞、命门；肾阴虚配肾俞、太溪；血热配中极、血海和行间；血瘀配血海、膈俞和太冲。根据选穴分析统计结果，关元、气海、三阴交、足三里、隐白、肾俞和脾俞等穴选用相对较多。关元为任脉与足三阴经的交会穴，可通调任脉、固摄经血；气海是任脉穴，又为气之海，可补下元、固胞宫、益气固本、调理冲任；三阴交为足三阴经交会穴，既可健脾调肝固肾，又可清泻三经的湿、热、瘀邪，邪除则脾可统血；隐白为脾经的井穴，可健脾统血，是治疗崩漏的经验穴。分析表明现代医家针灸治疗崩漏是在遵循中医理论的基础上，根据崩漏的病因病机进行辨证加减选穴。

（4）特定穴取穴规律

特定穴具有特殊治疗作用，在临床中极为常用，具有主治规律性强、运用范围广的特点。研究显示，现代医家针灸治疗崩漏选用 58 个经穴，其中特定穴 38 个，应用总频次为 340 次。特定穴中应用最多的是五输穴，共选用 16 穴，分别为隐白、足三里、太冲、大敦、太溪、然谷、行间、神门、阴陵泉、曲池、复溜、委中、支沟、涌泉、太白和足临泣。其次为募穴，选用 6 穴，分别为关元、中极、中脘、天枢、石门和膻中。五输穴为临床常用要穴，为古今医家所重视。从选穴运用频次分析结果可见，五输穴中选用频次最多的隐白为足太阴脾经的井穴，是治疗崩漏的经验效穴，可止血调经；足三里为足阳明胃经的合穴，善助气血化生，有补气摄血、养血调经的作用。太冲为足厥阴肝经的输穴和原穴，可理气化瘀，起到血有所归的作用。关元为手太阳小肠经的募穴，是任脉与足三阴经的交会穴，有调冲任、理经血的作用。

综上所述，针灸治疗崩漏选取的腧穴主要为三阴交、隐白、关元、气海、足三里、血海和太冲；选取的腧穴所属经脉主要为足太阴脾经和任脉；选取的腧穴所在部位主要是下肢部和胸腹部；选取的腧穴特定穴类别主要是五输穴和募穴。针灸治疗崩漏的取穴规律具有以循经取穴、分部取穴、辨证取穴和特定穴取穴为主的特点。临床上针灸治疗崩漏，应在中医整体观念、辨证论

针灸理论

治原则指导下，选取以属于足太阴脾经和任脉为主的腧穴进行配伍，将辨证选穴与对症选穴有机结合起来，重视特定穴，从而使所选腧穴起到协同增效作用，增强针灸治疗崩漏的临床疗效。

30. 论针药结合的协同作用

针药结合是中医学治疗手段中的重要组成部分，是中医治疗体系的核心内容，也是中医治疗思想的高度概括。从中医学发展进程来看，针灸和方药的关系十分紧密，针灸与药物也各有特点。首先，"针药结合"中的"针"是指传统中医疗法中的针灸疗法，是有赖于机体自身调节的物理疗法，通过刺激体表的腧穴，激发经气，运行气血，使局部气机疏通，并可通过传导感应的作用使经气传达至病所，从而调整人体虚实，改善机体功能。其次，"药"则包含中药或西药，药物经内服或外用，通过人体组织吸收，以气血输布来调整阴阳平衡和改善脏腑气血生理功能，主要基于其自身所承载的化学特性作用于机体的特定靶点，以达到治疗目的，如古代中药、现代西药及其他应用技术等治疗手段；最后，"结合"则强调了针灸疗法与古代及现代所依靠的治疗手段融合交叉运用。随着医学的不断发展，针药结合的内涵和形式也逐渐丰富。一是在针灸经络理论指导下，药物的运用，或是在药学理论指导下，针、灸、罐等治疗操作方法的运用，如穴位敷贴、药罐法、药化针等。二是临床针灸操作中使用的器具（耳针、毫针、小针刀、艾灸、火罐等）、各种操作方法等，与给药（中药与西药）的多种途径，包括内服、外用、各种注射（静脉、皮下、肌内、关节腔等）等，前后两者中的任一个所列项都可以被两两或多者配合使用而成针药结合。

（1）针药结合基础理论

战国时期，扁鹊就留下"针、灸、药三者得兼，而后可与言医"之训。《史记·扁鹊仓公列传》载扁鹊治虢太子之病，先刺百会穴，继用药熨，最后服汤药而愈，可算是针灸药并用的先例。

两汉时期，如《素问·移精变气论》有"毒药治其内，针石治其外""病形已成，乃欲微针治其外，汤液治其内"的记载；《内经》从人体内外角度，阐述了内服汤药、外用针灸两种治疗方法的不同作用。张仲景也是一位针灸药并用的医家，他在《金匮要略》中提到"妇人之病……审脉阴阳，虚实紧弦，行其针药，治危得安"，强调了针药合用的重要性。

唐代著名医家孙思邈积极倡导针药兼用、针灸并重。他说："若针而不灸，灸而不针，皆非良医；针灸不药，药不针灸，尤非良医。但恨下里间知针者鲜耳，所以学者深须解用针。"他认为"知针知药，固是良医"，把精通针药作为评判良医的一个标准。

南宋时期，医家王执中在《针灸资生经》中写道："今人或但知针而不灸，灸而不针，或惟用药而不知针灸者，皆犯孙真人所戒也，而世所谓医者，则但知有药而已，针灸则未尝过而问焉"，批评当时重药轻针灸的时弊，强调全面掌握针灸和药物的重要意义。

明代时期，著名针灸医家杨继洲在《针灸大成》中反复论证"针灸药不可缺一"的观点。他认为针灸和药物各有所长，不能互相取代。吴昆在《针方六集·卷四》中，对"以药为政"和"以针为政"之人用药施针却不知其所以然的行为予以抨击，开门见山地提出"针药二途，理无二致"的学术观点，以药明针，阐释针理与药理共通互补之处。

针药结合思想源远流长，是历代医家经验的结晶，随着后世中医人的不断继承创新，时至今日，针药结合已经形成一个完整的理论体系。针药结合已经成为临床广泛应用并取得显著效果的治疗手段，从最原始的针灸与中药的结合发展成为包括针灸与中药及西药的结合、穴位注射、穴位敷贴等穴位给药的多种多样的结合方式。

（2）针药结合临床运用

针灸和药物是中医临床主要的治疗手段，二者结合使用已成为临床常用方法，其显著的疗效也得到了临床共识。对于某些疾病，针灸、药物同时从多个方面作用于同一病理过程，则可能取得比单一应用针灸或药物治疗更好的疗效。针灸和中药结合时产生的治疗优势如下：首先，针药间的相互协调作用可以提高疗效；其次，针灸可减轻药物的不良反应，克服某些药物的毒副作用；最后，中药对针灸也有辅助作用，联合运用可缩短疗程，减轻患者的痛苦。二者结合使用是提高临床疗效的可取方法。下面将王富春教授运用针药结合疗法治疗临床疾病的相关案例介绍如下。

失眠属于中医"不寐"的范畴，病位主要在心，与肝、脾、肾密切相关。《灵枢·邪客》认为"卫气行于阳，不得入于阴"，阳气盛、阴气虚而"目不瞑"，当"补其不足，泻其有余，调其虚实，以通其道，而去其邪"。王富春教授以中医理论为基础，结合多年丰富的临床实践经验，潜心研究，创立以镇静安神针法和镇静安神口服液为主的方案治疗临床各型失眠，该方案具有镇静安神、益气养血、调节阴阳的作用。例如，张某，女，45岁。主诉：失眠2个月。病史：2个月前，患者上街买菜时与人争吵，晚上开始失眠，伴有头晕胀痛，目赤耳鸣，胁痛口苦，烦躁不安，每因情绪波动失眠更甚。曾自服龙胆泻肝丸，效果甚微。故来门诊就医。查体时神清语明，面红声高，形体略胖，行动自如，舌苔薄黄，脉弦数。小便黄赤，大便秘结。西医诊断：失眠。中医诊断：不寐（肝郁化火）。治法为疏肝泻火、镇静安神。取穴四神聪、神门、三阴交、行间、太冲。四神聪为奇穴，主治头面部疾病；神门为心经原穴，可宁心安神；三阴交可以调和与不寐密切相关的肝、脾、肾三脏；行间、太冲为肝经腧穴，可以疏肝理气。再配合服用镇静安神口服液：远志、茯神、夜交藤、酸枣仁、合欢皮、白芍、黄芪、五味子、石菖蒲、炙甘草。远志既能开心气而宁心安神，又能通肾气而强志不忘，有"交通心肾"之长；茯神甘淡平，归心、脾、肾经，具有益心脾而安心神之功，共为君药。夜交藤活络安神，酸枣仁养血安神，合欢皮解郁安神，共为臣药。白芍养血柔肝，黄芪补气生血，五味子之酸能敛心气、安心神，石菖蒲功善开窍宁神，共为佐药。炙甘草和中缓急，调和诸药，为使药。治疗5次后睡眠质量好转，2个疗程后痊愈。此方配伍，心、肝、脾、肾同顾，以调理营卫、气血、阴阳为本，共奏益气养血、调整阴阳、镇静安神之功。上述病例说明了针药并用起到了双重作用。针药结合治疗失眠，不仅提高了近期疗效，而且提高了远期疗效，较单纯药物治疗或单纯针灸治疗更具有一定的优势，且临床疗效确切。

"消渴"，症见多饮、多食、多尿、身体消瘦。后世医家把本证分为上、中、下三消，分属肺、脾（胃）、肾三脏。《证治准绳·消瘅》云："渴而多饮为上消（经谓膈消）；消谷善饥为中消（经谓消中）；渴而便数有膏为下消（经谓肾消）。"虽有三消之分，但其病机性质则一，均与肺、脾（胃）、肾有密切关系。由于肺燥、胃热、肾虚常同时存在，故多饮、多食、多尿亦常并见。本证主要由于素体阴虚、饮食不节，复因情志失调，劳欲过度所致，其病机在于阴虚燥热。例如，张某，女。主诉：乏力、多食易饥2年。病史：患者于1992年12月在本单位体检时查空腹血糖5.9 mmol/L，未确诊糖尿病。2年前患者渐感乏力，近半年逐渐加重，且以双下肢明显，休息后不能缓解。口干欲饮，多食易饥，大便干燥。为求进一步治疗而来就诊。检查：乏力，尤以双下肢明显，大便干，舌质红，苔薄黄，脉滑数。查体：一般情况尚可，血压130/85 mmHg，心肺查体阴性。既往体健，喜暴饮暴食。家族中母亲患糖尿病。据患者最近血糖情况，进行胰岛功能检查。空腹血糖 9.8 mmol/L，胰岛素 18.1 μU/mL，C 肽 0.98 nmol/L。西医诊断：2 型糖尿病。中医诊断：消渴（中消：胃热炽盛）。治法为清胃泻火、养阴增液。主穴：胰俞、脾俞、胃俞、三阴交、内庭、足三里。胰俞为奇穴，是治疗消渴的经验效穴；脾俞、胃俞可以健脾生津；三阴交可以养胃阴、补肝肾、清虚热；内庭、足三里为胃经腧穴，可清胃泻火。并配合中药处方，方用：石膏、知母、生地黄、麦冬、黄连、栀子、牛膝、茯苓、葛根各 20 g，研末口服，每日 2 次，每次 10 g。石膏辛寒以清肺之伏火，甘寒可清胃火以起生津止渴之效。知母味苦、甘，性寒，上可清火润肺解虚烦，中助石膏泻胃火，下助生地滋肾阴。石膏配知母相须为用，清热除烦、生津止渴之力尤强。麦冬甘、微苦，性微寒，归肺、胃、心经，益胃生津以除胃热。牛膝归肝、肾二经，味甘酸既补又敛，兼苦直下，引热下行，上炎之火下行，阴阳水火趋于平衡，诸症自愈。黄连入中焦，泻中焦之火。栀子清泻三焦之火，导热下行，诸药相伍，共奏清胃热、滋肾阴之功。10 天为 1 个疗程。治疗 2 个疗程后，大便正常，空腹血糖 6.8 mmol/L，餐后 2 小时血糖 8.9 mmol/L。治疗 3 个疗程后，临床症状消失，复查空腹血糖 6.1 mmol/L，餐后 2 小时血糖 7.8 mmol/L。上述案例采取针刺和中药相结合的方法，更好地治疗消渴疾病，两者共同作用，使患者血糖得到调节。由此可知"针药结合"可以发挥内外兼治、减毒增效、由表入里或由里达表的作用。其所发挥的综合治疗作用优于分别使用任何单一手段所发挥的效应。两者配伍，共同调治，可起到突出的疗效。

"知针知药，固是良医"成为历代医家的追求目标。近年来，针药结合发展迅速，针药结合疗法更是提高中医药临床疗效的一条可行的希望之路，也是中医药的优势所在。但在系统性、科学性方面存在一些亟待解决的问题。针药结合的作用机制极为复杂，影响因素繁多，所以我们需要多学科的技术手段，探寻针药结合的有效方式、方法和途径，充分利用历代医家的"举汤液以翼针道，明刺法以济汤药"的宝贵经验，进一步针药互鉴，才能实现针灸与药物的最优结合，获得最佳的临床疗效，从而理性地掌握针药并用治病的优势与特点，为探索一条合理、可靠的针药结合之路提供理论基础，使针药结合疗法发展进步，为中医药事业做出更大的贡献。

参 考 文 献

[1] 王富春. 针灸学——具有完整体系的一门学科 [J]. 中国针灸, 2018, 38 (6)：649.

[2] 王富春. 也谈经络和腧穴起源先后的问题 [J]. 浙江中医学院学报, 1988 (5)：51 – 53.

[3] 王富春, 李铁. 经络是"学说"还是"理论" [J]. 中国针灸, 2006 (6)：446 – 448.

[4] 王富春, 周丹. 关于穴性研究的思考与展望 [J]. 时珍国医国药, 2010, 21 (6)：1567 – 1568.

[5] 哈丽娟, 李铁, 王富春. "同功穴"探析 [J]. 中国针灸, 2015, 35 (12)：1263 – 1265.

[6] 赵艳鸿, 王富春. 下合穴与脏腑相关性探析 [J]. 针灸临床杂志, 2002, 18 (11)：4 – 5.

[7] 李健彦, 王富春. 下合穴与脏腑的相关性 [C] //中国针灸学会针推结合专业委员会成立大会暨针灸教育与腧穴应用学术研讨会论文汇编, 2010.

[8] 王富春. 印堂穴及其临床应用 [J]. 新疆中医药, 1989 (1)：27, 36.

[9] 王富春, 刘红. "三才"穴治验举隅 [J]. 辽宁中医杂志, 1988 (9)：36 – 37.

[10] 李胜利, 赵艳鸿, 王富春. 将全息穴纳入腧穴分类的探讨 [J]. 长春中医学院学报, 2003, 19 (3)：93.

[11] 林雪，王富春．针刺四神聪穴治疗失眠的临床观察［J］．长春中医药大学学报，2004，20（2）：27.

[12] 王富春，魏丽娟．四关部位的探讨［J］．中医药信息，1988（1）：3，5.

[13] 王富春．对腧穴概念及分类的探讨［J］．中国针灸，2008，28（8）：564.

[14] 杜文菲，王富春．督脉与脑相关性研究概况［C］//中国针灸学会针推结合专业委员会成立大会暨针灸教育与腧穴应用学术研讨会论文汇编，2010.

[15] 李铁，哈丽娟，曹方，等．王富春教授"镇静安神"针法治疗失眠经验撷要［J］．中国针灸，2015，35（11）：1159－1162.

[16] 江澎湃，王富春．浅议百会穴的主治规律［C］//广东省针灸学会第十一次学术研讨会，2010.

[17] 蒋海琳，刘成禹，哈丽娟，等．王富春教授临证选穴要诀［J］．中国针灸，2017，37（11）：1223－1225.

[18] 周逸平．经络脏腑相关理论与临床［M］．北京：科学技术文献出版社，2010：7.

[19] 曹方，李铁，哈丽娟，等．针刺治疗糖尿病胃轻瘫的临床选穴配伍规律分析［J］．中国中西医结合杂志，2016，36（5）：549－552.

[20] 曹方，李铁，单纯筱，等．基于文献分析糖尿病胃轻瘫针刺临床选穴规律的研究［J］．中国中医基础医学杂志，2016，22（1）：110－112，114.

[21] 曹方，李铁，单纯筱，等．针刺治疗糖尿病胃轻瘫特定穴选用规律研究［J］．世界中医药，2015，10（4）：570－572，576.

[22] 曹方，李铁，哈丽娟，等．针灸治疗胃脘痛选穴规律现代文献研究［J］．中华中医药杂志，2016，31（10）：4011－4014.

[23] 徐小茹，王富春．胃脘痛"同功穴"分析［J］．吉林中医药，2015，35（2）：109－112.

[24] 康前前，郭丽君，王富春．基于数据挖掘的针刺治疗颈源性头痛选穴规律分析［J］．亚太传统医药，2020，16（9）：167－172.

［25］郭丽君，康前前，王富春．基于数据挖掘的针刺治疗经行头痛选穴规律分析［J］.亚太传统医药，2020，16（8）：134－137.

［26］曹迪，王鹤燃，王富春．现代针灸教材关于头痛的"同功穴"分析［J］.吉林中医药，2015，35（12）：1189－1191.

［27］王洪峰．针医百案［M］.北京：科学技术文献出版社，2007：9.

［28］刘武，马鋆，刘晓娜，等．基于数据挖掘的功能性消化不良针灸取穴规律［J］.亚太传统医药，2019，15（10）：157－159.

［29］董国娟，曹方，王富春．基于数据挖掘的针灸治疗崩漏的现代文献取穴规律分析［J］.时珍国医国药，2017，28（12）：3053－3056.

［30］高凯，周艳丽，袁士鑫，等．基于"针药结合"探讨针灸发展［J］.中国医药导报，2019，18（26）：137－140.

［31］王耀帅，王玲玲，张建斌，等．针药并用的古代认识与方法探析［J］.中国针灸，2009，29（3）：235－238.

［32］徐斌．针药结合的科学基础及基本原则［J］.世界中医药，2020，15（21）：3179－3183，3187.

［33］杨婷婷，王若禹，田岳凤．针药结合的源流及其应用特点［J］.中国民间疗法，2022，30（1）：1－3.

［34］龚东方，杨海燕，张家维．针药结合学术思想溯源［J］.针灸临床杂志，2004，20（8）：6－7.

［35］唐铭含．针药结合的治疗特点和研究思路［J］.针灸临床杂志，2008，24（4）：4－6.

［36］王耀帅，张建斌，王玲玲，等．对针药结合研究现状与发展趋势的思考［J］.中医杂志，2012，53（6）：473－475.

［37］张雪，丁文涛．浅谈针药结合［J］.中医药导报，2017，23（10）：97－98.

针灸技术

31. 论针灸技法的分类

针灸技法是针灸学的重要组成部分，是临床必备的基本技能，是研究针灸防治疾病的各种方法、操作技术及作用原理的一门临床学科。针灸技法主要可分为毫针技法、灸法、特种针具刺法、特定部位刺法及腧穴特种疗法五大类，具体内容包括各种针灸方法的作用原理、操作及运用。

（1）毫针技法

毫针技法是目前临床上应用最为广泛的针刺技法，现今使用的毫针多由不锈钢制成；一般以粗细为 0.3 ~ 0.4 mm（26 ~ 30 号）和长短为 25 ~ 75 mm（1 ~ 3 寸）者最为常用。短毫针主要用于耳穴和浅表部位的腧穴，作浅刺之用；长毫针多用于肌肉丰厚部位的腧穴，作深刺和特殊腧穴横向透刺之用；毫针的粗细与针刺的刺激强度有关，供辨证施呼吸补泻法、治疗时选用。毫针技法还包括调气手法和补泻手法两大类。调气手法是为了促使得气，从而发挥毫针治疗效果而施行的操作手法。根据操作目的分为调气（如提插、捻转、飞经走气四法）、守气、催气、候气等。操作方式分为单式和复式两类，复式手法由单式手法根据操作目的组合而成。补泻手法则是在毫针针刺得气后，为了达到补虚泻实的治疗效果而施行的操作手法，亦分为单式与复式，在临床中可根据患者的病情选择应用。如透天凉法是复式补泻手法的代表，是由徐疾、提插、捻转、九六、开阖、呼吸等单式泻法组成。通过一系列的手法，使机体阴气上升，产生凉感，祛除邪热，而达到泻实的目的，临床主治中风闭证、暑热病、高热、阴虚骨蒸潮热等热病。

（2）灸法

灸法是指用艾叶制成的艾灸材料燃烧产生的热量刺激体表腧穴或特定部位，通过激发经气的活动来调整人体功能，从而达到防病治病目的的一种治疗方法。灸法早在《灵枢·官能》中就有记载，即"针所不为，灸之所宜"。《医学入门》也有"凡病药之不及，针之不到，必须灸之"的说法。灸法可分为直接灸和间接灸两类。直接灸又分为瘢痕灸与无瘢痕灸两种。若施灸时需将皮肤烧伤化脓，愈后留有瘢痕者，称为瘢痕灸，适于治疗阴证及慢性顽疾等。其灸后化脓而愈的过程可激发人体内环境的调整，进而达到防病、治病的目的。若不使皮肤烧伤化脓，不留瘢痕者，称为无瘢痕灸，适于治疗病程长、病情发展缓慢的疾病，如虚寒性质的疾病等。间接灸又名隔物灸，是用药物将艾炷与施灸腧穴部位的皮肤隔开，进行施灸的方法，如隔姜灸、隔盐灸等。隔不同的药物可产生不同的治疗作用，如隔附子饼灸，多用于治疗命门火衰而致的阳痿、早泄及阳虚疮疡久溃不敛等症。温针灸是针刺与艾灸相结合的一种方法，指在留针过程中，将艾绒搓团捻裹于针柄上点燃，通过针体将热力传入腧穴，具有温通经脉、行气活血的作用，适用于寒盛湿重、经络壅滞之证，如风寒湿痹等。随着现代技术的发展产生了电子艾灸仪等创新、便捷的艾灸技术，自此灸法的应用也逐渐广泛。

（3）特种针具技法

它是指应用特定的针具对具有明显特征的疾病进行治疗的一种方法，达到常规疗法无法迅速完成的疗效。常见特种针具技法有圆利针法、三棱针法、水针法、皮内针法、皮肤针法、芒针法、火针法、温针法、穴位埋线疗法等。如圆利针法是传统

"九针"之一。《灵枢·九针十二原》云："员利针者……且员且锐，中身微大，以取暴气。"其形状如马尾，针体粗于毫针，一般由粗细为 0.3 mm（26 号）的钢丝制成，针尖又圆又尖。临床上多用于治疗痈肿、痹证及某些急性病。三棱针古称"锋针""九针"之一。《灵枢·九针十二原》云："锋针者，刃三隅，以发痼疾。"《灵枢·九针论》言："四曰锋针，取法于絮针……长一寸六分，主痈热出血。"三棱针可作点刺、散刺、挑刺之用，即现在的点刺放血法，运用于高热惊风、昏迷抢救、乳蛾、丹毒等。

（4）特定部位刺法

特定部位刺法早期又称微针疗法，其概念由王富春教授定义为"泛指采用针刺等方法刺激人体相对独立的特定部位，以诊断和治疗全身疾病的各种针刺治疗方法；因其刺激部位有别于传统部位腧穴，且偏于短针的应用而得名"。目前已知的特定部位刺法有 20 余种，如耳针法、头针法、眼针法、手针法、足针法、腕踝针法、乳针法、肛针法等，针对相应部位的疾病，具有迅速且直接的疗效。其不仅对特定部位有局部治疗的效果，而且对于身体的各个部位也有较好疗效。例如，耳针分区中包括颈椎、腰椎分区，针对颈腰椎疾病，能够起到有效的治疗作用。头针的额旁 3 线对应肾、膀胱等下焦病证，对如功能性子宫出血、阳痿、遗精等病证有较好的疗效。

（5）腧穴特种疗法

腧穴特种疗法是在中医理论指导下，应用现代的各种物理因素（如机械、电、声、光、热、磁等）及化学因素（如中、西药物等）作用于腧穴，通过经络对机体的调整作用从而达到预防和治疗疾病的一类医疗方法。因此，除传统针法、灸法之外的腧穴刺激方法，一般都属于腧穴特种疗法范畴，涵盖了拔罐、刮痧、穴位贴敷，以及由声、光、电磁技术发展而来的现代疗法等内容。如将药物贴敷于皮肤以治疗或预防疾病者，称为穴位贴敷疗法；将电刺激作用于腧穴以治疗疾病者，称腧穴电疗法；将激光作用于腧穴以治疗疾病者，称为腧穴激光照射疗法；将磁场作用于腧穴以治疗或预防疾病者，称腧穴磁疗法等。

32. 论练针四要

针刺手法是针灸医师的重要临床技能，亦是针灸治疗中影响疗效的重要因素。传统的练习方法有纸垫练针法、棉球练针法等。"练针四要"是王富春教授经过30余年的从医经验，归纳总结出练习针刺手法的4个关键因素，分别是：练针之式、练针之力、练针之意及练针之气。

（1）练针之式

练针之式即练习与掌握规范的针刺手势，是临床进行针刺治疗的开始，练习进针、行针及补泻的操作是练针之式的基础。且现今毫针以不锈钢材质居多，针体较软，不易于掌控，加之初学针者畏针的紧张心理，初次练习进针、行针并非易事。

进针以双手进针和单手进针为主。毫针操作时，一般将医者持针的右手称为"刺手"，按压腧穴局部的左手称为"押手"或"压手"。进针时应左右手配合，左手（押手）应依据右手（刺手）欲进针深度而把握按压腧穴的强度，以此达到气至病所的目的，此种方法称为双手进针。而单手进针，就是右手拇指、示指呈屈曲状态持针，露出针尖 3～5 mm，中指伸直，按压在腧穴的旁边（起押手作用），进针时拇指和示指由屈曲变为伸直，中指向下用力，由伸直变为屈曲，在这一瞬间即可迅速刺入腧穴，这也是无痛进针的操作方法。

行针是以针刺得气为基础，得气是针灸医师与患者在针刺过程中对针刺的具体感应，针刺得气是施行针刺产生治疗作用的关键。王富春教授在《针法大成》中将行针手法归纳为提插和捻转两大类。这两类手法属于单式手法，许多单式、复式手法都是由二者发展而来。且古今许多医家所归纳的其他单式手法，从行针方法与作用趋势来看，都可归入这两类手法之中，故称为基本手法。现今针刺补泻手法包括捻转补泻、提插补泻、疾徐补泻、迎随补泻、呼吸补泻等，其核心内容皆与手法速度相关。因此在体会补泻手法时，指导学生掌握基本补泻操作方法的同时，在练习过程中着重体会手法施术的力度和手法操作的量度是十分重要的。

（2）练针之力

练针之力即针灸医师持针和运针的手指力量与手腕力量。较好的指力和腕力决定进针、出针、捻转等刺法的疗效。指力的练习要持之以恒，力贯针中，体会不同力量的变化对针体的控制，为补泻手法的实施奠定基础。古代医家对练针的指力也颇为重视，如《素问·宝命全形论》记载的"手如握虎"，强调的是练针时要练到力贯指尖，使针体端直坚挺。又如《医宗金鉴·刺灸心法要诀》称"巧妙玄机在指头"，强调了指力的大小与得气、针刺感的强弱及持续时间有着密切的关系。初学者可先进行"空手刺"的练习：将拇指与示指指腹紧贴，做单手持针状，余三指放松，拇指向前、后捻动数次；拇指与示指指腹紧贴，做前后屈伸进针状，以此练习拇、示二指的指力。在选择器具时可以随着指力的增加，选择硬度呈递进式的练针辅助器材，如最先采用纸垫、棉球，指力增加后采用皮革等进行针刺的练习。有一定基础后，可以在自己身上进行针刺练习，以亲身体会指力的强弱、针刺的感觉、行针的手法等，不断提高针刺手法的基本技能。

（3）练针之意

医师体会"治神"时，针刺前必须定神，医师与患者在针刺前要调整自己的心理状态，稳定自己的情绪；医师既要观察疾病的表现，又要了解患者的精神状态和思想情绪，根据患者的心理状态变化而加以调摄；进针时术者要全神贯注，随时注意患者的病情变化。

针刺治病自始至终都要注意病者的精神变化，医师必须学会"守神"，即聚精会神、全神贯注地进针；行针时要观察患者神情，使其神情安定；针刺得气后，医者更要守气勿失，同时可调摄神气而诱导针下凉热；针后更是要嘱咐患者安定神态。

（4）练针之气

练"运气"可使医师体质强健，充实丹田之气，使精神集中达到以意领气，最终灌注掌指。练功能强身健体，不仅可以使注意力更加集中，也可以保证有充沛的体力来行针，从而使临床疗效显著提高。练内养功要静坐，意守丹田，通过有节奏的深呼吸，练任、督二脉的小周天循行。太极拳是静中求动，是一种体意双练的运动，先意动而后形动，逐步练就意到则力到，使意力合而为一，从而调动丹田之力上肩、下肘及腕、达指。在练功中体会调整气息，学会以气导力，气感由弱到强、由强到弱，逐渐体会对针下感觉变化的控制。

33. 论毫针刺法的分类

毫针刺法是指利用毫针刺入人体腧穴，施以不同的针刺手法，激发经络之气，达到调整阴阳、防病治病的目的。毫针作为临床最常用的针具，刺法种类繁多，其分类方法也不计其数，现按照针刺角度（直刺、斜刺、平刺）、多针刺法（傍针刺、齐刺、扬刺、围刺）、针刺的深浅（半刺、毛刺、浮刺、分刺、短刺）将其分门别类加以认识。

（1）针刺角度

直刺、斜刺、平刺三法，均属于临床常用的毫针刺法，是以针刺角度进行划分的针刺方法。直刺适用于大部分腧穴，而斜刺和平刺常用于头部及深部有重要脏器的腧穴。

直刺：指针身与皮肤表面成90°角，垂直方向刺入。适于全身肌肉丰厚处的大多数腧穴，如四肢部、腹部。

斜刺：指针身与皮肤表面成30°~60°角倾斜刺入。适用于骨骼边缘的腧穴，或内有重要脏器不宜深刺的部位。如胸胁、上背等处。有时，为了掌握针感也须应用斜刺。

平刺：指针身与皮肤表面成15°角刺入，又称横刺、沿皮刺。适于皮肉浅薄处腧穴，如头面部、胸部正中线腧穴多用横刺；也适用于施行透穴时。

（2）多针刺法

多针刺法是相对于单针刺法而言，是指在病变局部或腧穴处，用多根毫针刺入的方法，可增强刺激，促使针感放散传导，具有舒缓筋脉、逐寒除痹、通经接气的作用。此法最早起源于《灵枢·官针》，其中记载的针刺方法有五刺、九刺、十二刺，刺法针数不一，形式多样，方法复杂。五刺主要是针对五脏相关病变；九刺是根据九针应九变而成；十二刺是根据病变深浅、大小的不同而提出的针刺深浅、针数的多少及针刺角度，以适应十二经的各种病证的刺法。其中十二刺中的傍针刺、齐刺、扬刺、围刺皆属于多针刺法。

傍针刺：《类经》有"傍针刺者，直刺、傍刺各一，以治留痹久居者也"的记载。《类经》云："正者刺其经，傍者刺其络。"傍针刺法要求"直刺、傍刺各一"，操作时先在所取腧穴直刺一针，后于近旁斜向加刺一针，针尖偏向第1针，使两针并列，加强针感。也可将针尖集中在一处。《类经》傍针刺法先针刺病经的原穴，然后再针刺相表里经的络穴。据此，可引申出针刺还可以先刺其本经原穴，再刺其相表里经络穴的方法，其典型代表为原络配穴法，又称表里主客阴阳经配穴法。如心经有病，取本经原穴神门配小肠经络穴支正等。现代常用深刺与浅刺相结合的配穴法，也是由傍针刺发展而来。

齐刺：始载于《内经》，《灵枢·官针》曰："齐刺者，直入一，傍入二，以治寒气小深者。或曰三刺，三刺者，治痹气小深者也。"在针刺手法上，齐刺法与恢刺法正好相反，恢刺为一穴多刺，又称多向刺法。齐刺操作时在病变部位正中深刺一针、左右再各刺一针，三针齐下。《灵枢》中将齐刺又称"三刺"。马莳在《黄帝内经灵枢注证发微》中提出："四曰齐刺，用一针以直入之，用二针以傍入之，所以治寒痹之小且深者，因用三针，故又曰三刺也。"张介宾也提出："齐者，三针齐用也，故又曰三刺。以一针直入其中，二针夹入其傍，治寒痹稍深之法也。"而张志聪在《黄帝内经灵枢集注》中提出："齐刺者，中正以取之，故直入一以取中，旁入二以为佐，故又曰三刺，治寒痹小深者也。"齐刺主要是用于治疗病变范围较小而部位较深的痹痛等。

扬刺：始载于《内经》，《灵枢·官针》载："扬刺者，正内一，傍内四而浮之，以治寒气之博大者也。"《素问·长刺节论》中，"扬刺"作"阳刺"，与阴刺对举，意为浅表的刺法。主要用于治疗寒气浅而面积较大的痹证，针之使博大而浅的病邪随多刺之针扬而散之，故称为扬刺。这也是《素问·阴阳应象大论》所说的"因其轻而扬之"之意。现代临床运用的梅花针、七星针叩刺，就是由扬刺法演变和发展而来的。扬刺法要求"正内一，傍内四，而浮之"，操作时在腧穴正中先刺一针，针后在上下左右各刺一针，刺以浅浮，不宜过深，使五针并列于一穴周围，故又叫"局部五针法"。"扬刺"在《甲乙经》中作"阳刺"，阳为表，阴为里，义为在表浅刺。周树冬在《金针梅花诗钞》中描述扬刺："一针直入在中央，浅入而浮守四旁，扬刺专医寒博大，顽麻痹痛足堪当。"

围刺：是古代扬刺法的发展，又称围剿刺法、围针法；是一种在病变部位周围进行包围式针刺以提高疗效的刺法。围刺法的主要特点有两个：一是多针，每一穴区或部位的针刺数，均超过4根，多则数十根，意在增强刺激量；二是围刺，即以病变部位（或穴区）为中心，进行一层或多层包围性针刺。所以，它既和周围仅刺4针的扬刺法不同，又和在一个点或面上集中或分散刺的丛刺法不一样。

一般围刺法临床最为多用。取 15～40 mm（0.5～1.5 寸）的毫针，在病灶或穴区边缘皮区刺入，针尖可成 15°～45°角斜向中心，每针距离宜依据症情相隔 0.5～3 cm；进针深度为 0.3～1 寸，以得气为佳。留针 15～30 分钟。在围刺的同时，亦可在病灶中心刺入 1～3 针，进针可略浅，留针时间相同。双重围刺法多用于面积较大的局限性皮肤病或某些局部性疮疖。先以粗细为 0.3～0.35 mm（28～30 号）、长度为 25 mm（1～1.5寸）的毫针按照上述方法在病灶边缘围刺一圈，然后，也可在留针 5～10 分钟后，再在外围与中心点之间以 0.5～1 寸毫针围刺一圈。余法同上。

多穴围刺法：选择病灶区周围的一圈腧穴，如眼病，选眼周围的腧穴，鼻病选鼻周围的腧穴等，每穴刺一针，针尖指向病灶区，形成一包围圈。留针时间同上。

（3）针刺深浅

半刺：其法浅刺于皮部，急速发针，不可刺伤肌肉，犹如拔一根毫毛，可以祛除皮肤表浅部的邪气。又因肺主皮毛，所以半刺法和肺脏相应。《灵枢·官针》说："半刺者，浅内而疾发针，无针伤肉，如拔毛状，以取皮气，皮肺之应也。"此法常用治疗伤风发热、咳嗽、喘息等与肺脏有关的疾病，如发热、咽炎等疾病点刺少商、鱼际等常获良效。

毛刺：《灵枢·官针》中载"毛刺者，刺浮痹皮肤也"。毛刺法是一种浮浅刺法，用以治疗皮肤表层的痹证。现在各种特制的皮肤针，如梅花针等，大多是受此种刺法的启示改进而成的。如临床上所见的皮神经炎所致的局部皮肤麻木均用此法治疗且收效良好。

浮刺：《灵枢·官针》曰："浮刺者，傍入而浮之，以治肌急而寒者也。"这种刺法是斜针浅刺，以治疗属于寒性的肌肉拘挛的疾病。浮刺、毛刺、扬刺同属浅刺，但毛刺为少针而浅刺；扬刺是多针而浅刺；该法是斜进针而向肌层横卧透刺。近代应用的皮内针法，就是浮刺法的演变。如临床上可用阳陵泉卧透向下远端，治疗胫骨前肌及腓骨长肌的痉挛性下肢疼痛等。

分刺：《灵枢·官针》载"分刺者，刺分肉之间也"，这是指分刺是针刺直达深层肌肉的一种方法，用来治疗邪在分肉、膝骨酸痛等的疾病。古人将深部近骨处的肌肉叫作"分肉"，故称"分刺"。用此针刺法针刺环跳、秩边穴等，治疗梨状肌综合征。《素问·调经论》中说"病在肉，调之分肉"，即此意。

短刺：《灵枢·官针》载"短刺者，刺骨痹，稍摇而深之，致针骨所，以上下摩骨皮"，其所谓"短"是慢进针的意思，短刺则是要慢慢进针，并摇动针体使针入至骨，上下提插，上快、下慢（皮下快提慢插）。这种刺法乃从阳引阴之意，以治寒气入骨的"骨痹"。后世医家的"烧山火"刺法和理论大多是据此而来的。

34. 论针刺得气的临床意义

针刺得气又称为"针刺感应"或"针感"，古又称为"气至"，是指将毫针刺入腧穴后，通过调整针刺的深浅、角度、方向，施以提插、捻转等行针手法，使针刺腧穴获得经气感应的状态。王富春教授从事中医针灸工作近40载，在临床治疗中尤为注重针下得气感，认为针下得气是针刺产生效应的关键。下面将从以下几方面来探析针刺得气的临床意义。

（1）针刺得气的临床表现

得气是人体腧穴受到针刺的刺激而产生的针刺感应。针下是否得气，临床上可从两方面来分析判断：一是患者对针刺的感觉和反应，二是医者刺手的指下感觉。

针刺得气时，患者在针刺部位可有酸、麻、胀、重等反应，或有酸麻、酸胀、麻胀、酸痛等复合感觉，还有一些不常见的针感，如抽动感、蚁行感、凉感、热感、水流感、痒感和不自主的肢体活动，以及特殊情况下的疼痛感等。临床可见单纯的一种针感，有时几种针感可混合出现，或呈现沿着一定的方向和部位传导和扩散的现象。少数患者还会出现循经性肌肤瞤动、震颤等反应，有的还可见到受刺腧穴部位循经性皮疹带或红、白线状现象。感觉的性质与机体反应性、疾病性质和针刺部位密切相关。一般是敏感强壮者反应强，迟钝虚弱者反应弱。指趾末端多痛；四肢肌肉丰厚处多酸、麻、胀、重，易出现触电感、向上下传导、远端放散等；腹部多为沉压感；腰背多为酸胀感。寒证、虚证为阴，得气后多为酸、麻、痒；热证、实证为阳，得气后多为胀、触电样感觉。针刺得气时，即患者有自觉反应的同时，医者的刺手亦能体会到针下沉紧、涩滞或针体颤动等反应。针刺得气后，针下可由原来的轻松虚滑，慢慢地变为沉紧，有如鱼吞钩饵等手感；用手触摸腧穴周围，可感到肌肉由原来的松弛变为紧张，有的还会感到肌肉跳跃或蠕动，某些原来因病而痉挛的肌肉可由紧张变为松弛等。得气后患者常会感到舒适，由蹙眉、咧嘴等痛苦表情转为平静，亦有患者所针局部或经脉循行部位还会出现出汗、红晕、汗毛竖立、起鸡皮疙瘩等现象。

若针刺后未得气，患者则无任何特殊感觉或反应，医者刺手亦感到针下空松、虚滑。临床经验丰富的针灸医师，可通过指下感觉察觉到患者的针感是什么性质、什么强度及传导的方向等，并可通过调整手法来调整针感的性质、强度及传导方向，从而提升疾病治疗的疗效。

（2）针刺得气与神的关系

得气与神有密切的关系，治神与守神是要求医者既要观察患者的疾病表现，也要了解患者的思想情绪，设法促使其得气，且在针刺治疗中，精力集中，全神贯注地体会针下感应和观察患者的反应。因此，医者在进针时必须做到《灵枢·终始》所说的"必一其神，令志在针"。行针时做到《针经指南·标幽赋》所言的"目无外视，手如握虎，心无内慕，如待贵人"。

（3）针刺得气与气的关系

《灵枢·九针十二原》曰："刺之而气不至，无问其数。"《针灸大成》曰："用针之法，以候气为先。"因此，若不得气，则应留针候气。若仍不得气，则应用提插、捻转等行针手法，以促使得气。

所谓守气，即守住已得之气，使针感保持一定强度和持续一定时间。《针灸大成·标幽赋（杨氏注解）》说"宁失其时，勿失其气"，就说明了守气的重要性。对此《灵枢·小针解》说："上守机者，知守气也。机之动不离其空中者，知气之虚实，用针之徐疾也。空中之机，清静以微者，针以得气，密意守气勿失也。"守气时，必须仔细辨认得气情况，得气时宜手不离针，持针不动，针尖不要偏离已得气之处。或用治神运气法，贯气于指，守气勿失；或用较轻柔平和的手法，促使经气续续而至，聚于针下。医者通过手、眼观察和体会经气的活动，即指下冲动感、针下沉紧感、针体转动有吸力和看到针穴处或针穴远处的肌肉跳动等。留针守气时，针体向前捻转数次，候针下沉紧，针体滞着沉重时为恰到好处。守气不仅在留针时针感明显，而且在出针后数小时或更长一段时间都能保留较强的针感，可在临床上起到较好的治疗效果。

所谓行气，是指运气之法，下针得气后，调节控制针刺感应向一定方向扩散的针刺方法，也称调气，较好地运用行气之法，可使针感直达病所，增加疗效。

（4）针刺得气与补泻手法的关系

针刺得气，是施行行气手法和补泻手法的基础和前提。《金针梅花诗钞·候气》指出："夫气者，乃十二经之根本，生命之泉源。进针之后，必须细察针下是否已经得气。下针得气，方能行补泻、除疾病。"得气的强弱、扩散、传导、持续时间，须严格控制，做到恰如其度，适中病机。对于体弱和初次针刺者，应以针感轻松舒适为度，不宜强刺激。如果针刺后经气久而未至，即使施以各种补泻手法也难以奏效；同样，针刺得气后不适当的补泻也会影响疗效。因此，只有在得气的基础上，施以相应的补泻手法，才能达到治疗疾病的目的。

同一种得气，须分辨是邪气还是正气。《灵枢·经始》指出："邪气来也，紧而疾；谷气来也，徐而和。"一般说来，正常人得气感应是满实徐和而不紧涩，就是在捻针和提插过程中，也仅觉指下有一种沉重感觉，一般无行针困难现象。如果是邪气盛实之人，针刺得气感应往往紧涩而疾，行针也较困难。当然医者的操作不熟练、捻转太紧、单方向的大幅度捻转也可出现此种感应，这多由肌肉缠绕针身之故，须另当别论。《针灸大成·经络迎随设为问答》说："若针下气至，当察其邪正，分清虚实。"因此医者可通过针下的得气感应，正确辨别机体的气血、阴阳、正邪等盛衰情况，施以或补或泻的刺法，做到邪正既明，则补泻有据。

针刺得气，是确保临床疗效的基础和前提。《针经指南·标幽赋》说："气速至而效速，气迟至而不治。"《针灸大全·金针赋》曰："气速效速，气迟效迟，候之不至，必死无疑"。得气是热补、凉泻或气至病所实现的基础。临床上追求得气，主要是为了提高疗效。且大量临床经验说明得气与不得气，疗效有显著性差异。针刺得气既是进一步实施手法的基础，又是产生治疗作用的关键，同时也是判定患者经气盛衰、病情预后以及针治效应的重要依据。

35. 论飞经走气四法

飞经走气四法首载于《针灸大全·金针赋》，是催行经气的针刺手法，在"关节阻涩，气不过者"时，运用这些手法以促使针感通经过节而达病所。此四法是用古代星相学的四象即"东青龙、西白虎、南朱雀、北玄武"结合形象化的手法操作要点如摆尾、探穴等，将四种手法命名为青龙摆尾、白虎摇头、苍龟探穴、赤凤迎源，简称"龙虎龟凤"。

（1）青龙摆尾法

首载于明代徐凤《针灸大全·金针赋》，被列为飞经走气四法中的第一法，又称苍龙摆尾法。本法是以针尖方向行气为主，并结合摇针行气、九六法、分层法而组成的复式手法。操作时拨摇针柄，犹似龙尾摆动状而得名。青龙摆尾法临床以行气为主，兼能补虚。本法有温通气血、推动经气过关过节、顺利通畅的作用，可治疗癥瘕积聚、瘿瘤瘰疬、关节痹痛等因气血瘀滞、经气不通等原因造成的疾病。

古人对青龙摆尾法的操作理解各有不同，对其操作各有发挥。徐凤认为进针得气后，既不进针也不退针，然后向左右慢慢摆动针柄，如扶船舵状。汪机在徐凤所述基础上有所扩充，强调"行卫"，因卫气表浅，故"行针之时，提针至天部"，又"持针摇而按之"，在摇的基础上结合按而施补法，还提出"每穴左右各摇五息"，规定了行针时间，该法同时兼用按法，目的在于使卫气下行而施补。李梴强调："以两指扳倒针头，朝病所如扶船舵"，即操作时应向患病部位行针，并配合九六补泻手法中的补法，"慢慢拨动九数，甚三九二十七数"，使经气循行速度加快。

杨继洲对青龙摆尾法的描述则较为详细，且对徐凤的青龙摆尾法进行了创新，提出"回拨"，寓补于泻，能通关过节接气的用补法，不能通过关节的先逆向关节行泻法，然后再向关节行补法，反复操作直至通经接气。关于本法操作各家有所不同，具体如下。

徐凤青龙摆尾法。《针灸大全·金针赋》载："青龙摆尾，如扶船舵，不进不退，一左一右，慢慢拨动。"将针直刺入腧穴的应刺深度中，即针感组织层，天、地、人中一部，操作时像掌舵一样，既不进也不退，既不提也不插，而是一左一右慢慢地摆动。

汪机青龙摆尾法。《针灸问对》载："行针之时，提针至天部，持针摇而按之，如推船舵之缓，每穴左右各摇五息，如龙摆尾之状。兼用按者，按则行卫也。"将针直刺入地部（深部），提针到天部（浅部），再进行掌舵方式操作，边摇边按。向右摇摆，接着下按，提退到原位，向左摇摆，接着下按，提退到原位，为一周期，反复行针五息（约17秒）。该法形似青龙摆动长尾，同时兼用按法，目的在于使卫气下行而施补。

李梴青龙摆尾法。《医学入门》载："以两指扳倒针头，朝病所如扶船舵，执之不转，一左一右，慢慢拨动九数，甚三九二十七数，其气过经交流。"将针刺入天部，以持针两指将针柄扳倒，使针尖朝向疾病所在位置，不转动针体而一左一右缓慢拨动针柄，拨动的次数少则九数，多者为三九二十七数，使经气加快循行速度。

杨继洲青龙摆尾法。《针灸大成》载："苍龙摆尾行关节，回拨将针慢慢扶，一似江中舡上舵，周身遍体气流普。或用补法得气，则纯补；补法而未得气，则用泻，此亦人之活变也。凡欲下针之时，飞气至关节去处，便使回拨者，将针慢慢扶之，如舡之舵，左右随其气而拨之，其气自然交感，左右慢慢拨动，周身遍体，夺流不失其所矣。苍龙摆尾气交流，气血夺来遍体周，任君体有千般症，一插须臾疾病休。"将针直刺入深部得气，再提针到天部通过手法操作，把针尖向关节方向下按，如扶船舵之势，慢扶针，左右随气拨动，则经气朝向关节去处（飞气至关节去处）。再通过手指操作，将针尖刺向逆关节方向，仍施上法如扶船舵之势，慢扶针，左右随气拨动，即"便使回拨"。反复操作，则周身汗流、经气通畅，此为补法。如补法未能通过关节则用泻法，祛邪后真气乃至。

各家青龙摆尾法技术要领见表5。

表5　各家青龙摆尾法技术要领

各家青龙摆尾法	操作部位	摆尾方向	摆尾操作	其他
徐凤青龙摆尾法	天、人、地（选其一）	左右	摆动	—
汪机青龙摆尾法	刺地候气再提天	左右	边摆边下按	行针五息（约17秒）"行卫气"
李梴青龙摆尾法	刺天部	左右	拨动	针尖朝向病所，配以补法九数或二十七数
杨继洲青龙摆尾法	刺地候气再提天	左右	下按加拨动	针尖斜向关节配以补泻

（2）白虎摇头法

首载于《针灸大全·金针赋》，并列为"飞经走气"第二法。后世又将其称为赤凤摇头，本法是由提插、捻转、呼吸3种方法结合直立针身而摇的手法，似老虎摇头或似"赤凤摇头"组合而成的复式手法。本法属于泻法范畴，能清热泻火、祛风化痰、行气活血。临床用于治疗高热烦躁、神昏癫狂、痉挛项强、痰热壅盛等实热证。此手法能通关过节，促使针感传导，对气血阻滞、针感传导迟缓者尤为适宜。

各家操作有所不同，徐凤所论的白虎摇头重点在于"退方进圆"和"摇振"；汪机第一法白虎摇头法着重于得气后以押手配合控制针感走向；汪机第二种白虎摇头法着重于针尖运动形成的方或圆形轨迹，每穴施术5息（约17秒）；李梴白虎摇头法在得气后，每穴共行六阴数6～8次；杨继洲赤凤摇头法是对什么方位操作退方和进圆进行了较为详细的描述，具体如下。

徐凤白虎摇头法。《针灸大全·金针赋》曰："白虎摇头，似手摇铃，退方进圆，兼之左右，摇而振之。"操作像手摇铃一样摇而振动。其操作过程为从天部向深部进针，先行进圆，按圆柱形的边缘，向右逐步盘旋，呈螺纹线，盘旋而进入地部。退方，即在退针的时候，按长方体的边缘，向左逐步盘旋呈直线横行直退。先右盘进圆，而后左盘退方，再左盘进圆，接着右盘退方。反复操作，周而复始，达到左右摇动，又摇又振的效果。

汪机白虎摇头法。《针灸问对》曰："行针之时，开其上气，闭其下气，气必上行；开其下气，闭其上气，气必下行。如刺手足，欲使气上行，以指下抑之；欲使气下行，以指上抑之。手针头按住少时，其气自然行也。进则左转，退则右转，然后摇动是也。又云：白虎摇头行血，虎为阴属之故。行针之时，插针地部，持针提而动之，如摇铃之状，每穴每施五息。退方进圆，非出入也，即大指进前往后，左右略转，提针而动之，似虎摇头之状。兼行提者，提则行荣也。"

汪机第一种白虎摇头法分为浅、中、深三层行针，左转针体进针插针，直至地部，欲使经气上行则用左手指按闭气行下方，使上气开启、经气上行，使下气闭合、防止经气下行。退针时右转，反复施针，然后左右摇动针体。可多次施针。汪机第二种白虎摇头法分为浅、中、深三层，进针后直插入地部，在地部提

针医百论（第2版）

动，针尖在地部同一水平面按正方形移动，提动时以小幅度提插并左右略微捻转针体，即退方。

李梴白虎摇头法。《医学入门》载："以两指扶起针尾，以肉内针头轻转，如下水船中之橹，振摇六数，或三六一十八数。如欲气先行，按之在后；欲气后行，按之在前。"按天、人、地三层行针，先轻捻转针体进入人部得气。仍在人部行针，在轻捻转中先右后左摇动针体，像下水行船摇橹一样，振摆针体六数或三六十八数，六六三十六数。如欲控制针感，使针感前行，用左手指按压针后，反之，如欲使针感后行，则用左手指按压针前。

杨继洲赤凤摇头法。《针灸大成》载："赤凤摇头手法，泻口凡下针得气，如要使之上，须关其下，要下须关其上。连连进针，从辰至巳，退针，从巳至午，拨左而左点，拨右而右点，其实只在左右动，似手摇铃，退方进圆，兼之左右摇而振之。"进针后须得气，并控制针感的方向。若使针感上行，应用左手指按压关闭下方。反之，使针感下行，则用左手指按压关闭上方。将针柄向右拨，则针尖向左下方，此方向为辰位。再将针柄拨向左方则针尖向正下方，此方向为巳位，这种拨针为进，即从辰至巳。之后将针柄拨向左方则针尖向右下方，此方向为午位，这种拨针为退，即从巳至午。反之，针尖从午经到巳辰为从午至巳、从巳至辰，从午到巳为进，从巳到辰为退。

各家白虎摇头法技术要领见表6。

表6　各家白虎摇头法技术要领

各家白虎摇头法	退方进圆	操作手法	其他
徐凤白虎摇头法	先右进圆，左退方；再左进圆，右退方	摇法、振法	—
汪机第一种白虎摇头法	进针左转，退针右转	摇法	辅以调气运行

各家白虎摇头法	退方进圆	操作手法	其他
汪机第二种白虎摇头法	拇指进前退后，左右略转	捻法、提插法	每穴五息；行荣气
李梴白虎摇头法	左右轻捻转针体	振法、摇法	六阴数；像水下摇橹一样
杨继洲赤凤摇头法	退方：针柄先拨向右再拨向左，再回到直立针身；进圆：针柄拨向左再拨向右，再回直立针身	拨法、摇法、振法	辅以调气运行

（3）苍龟探穴法

飞经走气四法之一，首见于《针灸大全·金针赋》，是以徐疾法和针向行气法结合形成的复式针刺手法。本法进针得气后，向上、下、左、右四方斜刺，按浅、中、深三层三进一退，如乌龟入土探穴的"钻剔"动作，有通行经脉的作用，与赤凤迎源相对。本法除有探索、增强针感的作用外，尚有行气、疏通经络、推行经气的作用。临床可用于治疗各种疼痛疾病，如四肢关节痹痛等。关于操作，各家有所不同，具体如下。

徐凤苍龟探穴法。《针灸大全·金针赋》载："苍龟探穴，如入土之象，一退三进，钻剔四方。"先直刺进针至地部得气，然后一次退至天部，用两手指扳倒针身以先上后下、自左而右的次序根据取穴部位的肌肉丰厚程度采用斜刺进针。每一个方向的针刺均应由浅入深，分三部徐徐进针至地部，在每深入一部时都需要拨动"得气"组织，即用手指抵住针柄做小幅的来回拨动，待得到新的针感时则一次退针至天部，然后再改变针刺方向，依上法行针。

汪机苍龟探穴法。《针灸问对》中论述了3种苍龟探穴法。法一："如入土之象，一退三进，钻剔四方。"法二："得气之时，将针似龟入土之状，缓缓进之，上下左右而探。上下，出内也；左右，捻针也。"法三："下针用三进一退，将两指按肉，持针于地部，右盘提而剔之，如龟入土，四围钻之。盘而剔者，行经脉也。"

法一同《针灸大成·金针赋》。法二：将针直刺入地部，使之得气，提针至天部，扳倒针身，向上、下、左、右斜刺或平刺钻剔。上下行提插手法，左右行捻转手法，四方探刺，达到似龟入土之象而缓缓进针。法三：下针时三进一退，即在天、人、地三部进针时，每部均经三次插入而一次退回。到达地部时则行右盘提而剔之，右盘就是在底部的一个平面上，针尖按右转方向边提插，边剔进，如龟入土，钻剔四方。

李梴苍龟探穴法。《医学入门》载："以两指扳倒针头，一退三进，向上钻剔一下，向下钻剔一下，向左钻剔一下，向右钻剔一下。先上而下，自左而右，如入土之象。"其操作过程为先直刺进针直达腧穴天部底层，然后扳倒针柄。行针时一次性退至天部顶层，随后采用斜刺或平刺分三次进针到天部底层。第一次进针的同时将针尖向上钻剔一下，第二次进针的同时将针尖向下钻剔一下，第三次进针到天部的底层，在底层先向左钻剔一下，后向右钻剔一下。如此向各方向反复操作。

各家苍龟探穴法技术要领见表7。

（4）赤凤迎源法

又称凤凰迎源，首载于《针灸大全·金针赋》，是"飞经走气"最后一法，是徐疾泻法与飞法等单式手法组合而成的复式补泻手法。该法在操作中如赤凤展翅飞旋的形态，故称凤凰迎源。《医学入门》《针灸问对》都以"复进至人部"行飞法，使

表7　各家苍龟探穴法技术要领

各家苍龟探穴法	操作部位	进退次数	进针角度	钻剔方向	辅助手法	其他
徐凤苍龟探穴法	天、人、地	一退三进	斜刺	先上后下自左而右	小幅度拨动	待针下出现新针感需退针至天部
汪机苍龟探穴法一	天、人、地	一退三进	斜刺	先上后下自左而右	小幅度拨动	待针下出现新针感需退针至天部
汪机苍龟探穴法二	天、人、地	一退三进	斜刺或平刺	上下左右	上下提插左右捻转	慢慢进针
汪机苍龟探穴法三	天、人、地	三进一退	斜刺或平刺	上下左右	上下提插左右捻转	地部右侧平面边提插边剔
李梴苍龟探穴法	天人地（每部再分三层）	一退三进	斜刺或平刺	先上而下自左而右	多向钻剔	反复操作

《针灸大全·金针赋》"复进其原"得到了具体的说明。赤凤迎源法在操作中刺激量较大，可使行气、守气，保持针刺感应，有疏通经络、行络脉之气的作用。因此有泻实的作用，可用于风寒湿痹痛证及痉挛等证。关于操作，各家有所不同，具体如下。

徐凤赤凤迎源法。《针灸大全·金针赋》云："赤凤迎源，展翅之仪，入针至地，提针至天，候针自摇，复进其原，上下左右，四围飞旋，病在上，吸而退之，病在下，呼而进之。"分层而施，有天、人、地部之分；行针的具体手法中，应用了"四围飞旋"，通过多向刺激来加强针感，促使针感扩散。在三部分层的范围内，直插针至地部，又提针尖回天部，进到人部，在人部针尖多向环周摇动、飞旋。病在上，随患者吸气环周摇动而退针；病在下，随患者呼气环周摇动向下进针。

汪机赤凤迎源法。《针灸问对》载："下针之时，入天插地，复提至天，候气入地，针必动摇，又复推至人部，持住针头，左盘按而捣之，如凤冲风摆翼之状。盘而捣者，行络脉也。"应在人部，即中层，施行左盘结合捣法，有"凤冲摆翼"的形式，才符合"凤凰迎源"的手法名称；此外还提出了手法的作用，即"行络脉"，是在人部向左方盘旋，按捣针尖，像赤凤展翅高飞之象。

李梴赤凤迎源法。《医学入门》载："以两指扶起针，插入地部，复提至天部，候针自摇；复进至人部，上下左右，四围飞旋，如展翅之象。病在上，吸而退之；病在下，呼而进之。"其保留了徐凤"上下左右，四围飞旋"的行针手法，对"复进其原"则继承了汪机"复推至人部"的理解并保留至今。根据病位的方向，根据患者呼吸进退针。如病位在上方，待患者边吸气边退针；病位在下方，待患者边呼气边向下插针。

各家赤凤迎源法技术要领见表8。

表8 各家赤凤迎源法技术要领

各家赤凤迎源法	操作部位	"源"路线	操作手法	其他
徐凤赤凤迎源法	天、人、地	插针至地部，提针至天部，候针摇动，再进到人部	摇法、飞法	进行操作。病在上，吸而退之；病在下，呼而进之

各家赤凤迎源法	操作部位	"源"路线	操作手法	其他
汪机赤凤迎源法	天、人、地	插针至地部，提到天部，候气针摇，插至地部，再提到人部	按法、捣法	—
李梴赤凤迎源法	天、人、地	插地入地，复提至天，候针自摇，复进人部	摇法、飞法	根据呼吸进退针，病在上，吸而退之；病在下，呼而进之

36. 论无痛透皮进针技术

针刺疗法是中医学外治最主要的疗法之一，对多种系统疾病的治疗均有良好的效果。但针刺治疗通常需要多针、多次进行。针刺疼痛与患者畏针情绪，是阻碍针刺治疗的主要因素，进而也影响针刺疗法的进一步推广。因此，无痛透皮进针技术对针刺疗法的应用及发展意义重大。下面将从几个方面来论述无痛透皮进针技术。

（1）进针疼痛的原因

进针是指刺手持针，使用指力、腕力将毫针刺透皮肤，并插入一定深度。其操作过程主要有两个方面：一是透皮；二是进针的深度。透皮是进针刺透腧穴表皮，到达皮下的操作技术，由于人体表皮分布着丰富的痛觉感受器，针刺疼痛多表现在透皮过程中。常见导致透皮痛的因素，多由于患者过于紧张或医师指力不足、指力不稳，引起进针疼痛，导致部分患者由于惧怕疼痛而抵触针刺疗法。患者紧张时可出现肌肉收缩隆起，皮肤硬韧，可使表皮的神经末梢痛觉感受器处于高度兴奋状态，此时进针容易产生明显疼痛。若医者针刺指力不足，下针时不能迅速刺透表皮，针尖在表皮层停留时间较长，使皮肤痛觉感受器兴奋，也是导致针刺疼痛的常见原因。进针时除有较好的指力外，稳、准、轻、快也是进针透皮的基本要求。针刺时指力过大，针体突然透入皮下深层肌肉，可引起肌肉兴奋性收缩、抽动，牵张皮肤也常发生疼痛。因此，指力和稳准轻快的手法是针灸医师必须达到的基本要求。进针前需观察和点按腧穴，避开毛孔、血管；另外舒适的体位可以减少患者的紧张情绪，进而减少疼痛。

（2）无痛透皮进针技巧

兴奋转移：对精神紧张的患者，用有效的方法转移其注意力，使其皮肤肌肉松弛后再下针。如《医经小学·针法》所说"掐穴故较深，持针安穴上，令他嗽一声，随嗽归天部"。咳嗽时，患者的兴奋点在咳的动作上，腧穴处紧张的皮肤肌肉会瞬间松弛，此时针刺则可达到无痛的效果。另外，也可以向患者提问题以转移注意力，此时紧张的肌肉常会松弛。

善用押手：在临床工作中，医师必须有较强的针刺指力，要善于使用押手，通过押手重按腧穴，可松弛肌肉皮肤，降低皮肤痛觉感受器的兴奋性，从而达到无痛或微痛的进针目的。正如《针经指南·标幽赋》所云"左手重而多按，欲令气散，右手轻而徐入，不痛之因"。

增强指力：临床医师加强进针法的练习，练习刺硬物，以增强指力。较好的练指力方法是持针刺胶管，若练至能熟练、准确、顺利快速地刺透 1 mm 厚的胶管，则快速刺透任何腧穴皮肤均不成问题。切记当针尖接触腧穴皮肤时，要快速透入皮下，但用力不能太猛，一般以针体透入皮下 3～5 mm 为度，稍作停顿后，再将针插入一定的深度，要了解针尖刺不透皮肤时会产生剧痛，针体猛然插入皮下太深也常产生疼痛，因此持针要稳、进针要轻快，才能达到无痛或微痛透皮的目的。

（3）无痛透皮进针技术的操作

无痛透皮进针是指针刺透腧穴表皮，到达皮下，使患者基本无痛或微痛的针刺操作技术。透皮刺入的操作，要根据患者的不同体位，以及针刺不同部位的腧穴，应用不同长短的针具，采用不同的操作方法，目的是使术者刺手下针有力，押手配合方便，使患者基本无痛或仅有微痛。临床常用的方法有插入法、叩入法、捻入法、飞入法、弹入法及管针进针法、进针器刺入法等多种。

1）叩入法：刺手拇示指捏针体下段，露出针尖3～5 mm，中指尖在腧穴上重压片刻，类似押手的作用，当中指尖抬起，离开腧穴的瞬间，拇示指持针快速向腧穴叩入，将针尖叩入皮下。此法适用于任何长度的针具，透皮速度快而有力，透皮疼痛轻微或基本无痛，对持针指力要求不高，但必须做到稳准轻快，初学者也能比较快地掌握。

2）插入法：押手重按腧穴后，置于穴旁，固定腧穴，刺手持针柄，针尖对准腧穴，当针尖接触腧穴皮肤的瞬间，运用指力和腕力，不加捻转或其他术式，快速将针插入皮下3～5 mm。如应用长针时，刺手可捏紧针体，对准腧穴快速插入。此法操作简单，透皮速度快，可用于任何部位及各种长度的针具。

3）捻入法：将针尖抵于腧穴皮肤时，以刺手的拇指和中、示二指持住针柄，运用指力稍加捻动，同时腕力下压将针尖刺入皮下3～5 mm的手法。此法需要指力腕力的配合使进针透皮速度更快，适用于任何部位；肌肉皮肤紧张及老年人皮肤硬韧者尤其适用。

4）飞入法：针尖抵于腧穴皮肤时，运用腕力快速甩动下压同时运用指力以拇、示指捻动针柄，拇指后退瞬即将针尖刺入，刺入皮下时五指放开做飞鸟状的手法。此法刺入速度较快，力度较大，不易控制。

5）弹入法：押手持针，用拇、示、中指扶正针身，对准腧穴后，刺手四指弯曲，拇指抵住中指（或示指），中指（或示指）对准针的尾部，然后用指甲部瞬间弹击针尾，针尖可迅速刺入腧穴。此法进针快而无痛，适用于中等长度的毫针。

6）管针进针法：用金属管或塑料管代替双手，选用平柄或管柄的毫针。右手握住针管的部位及握住的方法，左手持针装入针管的方向（针柄先进去，而不是针尖先进去，针尾露出针管外3～5 mm），将针管置于腧穴皮肤上，用手将针从管中迅速拍入或弹入腧穴内，进针后将套管或进针器抽去。此法在针尖迅速插入皮肤的一瞬间基本无痛，是惧怕针刺疼痛患者的首选。

7）进针器进针法：采用特制的圆珠笔式或手枪式进针器，将长短合适的平柄或管柄毫针，装入进针器内，下口置于皮肤上，用手指拉扣弹簧，使针尖迅速弹入皮下，然后将进针器抽出。此法缺少医师的针感和指感，故临床应用较少。

以上各种进针法，在临床应用时需根据腧穴所在部位的解剖特点、针刺深度、手法要求等具体情况施行，以进针方便、易于得气、避免痛感为目的，灵活选用相应的进针法。

（4）无痛透皮进针技术的意义

在针灸治疗的广泛应用中，发现针刺透皮时所产生的痛感是导致患者不愿接受针灸治疗的主要原因之一。无痛透皮进针技术是减轻针刺疼痛的一种舒适、有效的针刺治疗方法，并非针刺治疗时完全不产生疼痛，而是采取适当的方法，在最大限度地减轻针刺疼痛的同时保证针刺疗效。因此，无痛透皮进针技术的应用是对传统针刺疗法的继承和发扬，相信随着广大医者对无痛透皮进针技术研究的深入，无痛透皮进针技术会在临床中发挥更好的治疗作用。

37. 论古代营卫补泻针法

营卫补泻法最早载于《内经》，是根据营、卫二气的阴阳属性、生理功能及其分布、运行的特点而制定的补泻针法。

（1）营气与卫气

《灵枢·营气》曰："营气之道，内谷为宝，谷入于胃，乃传之肺，流溢于中，布散于外，精专者行于经隧，常营无已，终而复始，是谓天地之纪。"《灵枢·本脏》曰："卫气者，所以温分肉，充皮肤，肥腠理，司开阖者也。""卫气和则分肉解利，皮肤调柔，腠理致密矣。"《灵枢·营卫生会》曰："其清者为营，浊者为卫，营在脉中，卫在脉外，营周不休，五十而复大会，阴阳相贯，如环无端。"《灵枢·卫气行》曰："其浮气之不循经者，为卫气；其精气之行于经者，为营气。"营卫二气皆生于水谷，源于脾胃，出于中焦，都以水谷精气为其主要的物质来源，但在性质、分布和功能上，有一定的区别。营气，其性精专，行于脉中，具有化生血液、营养周身之功。而卫气其性剽疾滑利，行于脉外，具有温养脏腑、护卫体表之功。营主内守而属于阴，其气布于经脉深部，运行于内；卫主外卫而属于阳，其气布散于经脉浅部，运行于外。二者相互为用，相互制约，各司其职、周而复始运行并交会而阴阳相贯，不失其常，才能发挥其正常的生理作用。营卫失常则会导致疾病发生。根据营卫二气之形成，阴阳之属性，运行之特点及生理功能，形成最早的营卫补泻针法。《灵枢·寿夭刚柔》曰："刺营者出血，刺卫者出气。"《灵枢·官针》曰："脉之所居深不见者，刺之微内针而久留之，以致其空脉气也。脉浅者勿刺，按绝其脉乃刺之，无令精出，独出其邪气耳。"

《难经》以"刺荣无伤卫，刺卫无伤荣"为题，引入"营卫补泻"概念。《难经·七十六难》提出："当补之时，从卫取气，当泻之时，从荣置气"的原则，形成了《难经》营卫补泻法技术。宋代以后医家对营卫补泻有了新的认识，与《内经》不同。明代李梴《医学入门》阐述："补则从卫取气，宜轻浅而针，从其卫气，随之于后，而济益其虚也；泻则从营，弃置其气，宜重深而刺，取其荣气迎之于前，而泻夺其实也。"明代杨继洲《针灸大成》曰："呼尽内针，静以久留，以气至为故者，即是取气于卫；吸则内针，以得气为故者，即是置气于荣也。"

（2）营卫补泻法的技术操作

1）《内经》中营卫补泻法的技术操作。针刺入腧穴后可分为停留在深部取气的刺营法和停留在浅部取气的刺卫法。刺营时要刺入脉内出血，并长时间留针，是在深部行针的方法，针刺标准为出血，即刺营者出血。刺卫时，要求不能出血，要将血管按压空虚，待脉内血液减少时再刺，以防出血，故出针时只出气而不出血。刺卫是在浅部行针的方法，即刺卫者出气。

2）《难经》营卫补泻法的技术操作。《难经·七十一难》与《难经·七十六难》论述了两种不同的营卫补泻法。

营卫补泻法一。《难经·七十一难》载："经言，刺荣无伤卫，刺卫无伤荣。何谓也？然：针阳者，卧针而刺之；刺阴者，先以左手摄按所针荣俞之处，气散乃进针。是谓刺荣无伤卫，刺卫无伤荣也。"即《难经本义》中注："荣为阴，卫为阳。荣行脉中，卫行脉外，各有浅深也。用针之道亦然。针阳必卧针而刺之者，以阳气轻浮，过之恐伤于荣也；针阴者先以左手按所刺之穴，良久，令气散乃进针，不然恐伤卫气也。无，毋通，禁止辞。"针刺浅层属阳分的卫分时，要卧针斜刺或沿皮横刺，刺至皮下层，不伤及皮下静脉。针刺深层属营气的营分时，要先用左手按压腧穴，使浅层的卫气散开后，方可直刺腧穴。

营卫补泻法二。《难经·七十六难》载："何谓补泻？当补之时，何所取气？当泻之时，何所置气？然。当补之时，从卫取气；当泻之时，从荣置气。"《难经古义》注："所谓从卫取气者，浅留其针，得气因推下之，使其浮散之气取于脉中，是补之也。从荣置气者，深而留之，得气因引持之，使脉中之气散置于外，是泻之也。"

补法：毫针刺入浅层卫分，取得卫气后，即由浅而深入针，徐推卫气进入脉内。

泻法：毫针在深部营分取气，之后反复做上提动作，将脉内之气散于脉外。

3）李梴营卫补泻法的技术操作。《医学入门》载："补则从卫取气，宜轻浅而针，从其卫气，随之于后，而济益其虚也；泻则从营弃置其气，宜重深而刺，取其营气，迎之于前，而泻夺其实也。然补之不可使太实，泻之不可使反虚，皆欲以平为期耳。又男子轻按其穴而浅刺之，以候卫气之分；女子重按其穴而深刺之，以候荣气之分。"

补法：毫针刺入到浅层卫分而取气，轻缓而刺，针刺要浅，得气后深刺进针，然后将针退回到浅层，卧倒针身，施用随补针法，即顺经脉循行方向，调节针尖方向而刺。

泻法：毫针在深层营分取气，重急而刺，针刺较深，退针至浅部，然后调节针刺方向，施用迎泻针法，逆经脉循行方向而刺。

4）杨继洲营卫补泻法的技术操作。《针灸大成》曰："刺阳部者，从其浅也，系属心肺之分；刺阴部者，从其深也，系属肾肝之分。凡欲行阳，浅卧下针，循而扪之，令舒缓，弹而努之，令气隆盛而后转针，其气自张布矣。以阳部主动故也。凡欲行阴，必先按爪，令阳气散，直深内针，得气则伸提之，其气自调畅矣。以阴部主静故也。""呼尽内针，静以久留，以气至为故者，即是取气于卫；吸则内针，以得气为故者，即是置气于荣也。"又曰："补者从卫取气，泻者从荣置气……凡欲行阳，浅卧针，循而扪之，令舒缓，弹而努之，令气隆盛，而后转针，其气自张布矣，以阳部主动之故；凡欲行阴，必先按爪，令阳气散，直深内针，得气则伸提之，其气自调畅矣，以阴部主静故也。"以呼气为阳、吸气为阴，呼吸与营卫之气有关。

补法：浅刺，采用扪、循等法，使气舒缓，在患者呼气尽时进针，达浅部，用弹、努法使经气隆盛，而后捻转针体使经气散布，吸气时出针。

泻法：选穴后按压局部，使阳气散，在患者吸气尽时进针，得气后刺入深层（置气于营），于深层行提插泻法，最后随呼气出针。

（3）各营卫补泻法的技术要领

《内经》营卫补泻法是以出血和不出血为针刺的原则。中心内容是刺脉内的营和脉外的卫。刺营时，一定要刺入脉内出血，因此应用久留针的方法。刺卫时不能出血，要将血管按压空虚，待脉内血液减少时再刺，所以出针时只出气而不出血。《难经》营卫补泻法的第一种方法，即《难经·七十一难》补泻技术强调刺卫时要用卧针斜刺或沿皮横刺，只刺至皮下层，不要伤及皮下静脉，以达刺卫无伤荣，不可直刺、深刺；在刺营时，用力捏压皮肤进针，并无疼痛，即刺荣无伤卫。《难经》营卫补泻法的第二种方法的补法是从浅而深入针，从浅层卫分取气，送气徐推入内；泻法则从深层营分，即下针直达腧穴深层，由深层提针渐向浅层引气外出。该法的补泻是由浅入深和由深出浅的行针过程。李梴营卫补泻法是在营卫深浅取气的基础上，融入迎随经脉的针尖方向而构成的。从卫分取气，轻缓而刺，然后施用随补针法，调节针尖，使之顺着经脉循行的方向。从营取气即深层取气，重急而刺，针刺要深，之后施用迎泻针法，调节针尖，使之逆着经脉循行的方向。杨继洲营卫补泻法在浅取卫分、深取营分的基础上，增加呼吸方法，以呼吸定补泻。呼气为阳，吸气为阴。呼气纳针而针入卫分，吸气时出针为补；吸气纳针而针入营分，呼气时出针为泻。各家营卫补泻法的技术要领见表9。

表9　各家营卫补泻法的技术要领

各家营卫补泻法	技术要领
《内经》营卫补泻法	刺卫分：①选穴后按压局部血管；②浅刺不出血；③刺卫分出气。刺营分：①选穴后直刺入脉；②深刺出血；③留针时间长
《难经》营卫补泻法一	刺卫分：①斜刺或横刺；②刺至皮下层；③不伤及皮下静脉。刺营分：①左手按压腧穴；②浅层卫气散开；③直刺深入营分
《难经》营卫补泻法二	补法：①速刺入浅层；②行针得气；③由浅入深，入脉中；④迅速出针。泻法：①慢进入深部；②行针得气；③反复紧提慢按动作；④慢慢出针
李梴营卫补泻法	补法：①刺入卫分得气；②深进后退针至浅部卧针；③顺经络循行方向而斜刺。泻法：①深刺至营分得气；②退针至浅层卧针；③逆经络循行方向而斜刺
杨继洲营卫补泻法	补法：①采用扪、循等法使气舒缓呼气尽进针；②于浅部用弹弩等法；③气隆盛时捻转针体；④吸气尽时出针。泻法：①按压局部使阳气散；②吸气尽进针；③得气后于深部行提插；④呼气尽而出针

（4）营卫补泻法的注意事项

营卫补泻法，针刺以深浅为原则。具体深浅尺寸应以腧穴解剖位置为依据，在可刺的深度内施术。如合谷穴可直刺1.5寸，浅层卫分为0.5寸，深层营分则为1.5寸，其余腧穴类推。营卫补泻法，应以得气为要领，不论补法还是泻法，首先要有针感（得气），然后再行其他手法。如果在规定的深度内，久不得气，可用候气法、催气法以求得气；上述五种营卫补泻法技术的操作，以浅刺卫分和深刺营分的方法为基础，加以卧针、直刺、刺血、不出血，迎随经络的针向，配合呼吸，亦有配合男女性别而采用不同方法的补泻法，对此类分别，应注意区分。

（5）营卫补泻法的临床应用

营卫补泻法主要以针入腧穴后，停留在浅部卫分或深部营分取气为基础。无论是加入横刺、直刺、出血、不出血、浅刺、深刺、迎或随、呼或吸，都主要起到补虚泻实的作用。刺营出血，适用于血瘀证（疼痛时静脉血管明显充盈的疾病如偏头痛、充血性头痛、充血性牙痛等），以及局部炎症致静脉血管充盈、实热致肢体静脉充盈等病症，相当于现代的放血疗法。浅刺刺卫对外感风寒、寒热往来、游走性疼痛、皮肤疼痛、阵发性腹痛、皮肤瘙痒及静脉曲张有较好的治疗作用，相当于现代的浅刺法，如皮肤针法、皮内针法。

38. 论九六补泻针法

九六补泻法是依据《周易》理论，选九、六两数，在天、地、人部进行捻转、提插以九、六数或九、六的倍数作为补或泻的刺激量的一种行针的补泻方法。九为奇数，属阳，六为偶数，属阴。古人认为阳数奇属天，为补，阴数偶属地，为泻，故补法用九数，泻法用六数。明代《针灸大全》《针灸聚英》《针灸大成》《医学入门》等书籍较早记载了九六补泻法，且已经应用九阳、六阴之数，结合其他补泻手法，构成各种复式补泻针法。其中以《针灸大全》《医学入门》记载较为丰富、全面。

（1）九六补泻法的技术操作

在九六补泻法中，首先须掌握九六的阴阳属性和初、少、老之分。"六"为阴属泻、"九"为阳属补，九六之数具体又分初九、少九、老九和初六、少六、老六（表10）。

表10　九六补泻法

	初	少	老
阳数	9	$3 \times 9 = 27$ $7 \times 7 = 49$	$9 \times 9 = 81$
阴数	6	$3 \times 6 = 18$ $6 \times 6 = 36$	$8 \times 8 = 64$

　　九六补泻法，须与提插法与捻转法相结合应用，也就是说，基础的提插法和捻转法结合九阳、六阴，是九六补泻法的基本方法。

　　1）徐凤九六补泻法的技术操作。徐凤在《针灸大全·金针赋》中所著录的许多针刺补泻法中，都有"九六"补泻法的操作，如"烧山火""透天凉""阳中引阴""阴中引阳""子午捣臼""进气之诀""留气之诀""抽添之诀"。现将"烧山火""透天凉"操作介绍如下。

　　徐凤《针灸大全·金针赋》："烧山火……用九阳而三进三退""透天凉……用六阴而三出三入"。

　　补法：强补的烧山火法，在分为天、人、地三部的基础上三进三退。三进，即插针入天部，从天部进入人部，从人部进入地部，分为三部，每部进行九数的提插或捻转。三退，进入地部行针九阳数后，逐步提退至人部、天部。每部仍行提插或捻转九阳数，然后出针。

　　泻法：强泻的透天凉法，在分为天、地、人三部的基础上三出三入。三出，即将针插入地部，从地部提退到人部，从人部提退到天部，分为三部，每部进行六数的提插或捻转。三入，进入天部行针六阴数后，逐步向人部、地部插入。每部仍行提插或捻转六阴数。

2）李梴九六补泻法的技术操作。《医学入门》载："凡言九者，即子阳也；言六者，即午阴也。但九六数，有多少不同，补泻提插皆然。言初九数者，即一九也。然亦不止于一九便了，但行至一九，少停又行一九，少停又行一九，三次共三九二十七数，或四九三十六数。言少阳数者，七七四十九数，亦每次七数，略停。老阳数者，九九八十一数，每次二十七数，少停，共行三次。言初六数者，即一六也。然亦不止于一六便了，但行至一六，少停又行一六，少停又行一六，三次共三六一十八数。言少阴数者，六六三十六数，每次一十八数，少停，共行三次。言老阴数者，八八六十四数，每次八数，略停。"

补法：在行针提插或捻转时用九数，九数即子阳数。一九数即为初九数，在行针中行三至四个初九数，即三九二十七数或四九三十六数均为行初阳数补法，每行一九数，中间可少停约10秒再行下一九数。少阳数行针，也是在提插或捻转时以七数计算，共行针七七四十九数，每行针七数，可停约15秒，再行下一七数，为行少阳数补法。老阳数行针，亦在提插或捻转的同时，配以九数行针，总数为九九八十一数，每次行针27次，少停30秒左右，再刺，共行针3次，为行老阳数补法。在补法中还根据时辰、阴阳日、阴阳经进行阳数的选择使用。子时至午时用九阳数进补，阳日刺阴经，用九阳数进补。

泻法：在行针提插或捻转时用六数，六数即午阴数。一六数即为初六数，在行针中行三个初六数，共三六一十八个数，为行初阴数补法，每行一个初六数，中间可少停10秒，再行下一六数。少阴数行针，是在提插或捻转时以六数计算，共行针六六三十六数，每次行针18次，分2次行针，每次停20秒左右，再行下一次，为行少阴数补法。老阴数刺法行针，是在提插或捻转时以八数计算，共行针八八六十四数，每次行针 8 次，分 8 次行针，每次少停 10 秒左右，再行下一次，为行老阴数刺法。在泻法中也根据时辰、阴阳日、阴阳经进行阴数的选择使用。午时至子时用六阴数而泻，阳日刺阴经，用六阴数而泻。

（2）九六补泻法的技术要领

九六补泻法必须与提插法或捻转法相结合。补为九及九的倍数（亦可用少阳数的三九二十七、七七四十九数或老阳数九九八十一数）；泻为六及六的倍数（亦可用少阴数三六一十八数、六六三十六数或老阴数八八六十四数）。在操作时，应明确属于阴阳的六九数的老、少、初。针刺的深度相对深些，可分为三部，即浅、中、深（天、人、地）：第一、第二、第三针感层。一般在人部和地部行针。李梴九六补泻法还根据时辰、阴阳日、阴阳经而采用不同的形式进行补泻。总之，技术要领要掌握 3 点：一是先浅后深或先深后浅；二是施术数量为九的倍数或六的倍数；三是用捻转法或提插法。各家九六补泻法的技术要领见表 11。

表 11　各家九六补泻法的技术要领

名家九六补泻法	技术要领
徐凤九六补泻法	补法：①用九阳而三进三退；②在天、人、地中一部施术；③用左转法或紧按慢提法各九次或九的倍数次。泻法：①用六阴而三出三入；②在天、人、地中一部施术；③用右转法或慢按紧提法各六次或六的倍数次
李梴九六补泻法	补法：①在天、人、地中一部，用左转法或紧按慢提法；②初九数行针，每次九数，行三九二十七数；③少阳数行针，每次七数，行七七四十九数；④老阳数行针，每次三九二十七次，行八十一数。泻法：①在天、人、地中一部，用右转法或慢按紧提法；②初六数行针，行三六一十八数；③少阴数行针，行六六三十六数；④老阴数行针，行八八六十四数

（3）九六补泻法操作的注意事项

在单纯采用九六补泻时，必须辨别寒热虚实，分清轻重。在实际治疗中准确施行初、少、老九六之数。在连续施行九补六泻的手法时，每次手法后都应稍停一会，无论是 10 秒、15 秒、20 秒，还是 30 秒，都需根据病情和患者的状态而确定，然后再施行下一次的手法。施行补泻兼施的手法时，必须以先后补泻的顺序施行，先行九补，再行六泻，或先行六泻，再行九补。九六补泻手法在结合成复式手法时，一般分天、地、人三部施针，在中深层进行补泻。如果单纯应用九六补泻，亦可分为两层，营与卫，在针刺要求的深浅原则下，在其中一部施术。

（4）九六补泻法的临床应用

九六补泻法除依据以上方法操作外，还可结合徐疾补泻、开阖补泻构成烧山火或透天凉手法，以达到较强的补虚泻实的目的。亦有构成一种补泻兼施的综合手法，如子午捣臼、阳中隐阴、阴中隐阳、龙虎交战、龙虎升降、青龙摆尾等。

39. 论三刺补泻针法

三刺补泻法首载于《内经》，为古老的针刺方法之一。《灵枢·终始》言："一刺则阳邪出，再刺则阴邪出，三刺则谷气至，谷气至而止。"刺法有三，运用深浅不同的三刺法，候至谷气，而产生针刺的感应，达到补泻的目的。元代医家窦汉卿的著作中记载了三进的操作方法，对三退法进行了补充。且后世的多种复式补泻方法，如"烧山火""透天凉""赤凤迎源"等，皆以三刺的深浅层次为基础发展而来。后世又将三刺法分为天、人、地三层刺激法，即浅、中、深三部，亦称为第一、第二、第三针感层。刺激的层次不同，针感也不相同，作用亦不相同。

（1）三刺补泻法的技术操作

《内经》三刺补泻法的理论依据是，邪僻之气侵入体内，与气血妄合，致使阴阳气血失去原有的正常状态，营卫气血失去正常运行的规律，邪气停留于皮肤、肌腠、经络、脏腑之中，出现了各方面的异常表现。以上病变，要采用深浅不同的针刺治疗方法。

一刺，即浅刺，是刺到皮下层，即天部（第一针感层），刺到卫分，驱逐侵入阳分的邪气，使阳分的邪气泻出。

再刺，即中刺，刺入肌肉层的阴分，即人部（第二针感层），刺到营分能放出阴邪，使血气来。

三刺，即深刺，是刺入肌肉间，即地部（第三针感层），则会出现谷气，谷气的出现说明已达到补泻的目的。

（2）三刺补泻法的技术要领

根据病情的不同，分别刺入三层，而得出邪气、谷气，出现的不同针感而发挥针刺的治疗作用。邪气出现时，手感紧，针感强烈且出现较快，还会体会到不舒适的针感；而谷气的出现，则表现为缓慢而柔和的感觉。因此本法的技术操作要求有3点：确定病证的性质，掌握刺激的深度，清楚邪气、谷气出现的表现。《内经》三刺补泻法的技术要领见表12。

表12　《内经》三刺补泻法的技术要领

	技术要领
《内经》三刺补泻法	①浅刺入卫分，相当于天部、皮下层，为一刺；②驱逐阳邪，手感紧，患者感到针感强烈；③再刺入营分，相当于人部、肌肉层，为二刺；④放出阴邪，使血气来，患者感到针感强烈；⑤深刺入谷分，相当于地部、肌肉间，为三刺；⑥谷气出现，患者感到缓慢柔和之感；⑦补虚深刺，泻邪浅刺

（3）三刺补泻法的临床应用

本法适用于由外邪引起的各种病证，临床应用举例如下。

表证三刺法：外邪侵入人体的初期，多为表证。如感冒的恶寒、发热、体温升高；疟疾的寒栗和身热；风湿病的皮肤红肿或疼痛、麻木及皮下结节等；风疹的皮肤瘙痒等都属于邪入阳分，亦称阳邪。治疗时重点是一刺，在第一针感层施术，可配合应用提插法，使第一针感层的阻力减弱到不明显为止，即驱逐出阳分的邪气。接着将针深刺到第二针感层，即二刺，出现针感稍加行针，即驱逐出侵入阴分的邪气。最后深刺至第三针感层，出现针感（徐而和）后即可一次将针提出体外。

里证三刺法：外邪侵入的后期，多为里证。如感冒咳嗽、胸痛胸闷、疟疾（脾大）、风寒湿热所致的痹证（疼痛），均属于邪入阴分，为里证。治疗时重点刺激第二、第三针感层。一刺在进针后第一针感层稍加行针，得针感后行二刺，将针刺入第二针感层，遇到明显阻力时用提插法，当阻力减弱到不明显时（驱逐出阴邪），再行三刺，将针进入第三针感层，可有明显的阻力感（阴邪），在阻力感层遂用提插法行针，使阻力感逐渐减弱以至消失，之后出现柔和的针感，即谷气出，可将针一次提出体外。

（4）三刺补泻法的注意事项

因三刺补泻法须分三个针感层，故应选择深度适宜的腧穴进行操作。该法应注意体会谷气与邪气的感觉。医者注意体会，并对患者进行观察和询问。在出现邪气或谷气的感觉后迅速行针补泻，即可达到补泻目的。

40. 论子午捣臼针法

子午捣臼法首载于明代徐凤所著的《针灸大全·金针赋》。此后《针灸聚英》《针灸问对》《针灸大成》《针灸大全》等均对子午捣臼针术有所论述。子，方位在下，为北，时间为夜半。午，方位在上，为南，时间为正午。子午象征方位的转动，意指捻转。捣臼，即指古代用杵在臼内舂米之状，捣臼说明杵在臼内上下舂米的动作，意指提插动作。子午捣臼法，是指以捻转法和提插法为主，并结合徐疾补泻的复式针刺手法。

（1）子午捣臼法的操作

徐凤在《针灸大全·金针赋》中论述："子午捣臼，水蛊膈气。落穴之后，调气均匀，针行上下，九入六出，左右转之，千遭自平。"即将所刺腧穴分天、人、地三层，针刺入天部得气后，经过九次下插，边进边捣，到达地部，下插同时左右捻转针体，即九入；到达地部，分六次提退到人部，提退时仍配合转针，即六出，反复多次，即出针。九入，即捣臼的动作，提针速度较慢，下捣速度较快，力量也大于提。捣针分三层，每层下捣三次，总计九次，同时配合捻针。提针亦为三层，每层提退两次，提针力量大，总计六次，配合捻针。

徐凤子午捣臼法的技术要领：①直刺入天部得气；②边捣边进，九次达地部，同时左右捻转针体；③六次提退配合左右捻转针体提回人部；④反复操作。

王富春教授对子午捣臼法有自己独到的见解，他认为子午捣臼法是在分三部的基础上进行的，每部三进，共九进，到地部后，每部二退，共六退，结合捻针旋转，因此操作时应注意掌握腧穴的深浅，以确定分部，进行正确操作。九进六退，进时紧按，退时紧提，达到捣臼的目的，加之捻转，从而起到一定的泻的作用。

子午捣臼法作为九六补泻手法中的一种，除了可以单独使用，还能与其他手法相配合，进行治疗，如李梴针刺吐法技术、李梴针刺下法技术等。也有研究认为刺激量应视患者的感应及耐受程度灵活掌握，不必强求或拘泥于九六之数，指出九六补泻实质是一个刺激量的问题，而机械地运用九补六泻，实属牵强附会，不切实际。

（2）子午捣臼法与徐疾补泻法的关系

子午捣臼法包含徐疾补泻手法，在进针与出针的过程中通过控制针刺的速度和捻转的次数进行补泻，还通过提插针体，促进患者针下得气。子午捣臼法与徐疾补泻法相比，刺激量更大、范围更广，对于一些实证、顽症有更好的治疗效果。子午捣臼法从天（浅）、人（中）、地（深）三部进行操作，从浅进深，从深退浅，每部操作都为捻转法和提插法相结合，配合徐疾补泻，得气效果更佳。

（3）子午捣臼法的临床应用及意义

中医理论治疗疾病的根本就是调理脏腑、平衡阴阳，而子午捣臼法可导引阴阳之气、壮阳以利水、补阳兼泻阴，能消肿利水，用以治疗由阳气不行、水湿泛滥导致的水肿、鼓胀，"蛊膈膨胀之疾"，包括腹水、严重的胃肠胀气、肝脾大及食积等症，此外，还可治疗腰肌劳损等症。临床上对于一般新病、实证和体质相对强壮的患者均适用。

在现代临床医学中，一些学者将子午捣臼法与热敏灸、穴位贴敷等相结合，进行临床研究和治疗，研究结果和疗效也是十分可观，二者相结合是传统补泻手法与现代新兴理论互相配合的一种全新尝试，既发扬了我国古代的针灸技术，又与现代科技相结合，相辅相成，相互促进。

41. 论龙虎升降针法

龙虎升降法是以捻转、提插补泻手法与行气法相结合的复式补泻手法，首载于高武的《针灸聚英》，书中曰："龙虎飞腾捻妙玄，气通上下似连山，得师口诀分明说，目下教君病自痊。"后来，明代医家汪机、杨继洲分别在《针灸问对》和《针灸大成》中对龙虎升降法有论述。上述三位医家将此种针法分别命名为"龙虎飞腾""龙虎升腾""龙虎升降"，前两者的意思基本相同，"升腾"和"飞腾"都是向上的意思。而"升降"则是形容向上又向下操作的意思，与前两者不同义，但三者的操作方法，都是有深有浅，故应用"升降"二字表达最为贴切。本法之所以称为龙虎，是因为其中有向左转或左盘、向右转或右盘的操作，古代青龙、白虎位对方向的左右；之所以称为升降，是因为其中有盘按、盘提、按而提之的操作。

(1) 龙虎升降法的操作

汪机所论述的龙虎升腾法载于《针灸问对》曰："龙虎升腾，先于天部持针，左盘按之，一回，右盘按之，后一回，用中指将针腰插（拨）之，如拨弩机之状。如此九次，像青龙纯阳之体。却推针至地部，右盘提之，一回，左盘提之后，一回，用中指将针腰插（拨）之。如此六次，象白虎纯阴之体。按之在后，使气在前；按之在前，使气在后。若气血凝滞不行，两手各持其针行之。此飞经走气之法也。"该法的操作是将腧穴可刺深度分为天、人、地三部，重点刺激天部和地部。首先将针刺入天部，先用左盘法，盘即转圆之意，同时加用按法至人部，随即慢提至天部；再同法向右盘按一回，再做弩法，将针插直后，用中指拨动针柄，如拨弩机的形状，共弩九次；将针插入地部，施左右盘提法，先向右转圆重提轻按，后左转圆重提轻按；再做弩法，将针插直后，用中指拨动针柄，共弩六次。在操作时用左手控制针感方向，欲使气在前，按之在后，欲使气在后，按之在前。

杨继洲所论述的龙虎升腾法载于《针灸大成》，曰："龙虎升降手法，凡用针之法，先以右手大指向前捻之，入穴后，以左手大指向前捻，经络得气行，转其针向左向右，引起阳气。按而提之，其气自行。如气未满，更依前法再施。龙虎升腾捻妙法，气行上下合交迁。依师口诀分明说，目下交君疾病痊。"该法的操作是将腧穴的可刺深度分为三层，即天、人、地三部。先用右手持针，大指向前捻，示指向后进入天部，之后，换左手大指向前捻，再向左、向右捻转针体，捻后即向下插按针体，再向上提针体。可反复操作，反复上下即为升降。

比较两家的论述，操作各有特点。汪机所论述的操作方法重点是刺激天部和地部，即第一针感层和第三针感层。使用左右盘按、左右盘提法，其中增加了弩法的操作动作，作用是利用针体的拨动激发针感，使之出现一种柔和的针感。"如拨弩机之状"，其中，弩机是用机关发射箭，多数是用中指扣动扳机将箭射出。"用中指将针腰插之"，该处的"插"并非提插中的插或进的动作，而是用中指用力扳动针体，如扣动弩机一样的动作。杨继洲的龙虎升降法主要是捻转法和提插法的组合，其中有右手和左手的换手动作，目的是加强针感。原文中"引起阳气"是指天部的针感。"气行上下交合迁"，是地部和天部的感觉互相交合。如此进行上下反复的操作为升与降。

两家的操作均为三层操作，因此应注意针刺的深度和部位。一般以肌肉丰厚之处为佳，如四肢及臀部、腹部。汪机的盘按、盘提及弩法要仔细操作方可达到要求，掌握好盘按、盘提及弩法的技术。杨继洲所论龙虎升降法，先将针用右手大指向前捻入穴内，再用左手大指向前捻针，得气以后，再左右捻转针体，并下按上提（升降）。根据针感传导的要求，可采用使气向前、按之在后，使气向后、按之在前的方法。各家龙虎升降法的技术要领见表13。

（2）龙虎升降法与提插补泻法的关系

龙虎升降法是在天、人、地三部分别进行提插法和捻转法，来促使所刺腧穴部位得气。提插补泻是在针刺腧穴得气后，通过提、插针体，进行补泻手法的操作。二者虽都有促进患者得气的功效，但龙虎升降法弥补了提插补泻单式手法的不足，且操作层

表13　各家龙虎升降法的技术要领

各家龙虎升降法	技术要领
汪机龙虎升腾法	①直刺进针至天部；②先左盘按一次；③后右盘按一次；④插直针，用中指拨针柄，如拨弩机九次；⑤进针至地部；⑥右盘提一回；⑦左盘提一回；⑧插直针，用中指拨针柄，如拨弩机六次；⑨使气在前，按之在后；⑩使气在后，按之在前；⑪反复操作
杨继洲 龙虎升降法	①右手持针，大指前捻，示指后捻入天部；②左手大指向前捻，示指后捻；③向左向右捻转针体；④向下按，向上提针体；⑤反复操作

次较多，更有渗透力。汪机的龙虎升腾法还配合了弩法，在三部进行操作之后，用弩法使患者产生一种较柔和的针感，对捻转法和提插法的强刺激进行了一定的中和，减轻了患者的针感。

（3）龙虎升降法的临床应用及意义

临床实践表明，该法的镇痛作用，与捻转的次数和角度关系密切。在针刺至腧穴一定深度时，向一个方向捻转到一定次数，就会产生组织纤维缠绕针体、扯拉针感组织的现象，水肿患者使用该法时，由于针体与组织之间渗出液较多，组织纤维不易缠绕针体，捻针时针感不佳，可配合其他方法以加强针感。后世针灸医家也已通过临床实践肯定了其止痛效果。但就文献资料来看，龙虎升降法还应在更多更广的领域发挥其独特的作用，如漏肩风、颈椎病、腰痛、风寒湿痹等常见病，以及截瘫、中风后遗症等瘫痪病证，亦可治疗疟疾等寒热往来之证，还可用来调和阴阳、疏通经气、补泻兼施，治疗疼、痛、痒、麻等营卫虚实不调之症，如外寒内热出现的皮肤畏寒、口渴、便秘及内寒外热出现的恶热、消化不良、怕冷食等症，此法对胃及十二指肠溃疡、胆结石、慢性肾炎等症也有较好的疗效。

42. 论运气针法

运气法首载于明代杨继洲的《针灸大成》，是在《针灸大全·金针赋》《针灸问对》中"进气法"基础上发展起来的一种手法。进气法与运气法两者在手法、技术、临床主治等方面有较多的共性，因此，人们也将进气法与运气法统称为运气针法。本法是补泻手法与行气法相结合，在腧穴中行提插泻法，并配合针尖方向与吸气，以调节针感走向，促使气至病所的方法。下面从以下几个方面探析运气针法。

（1）运气法的操作

运气法在古代文献中不同医家有不同的记载。

杨继洲是第一位提出运气法的医家。《针灸大成》载："运气法，能泻，先直后卧。运气用纯阴，气来便倒针，令人吸五口，疼痛病除根。凡用针之时，先行纯阴之数，若觉针下气满，便倒其针，令患者吸气五口，使针力至病所，此乃运气之法，可治疼痛之病。"该法特点是先直刺入腧穴，而后卧倒针身。先将毫针直刺入腧穴天部（人部亦可），在该腧穴内行慢按紧提（或右转）六数（或十八、三十六数），待针下得气，患者有针感扩散时，将针微微退出，使针尖朝向病所，将针柄板倒压在皮肤上，使感应向病所放散，然后让患者吸气5口，使气向较远处运行，以气至病所为佳。

徐凤在《针灸大全·金针赋》中说："进气之诀，腰背肘膝痛，浑身走注疼。刺九分，行九补，卧针五七吸，待气上下。"该法特点是将针刺入腧穴约九分的深度行九阳数，即紧按慢提或左转九数（或二十七、四十九、八十一数）待针感出现后，卧倒针身留针5~7息。

汪机在《针灸问对》中云："进气法，针入天部，行九阳之数，气至，速卧倒针，候其气行，令患者吸气五七口，其针气上行，此乃进气之法，可治肘、臂、腰、脚、身疼。"该法特点是在天部行针，进针后紧按慢提九数（二十七、四十九、八十一数）或用捻转法左转九数。针感出现后，将针稍提起2～3分，针尖向病所而卧倒针身，成45°角，留针5～7息。

进气法与运气法名称虽不相同，但操作并无太大差异。徐凤进气法是针刺入后行提插或捻转九阳数，气至后卧针留针7息。汪机进气法是在天部行针，仍是进针得气后行九阳数，然后卧倒针身，吸气7息。进气法均为补法。杨继洲运气法是进针后捻转或提插六阴数，得气后向病所卧倒针身，令患者吸气5口，为泻法。各家运气法的技术要领见表14。

表14　各家运气法的技术要领

各家运气法	技术要领
徐凤进气法	①刺入腧穴约九分深；②紧按慢提或左转九数；③针感出现，卧倒针身，留针5～7息；④反复多次
汪机进气法	①刺入腧穴天部；②紧按慢提九数或左转九数；③待针感出现；④稍提针2～3分；⑤针尖向病所斜刺；⑥令患者吸气5～7口
杨继洲运气法	①直刺入腧穴；②捻转六阴数；③针下气满，微退针；④针尖朝向病所，扳倒针柄；⑤令患者吸气5口

在操作过程中，运用进气法刺入九分处，实际深度可根据病情及腧穴的位置，适当增加或减少。提插或捻转的速度、频率、角度、幅度、次数、强度均应视患者状况而定。进气法与运气法应用部位以四肢大关节附近腧穴为宜。运气法行针为六阴数，提插或捻转均用泻法，进气法均为补法，二者不应混同。针下得气后，可少许提起针尖，然后卧倒针身使针尖直指病所，以达运气

的目的。患者可采用深呼吸的方法，亦可采用鼻吸口呼的方法，吸气要短而快，呼气要长而慢，也可连续有意识地用鼻吸气5次。

（2）运气法与呼吸补泻的关系

两种针法在操作过程中都配合气的调节。运气法是将补泻手法与行气法相结合，在腧穴中行提插泻法，并配合针尖方向与吸气，以调节针感走向，促使气至病所的方法。呼吸补泻是在应用针刺手法的同时配合患者呼吸的方法。两种法都需要患者配合呼吸，但运气法是得气后针不动，患者呼吸几至；呼吸补泻是患者呼吸的时候进针或出针。运气法比呼吸补泻法操作更复杂，更易使针感达到病所。

（3）运气法的临床意义

王富春教授通过比较三家的论述，认为徐凤、汪机进气法有催气、行气的作用，同时补气助阳，可治疗各种风湿痹证、腰肌劳损，以及由于阳虚阴盛而气血不通、针感不易达到病所的情况，尤其对虚证疼痛有效。而杨继洲运气法有催气、行气、疏通气血、去壅决滞的祛实泻法作用，临床用于治疗各种因气滞血瘀导致的疼痛病证，尤其对实证疼痛有效。

43. 论纳气针法

纳气法首载于明代徐凤《针灸大全·金针赋》，在《针灸问对》《针灸聚英》中又有发展。《针灸大成》称之为"中气法"。该法是进气法与运气法的深化，是提插补泻手法与针尖方向、吸气、插针等行气法的结合，较运气、进气之法行气作用更强。

（1）纳气法的操作

古代文献中对纳气法的记载也很多。《针灸大全·金针赋》："运气走至疼痛之所，以纳气之法，扶针直插，复向下纳，使气不回。"《针灸问对》载："纳气法，下针之时，先行进退之数，得气便卧倒针，候气前行，催运到于病所，便立起针，徐徐按倒，令针尖向病，使气上行至病所，扶针直插，复向下纳，使气上行不回也。"《针灸聚英》载："纳气还与进气同，一般造化两般工，手中用气丁宁死，妙理玄玄在手中。"《针灸大成》载："中气法，能除积，先直后卧，泻之。凡用针之时，先行运气之法，或阳或阴，便卧其针，向外至痛疼，立起其针，不与内气回也。中气须知运气同，一般造化两般功。"

王富春教授通过对古代文献的研究总结，认为纳气法将腧穴的可刺深度分为三层。先将针刺入天部，用提插或捻转的手法深求针感，出现明显的针感后，再扳倒针体，针尖指向病所方向，待针感向病所放散时，令患者吸气，催送经气上行。待气至病所时，须立即扶针直插，立直针身，深刺至人部或地部，行针使深层产生针感，其用意是使传向病所之气不复后退。静待片刻，亦可反复施行，不断行气。纳气法的技术要领见表15。

表15　纳气法的技术要领

	技术要领
纳气法	①针刺入天部；②提插或捻转得气；③针尖朝向病所，扳倒针柄；④针感向病所刺激，令患者吸气；⑤气至病所，立针深入；⑥气行

（2）纳气法和运气法的关系

运气法是补泻手法与行气法相结合，在腧穴中行提插泻法，并配合针尖方向与吸气，以调节针感走向，促使气至病所的方法。而纳气法是进气法与运气法的深化，是提插补泻手法与针尖方向、吸气、插针等行气法的结合，较运气、进气之法行气作用更强。二者均是提插或捻转得气后，针尖朝向病所并令患者呼吸。但纳气法在气至病所后，立即立针深入，使传向病所之气不复后退，所以行气效果更强，位置更加深入。

（3）纳气法的临床意义

王富春教授认为纳气法操作时要取得针感，气至病所，且保持针感。因此在临床操作上应使用快速进针法，先刺入天部，用提插或捻转法使之得气，扳倒针身使气至病所，直立针身向人部、地部刺入，直插下纳。特别要注意针感的产生、针感的传导和针感的保持，以及医者和患者的密切配合，才能达到纳气的作用。

纳气法的操作要点是先直刺入天部，通过提插或捻转使之得气，然后扳倒针身朝向病所，以达气至病所，再将针深插入人部、地部，保持得气状态，使气不回，即为纳气。纳气法可以疏通气血、消除积聚、祛风止痛，治疗癥瘕积聚、风湿痹痛、肌肉萎缩、各种疼痛病证及急性胃肠炎等。但是在操作时，必须在掌握运气法的基础上进行操作，待气至病所后，再扶针直插下纳，熟练掌握后才可以发挥其补泻效果。

44. 论留气针法

留气法又称为流气法，首载于明代徐凤《针灸大全·金针赋》，之后高武、汪机、李梴、杨继洲等明代医家在此基础上，对该法的操作方法、技术、临床应用加以充实、发挥，形成了留气法。该法是由徐疾补泻、提插补泻、九六补泻组合而成的复式针刺手法。

（1）留气法的操作

1）徐凤留气法。《针灸大全·金针赋》载："留气之诀，痃癖癥瘕，刺七分，用纯阳，然后乃直插针，气来深刺，提针再停。"该法在操作时先将针刺入七分深，用紧按慢提法九次（或二十七次、四十九次、八十一次），气至后将针刺入深层，再将针提至浅部，再行紧按慢提法九次或九的倍数次，再得气，再深刺,反复进行多次。

2）李梴留气法。《医学入门》载:"治痃癖癥瘕气块,先针入七分,行老阳数,气行,更深入一寸,微伸提之,却退至原处,不得气,依前法再施,名曰留气法。"该法在操作时先将针刺入七分,向左捻转针体八十一次,气至后将针刺入到一寸深,轻插、轻提少许,再将针提至原处,再行左捻转八十一次,再得气,再深刺,反复多次。

3）杨继洲留气法。《针灸大成》载:"留气法,能破气,伸九提六。留气运针先七分,纯阳得气十分深,伸时用九提时六,癥瘕消溶气块匀。凡用针之时,先运入七分之中,行纯阳之数,若得气,便深刺一寸中,微伸提之,却退至原处;若未得气,依前法再行,可治癥瘕气块之疾。痃癖癥瘕疾宜休,却在医师志意求,指头手法为留气,身除疾痛再无忧。"该法在操作时先将针刺入腧穴的七分深处,行九阳数,紧按慢提九次（或二十七次、四十九次）,待气至,将针深刺入一寸之中,行六阴数,慢按紧提六次（或十八次、三十六次）。之后微微将针退回原处。如针感不强,可依前法反复操作。

以上三种留气法,针刺时均分层次,先针入七分,得气后深入一寸行针,提回后反复施针。徐凤留气法和杨继洲留气法均在进入七分后行纯阳数,即九阳数提插（或捻转）,李梴则用老阳数,即八十一数的捻转（或提插）。杨继洲留气法在深入一寸后用提插泻法六阴数,即慢按紧提六阴数（或一十八次、三十六次）。各家留气法的技术要领见表16。

表16　各家留气法的技术要领

各家留气法	技术要领
徐凤留气法	①先刺入七分,行九阳数,紧按慢提九阳数得气;②再深刺;③将针提至浅部,反复施针

各家留气法	技术要领
李梴留气法	①先刺入七分，行老阳数，捻转或紧按慢提八十一次，得气；②再深刺至一寸，轻插轻提；③将针提至浅部，反复施针
杨继洲留气法	①先刺入七分，行九阳数，紧按慢提九阳数，得气；②再深刺至一寸；③行六阴数，慢按紧提六数；④微提针回原处，反复施针

（2）留气法与得气的关系

留气，又称为流气；留气法是由徐疾补泻、提插补泻、九六补泻组合而成的复式针刺手法。得气是指使针刺部位产生经气感应的手法。留气法是在操作得气后，使气到病所，然后再向深部刺入，反复操作。得气是留气法中必不可少的一部分，也是进行下一步操作的标志，在留气法中至关重要。

（3）留气法的临床意义

留气法施用九阳数，故有补气助阳、行血散瘀的功效，善于治疗因气血瘀阻而导致的癥瘕积聚。杨继洲留气法中有深入一寸之中，行六阴数，补中有泻，有调和阴阳之功。留气法在针刺时先刺七分深，后刺一寸深。但根据腧穴的情况不同，七数和一寸（十数），亦可以代表可刺深度的分数，七分即为十分之七，十数（一寸）即为整个的深度。在操作时是先补阳，刺七分行九阳数之后均深入到一寸行针。对于病重者，即气血瘀阻严重者，应加强各层提插次数（或捻转次数），行少阳、老阳数，或少阴、老阴数，以提插或捻转九阳数为主而行针。

45. 论交经针法

交经法是使用不同选穴方法的针刺方法，将经气与脏腑、病灶交互沟通，与另一段经脉交接，从而提高治疗效果的方法。此类方法始于明代，徐凤《针灸大全·金针赋》中记述："若夫过关过节，催运气，以飞经走气，其法有四：一曰青龙摆尾……；二曰白虎摇头……；三曰苍龟探穴……；四曰赤凤迎源……"《针灸聚英》载："过关歌：苍龙先摆尾，赤凤后摇头，上下伸提切，关节至交流。"《针灸问对》载："若关节阻滞，气不过者，以龙、虎、龟、凤四法，通经接气，驱而运之，然后用循、摄、爪、切，无不应矣。"《医学入门》中有通气法："通者，通其气也，提插之后用……却扳倒针头，带补，以大指努力，针嘴朝向病处……若气又不通，以龙、虎、龟、凤飞经接气之法驱而运之……摄者，用大指甲循经络上下切之，其气自得通行。"杨继洲将各家的操作方法加以总结，首次提出四种交经方法，即五脏交经、隔角交经、通关交经、关节交经。这里的交是交接、交通之意，以交字为主体，一切手法的操作都是为交气。下面从以下几个方面探析交经法。

（1）交经法的操作

1）杨继洲五脏交经法。《针灸大成》载："五脏交经须气溢，候他气血散宣时，苍龙摆尾东西拨，定穴五行君记之，凡下针之时，气行至溢，须要候气血宣散，乃施苍龙左右拨之可也。五行定穴分经络，如船解缆自通亨，必在针头分造化，须交气血自纵横。"该法首先在于选穴，选穴的原则是根据患病脏腑的五行属性选配各脏腑五输穴的有关腧穴，即"五行定穴分经络"及"定穴五行君记之"，补时选用其母穴，泻时选用其子穴。如肺气实则取本经的子穴、水穴、合穴尺泽穴，或取肾经的合穴阴谷（肾经为肺经的子经，阴谷为肺经的子经肾经上的子穴）；肺气虚则取本经的母穴、土穴、输穴太渊穴，或取脾经的土穴、输穴太白穴（脾经为肺经的母经，太白为肺经的母经脾经上的母穴）。有关子母补泻的内容详见"论子母补泻针术"。

在辨证选穴的基础上进行针刺操作。用慢捻转进针法或快速进针法将针尖刺至皮下，使用慢捻转进针，刺至应刺的深度，行针使之得气，使针感扩散范围的直径达到 15～20 cm 后便施行苍龙摆尾法，用押手阻断他行针感，使针感沿经络传至病所。在针感传向或传至病所以后，再次施行苍龙摆尾法，行针 1 分钟，留针 10～15 分钟，将针退至皮下，待针感基本消失后出针。

2）杨继洲隔角交经法。《针灸大成》载："膈（隔）角交经，相克相生，凡用针之时，欲得气相生相克者，或先补后泻，或先泻后补，随其疾之虚实，病之寒热，其邪气自泻除，真气自补生。膈角要相生，水火在君能，有症直任取，无病手中行，仰卧须停稳，法得气调均，飞经疗入角，便是一提金。"关于隔角交经的"角"，古代为盛酒的器具，此处用以代表脏器。隔角交经是指可以在经络循行中相隔一个或几个脏腑传至相生相克的脏腑，另外，凡经脉相关联的脏腑，在治病上均可互相采用各经的腧穴。例如，从胃经传入肺经，在经脉循行上应是胃经传入脾经，脾经传入心经，心经传入小肠经，小肠经传入膀胱经，膀胱经传入肾经，肾经传入心包经，心包经传入三焦经，三焦经传入胆经，胆经传入肝经，到肝经后才到肺经入肺。因此如欲通过胃经的腧穴治疗肺经的病，如沿经脉循行的顺序从胃经到肺经的传注途径是漫长的，但应用隔角交经的方式则取了捷径，即胃属土，肺属金，土生金即可到达。肺经有病，可直取胃经穴，此为相生，虚则补其母。同样道理，肝经有病，可直取肺经穴，此为相克，实则泻其子。

在准确掌握脏腑相生相克的经穴后，即可施行针刺法。用捻转慢进针法或快速进针法将针尖刺入皮下，运用捻转慢进针法将针进至要求的针感层，取得针感。针感的强度应根据脏腑疾病的虚实和所使用的经络腧穴而定。如相生则用补法，刺激宜缓宜轻，操作时间为 1～3 分钟；如相克则用泻法，刺激宜缓而重，操作时间为 3～15 分钟。倒针、捻针，阻断他行针感，使针感传向病所。如针感不向病所传导，可采用深呼吸、改变针向、隔断、循、按压等辅助方法催气，以激发针感的传导，使之传向病所。针感到达病所之后，使其保持 5～10 秒，达到要求后，泻法不留针，即可出针，补法留针 15 分钟左右，再退至皮下，待针感消失后出针。

3）杨继洲通关交经法。《针灸大成》载："通关交经，苍龙摆尾，赤凤摇头，补泻得理。先用苍龙摆尾，后用赤凤点头，运入关节之中，后以补则用补中手法，泻则用泻中手法，使气于其经便交。先用苍龙来摆尾，后用赤凤以摇头，再行上下八指法，关节宣通气自流。"通关交经法的操作是将针刺入皮下后入天部，用苍龙摆尾法使针感扩散，范围达 10 cm 以上，而后行赤凤摇头法使针感扩散范围直达 10 cm 以上。如针感不过关节，可采用催气法激发针感前行，促使针感通过关节。需补时可用补法，保持针感 10 秒左右，留针 15～30 分钟，泻法可行针保持针感 30 s，留针 10 分钟左右，将针退至皮下，待针感消失后出针。

4）杨继洲关节交经法。《针灸大成》载："关节交经，气至关节，立起针来，施中气法。凡下针之时，走气至关节去处，立起针，与施中气法纳之可也。关节交经莫大功，必令气走纳经中，手法运之三五度，须知其气自然通。"该法可使针感传入关节内。操作时选用关节周围的腧穴，使针快速刺入皮下，亦可用捻转快进针法进至天部，使之得气传至关节处，立起针，施用中气法，卧倒针身行苍龙摆尾和赤凤摇头法，经气流行，则留针，后将针退至皮下，待针感消失后出针。

杨继洲交经法的技术要领见表 17。

表 17　杨继洲交经法的技术要领

杨继洲交经法	技术要领
五脏交经法	①用子母补泻法取穴；②经气满溢时进针；③慢捻转进针得气；④用苍龙摆尾法行针宣散气血；⑤控制针感方向，使针感传向病所
隔角交经法	①患者仰卧，气息调匀；②按经脉五行生克取穴；③捻转进针得气，行针；④倒针、捻针，调节针感方向；⑤用补或泻法泻邪气，补针气
通关交经法	①捻转进针得气；②先用苍龙摆尾法；③次用赤凤摇头法；④将经气运入关节；⑤当补则补，当泻则泻；⑥"龙""凤"两法交替使用，使气血通过关节
关节交经法	①选用关节周围腧穴进针；②使气至关节处；③将针立起，行中气法；④卧倒针身，行苍龙摆尾、赤凤摇头法；⑤使气至关节

交经法的应用主要是要求气交经，四种操作方法包括两方面的内容，一是正确选择腧穴和部位，二是恰当使用操作手法。五脏交经和隔角交经分别按子母补泻的原则取穴和经脉五行属性的相生相克规律取用经脉穴，在取穴过程中应准确选择所用腧穴。此两法均有控制针感方向，使气顺畅通过关节而达治疗疾病的作用。因此要卧倒针身，或用押手配合，可视具体情况而定。通关交经法和关节交经法均有用苍龙摆尾法和白虎摇头法。因此，应熟练掌握这两种方法，自如地将它们融入整个操作中，从而取得良好的治疗效果。

（2）四种交经法的特点

四种交经法的特点一是取穴，二是操作。在取穴方面，五脏交经为五脏五行相生子母取穴；隔角交经为五脏六腑五行相生相

针灸技术

克取穴；通关交经取大关节以下的腧穴；关节交经取关节附近的腧穴。手法操作方面，五脏交经运用苍龙摆尾的手法，使施针处达到一定针感后再用苍龙摆尾法；隔角交经应用倒针、捻转等针刺手法使针感传向病所；通关交经是先用苍龙摆尾，再用白虎摇头，配合补泻手法及辅助手法；关节交经是卧倒针身行苍龙摆尾法，再行白虎摇头法。

（3）交经法的临床意义

五脏交经与隔角交经能宣散气血、泻邪气补真气，多用于治疗内脏疾病、脏腑虚实寒热等证；通关交经能使气与经相交，多用于治疗头部及胸腹部病证；关节交经能使气至关节，故多用于治疗关节病证。因杨氏交经针法操作的复杂性，在现代临床应用较少或简化使用，只见有少量报道，并没有保持古代针法的原貌。王富春教授认为，应该在全面继承的基础上，进一步深入研究和挖掘古代医家的针刺手法，发扬其优点和精华，并紧密结合现代针灸临床实际，对古代针法进行操作的规范化研究，增加可操作性，为现代针灸临床提供更丰富的理论指导。

46. 论古代阴阳补泻针法

阴阳补泻法是较古老的补泻法之一，首见于《内经》，其中有多篇论述。《灵枢·根结》曰："用针之要，在于知调阴与阳。调阴与阳，精气乃光，合形与气，使神内藏。"该补泻方法是依据"阴阳学说"，依据人体阴阳的生理功能和病理变化，运用毫针调理阴阳的功能，使阴阳调和，以达"阴平阳秘"的作用。此种补泻方法，后世医家又加以润色、发挥，形成了多种补泻方法。

（1）阴阳补泻法的技术操作

1）《内经》阴阳深浅补泻法。《灵枢·阴阳清浊》载："刺阴者，深而留之；刺阳者，浅而疾之。"凡属阴证、里证、寒证、虚证，在毫针治疗时，给予较深的针刺，并且留针时间较长。凡属阳证、表证、热证、实证，在毫针治疗时，给以较浅的针刺，不宜留针。

2）《内经》阴阳互引补泻法。《素问·阴阳应象大论》曰："善用针者，从阴引阳，从阳引阴……"该法是在阴阳一盛一虚的情况下使用的阴阳调和的方法。从阴引阳为先采用补阳气而后泻阴气的方法，补阳则使用浅刺补充阳气的方法，泻阴则采用深刺泻阴气的方法，以达扶阳之正气而祛阴之邪气的目的，治疗阴盛而阳虚的病证。从阳引阴为先采用补阴气而后泻阳气的方法，补阴气时深刺而补充阴气，泻阳气时采用浅刺泻阳气的方法，以达先补阴气而后祛阳邪的作用，治疗阴虚而阳盛的病证。

3）《内经》阴阳互治补泻法。《素问·阴阳应象大论》曰："审其阴阳，以别柔刚，阳病治阴，阴病治阳，定其血气，各守其乡。"根据阴阳互根、治病求本的原则，出现阴病时，用治阳的方法以求达到阴阳平衡，即为"阴病治阳"。反之，出现阳病时，用治阴的方法达到阴阳平衡，即为"阳病治阴"。治阳时取浅部，即阳部浅刺；治阴时取深部，即阴部深刺。

4）《内经》阴阳左右补泻法。《素问·阴阳应象大论》曰："故善用针者，从阴引阳，从阳引阴，以右治左，以左治右，以我知彼，以表知里，以观过与不及之理，见微得过，用之不殆。""以右治左，以左治右"的治法，是根据经络左右相通、相关联，针刺治疗时采用左病右取、右病左取的方法。即在毫针针刺时，右侧邪盛则取左侧部位或肢体腧穴泻邪，左侧邪盛则取右侧部位或肢体腧穴泻邪；右侧正气虚弱时取左侧部位或肢体腧穴补正气，左侧正气虚弱时取右侧部位或肢体腧穴补正气。此法与《内经》巨刺、缪刺方法相似。

5）《内经》阴阳荥合补泻法。《灵枢·寿夭刚柔》曰："病在阴之阴者，刺阴之荥输。病在阳之阳者，刺阳之合。"根据经络阴阳属性的治疗原则，"阴中之阴刺阴荥，阳中之阳刺阳合"，内为阴，五脏为阴，为阴中之阴，五脏有病应当针刺阴经五输穴的荥穴。外为阳，皮肤为阳，阳中之阳，皮肤有病时，或者外邪侵入皮毛时，应取用合穴来治疗。

《内经》阴阳补泻法的技术要领见表18。

表18 《内经》阴阳补泻法的技术要领

阴阳补泻法	技术要领
阴阳深浅补泻法	治阴证：①直刺入深部；②留针。治阳证：①直刺入浅部；②速刺不留针
阴阳互引补泻法	从阴引阳：①直刺入浅部补阳气；②再刺入阴部泻阴气，扶阳气。从阳引阴：①直刺入深部补阴气；②再提至浅部泻阳气
阴阳互治补泻法	阴病治阳：①直刺取浅层，取阳；②治疗阴病。阳病治阴：①直刺取深层取阴；②治疗阳病
阴阳左右补泻法	以右治左：①左侧肢体盛取右侧腧穴泻；②左侧肢体虚取右侧腧穴补；③又称左病右取。以左治右：①右侧肢体盛取左侧腧穴泻；②右侧肢体虚取左侧腧穴补；③又称右病左取
阴阳荥合补泻法	①病在阴之阴：取阴经荥穴行间、少府、大都、鱼际、然谷、劳宫；②病在阳之阳：取阳经的合穴阳陵泉、小海、足三里、曲池、委中、天井

（2）《内经》阴阳补泻法的概述

《内经》阴阳补泻法，是一套较为全面的补泻原则与方法，对针刺的深浅、阴阳先后、阴阳的互取、左右互治及选取腧穴，都做了系统的规定，主要分为以下5种。①阴阳深浅补泻法，其操作要准确区分疾病的阴证与阳证。如果是阴证，针刺应深入地部，深刺而留针。如果是阳证，针刺应在浅部，于天部进行浅刺不留针。这就特别要掌握腧穴的不同针感层进而施术，属于一种阴病治阴、阳病治阳的方法。②阴阳互引补泻法，其操作应结合病证的具体情况而针刺。如阴盛阳虚，则应先补阳后泻阴；阳盛阴虚，则应先补阴而后泻阳。分别采用从阴引阳和从阳引阴的方法。③阴阳互治补泻法，其操作要按"以别柔刚"和"各守其乡"的诊断方法，辨别病因在阴还是在阳。治病不但要看病的表现，还要深究其根源，即治病必求其本，区分阴阳在疾病变化中的复杂关系，分清主次，从而明了针刺治阳还是治阴。用治阳法治阴病时则浅取，即取第一针感层；用治阴法治阳病时则深取，即取第二或第三针感层。④阴阳左右补泻法，主要取病变部位肢体对侧的腧穴进行针刺，可刺经、络，也可分深、浅。⑤阴阳荥合补泻法，主要是根据五脏疾病，刺本经的荥穴，皮毛为病时取相关经脉的合穴。如肾经有热，出现尿频、尿赤、腰痛，这时可取本经荥穴然谷再配合其他腧穴进行治疗；伤风感冒初起发热时，可刺手阳明经的合穴曲池进行治疗。该法亦有另一种说法，病在阴之阴者，刺阴之荥输，即在取荥穴的同时取输穴。

《内经》阴阳深浅补泻法针对阴证和阳证，分别予以深刺和浅刺，以求阴病治阴、阳病治阳的疗效。如腹痛证，有明显的压痛，患者拒按，属于阳证，针刺不必过深，浅刺即可止痛；若腹痛按压痛减，即属于阴证，应深刺留针。对于同一腧穴，根据病情而选择浅刺或深刺，以及留针与否，即可达到预想的疗效。

《内经》阴阳互引补泻法是在阴阳一盛一虚情况下使用的阴阳调和方法，补虚的同时泻邪，是先扶弱而后治盛的补泻方法。

《内经》阴阳互治补泻法是一种诊病求源的方法。首先要明确诊断、病证的阴阳属性，以及阴阳的复杂变化关系。如由于阴虚不能潜阳而导致的阳亢症状，这就需阳病治阴，以补阴虚的不足而使阴液充足而敛阳，达到针刺治疗的目的。

《内经》阴阳左右补泻法是在针刺补泻治疗疾病所选用的方法基础上，如局部取穴、循经取穴、上下取穴等，加之左右选穴，"以右治左，以左治右"，无论是补虚还是泻实，都扩大了选穴的范围。右病左取，左病右取，对于虚或实证都宜使用，根据治疗处方，患者的病情、体位，应用阴阳左右补泻法可取得有效的治疗效果。

《内经》阴阳荥合补泻法技术在于取用特定穴中的荥穴与合穴。

（3）阴阳补泻法的临床意义

《内经》阴阳补泻法在临床应用时要注意辨证的准确，特别是八纲辨证，分清阴阳属性、正气与邪气的状况，方可有效地使用。根据病情的变化，选择其中的一种方法或几种方法。病属阴可深刺留针，属阳可浅刺不留针；阴盛阳虚的病证用从阴引阳法；阳盛阴虚的病证用从阳引阴法；有的阴病可用调理阳气的方法治疗，有的阳病可用调理阴气的方法治疗。左为阳，右为阴。病在左，可取右侧腧穴针刺治疗；病在右，可取左侧腧穴针刺治疗。五脏病时刺本经的荥穴，皮毛病时取相关经脉的合穴。在辨清疾病阴阳的情况之下，根据实际情况选用《内经》阴阳补泻法，恰当使用各法是十分必要的。

47. 论汗、吐、下针法

汗、吐、下三法是在《内经》汗、吐、下三法理论基础上，经过后世医家的继承和发展，形成为一种腧穴选择与针刺手法相结合的针灸方法。汗法，即发汗解表、祛风除邪，是治疗表证的方法。《素问·阴阳应象大论》曰："其在皮者，汗而发之。"吐法，即涌吐痰涎、宿食、毒物，使之通过呕吐排出的治疗方法。《素问·阴阳应象大论》曰："其高者，因而越之。"病邪位于咽喉、胸膈、胃脘，可用吐法。下法，即攻下通里，泻热导滞，是治疗肠胃积热、大便秘结的方法。《素问·阴阳应象大论》曰："中满者，泻之于内。"

针刺手法与取穴相结合的汗、吐、下三法是明代李梴的独创。他在《医学入门·杂病穴法》中以汗、吐、下三法并列，分别取用合谷、内关、三阴交等腧穴，施用不同的针刺手法，构成了独有的针刺汗、吐、下三法。

（1）汗、吐、下三法的技术操作

1）李梴针刺汗法技术。《医学入门》曰："汗针合谷，入针二分，带补行九九之数，搓数十次，男左搓，女右搓，得汗方行泻法，汗止身温，方可出针。如汗不止，针阴市，补合谷。"汗法的操作是毫针直刺入合谷穴，达人部得气后，用提插（或捻转）补法行针八十一次，之后用搓法，男用左搓法，女用右搓法。左搓法时，以示指末节横纹至拇指为依据，拇指、示指捏住针柄，拇指从示指指端横纹向前搓，搓至指梢，为搓一次，搓十次乃至几十次为止。右搓法与左搓法方向相反。

2）李梴针刺吐法技术。《医学入门》载："吐，针内关，入针三分，先补六次，泻三次，行子午捣臼法三次，多提气上行，又推战一次，病患多呼几次，即吐。如吐不止，补九阳数，调匀呼吸三十六度。吐止，徐徐出针，急扪其穴。如吐不止，补足三里。"吐法的操作是毫针直刺入内关穴，达人部得气后，用提插（或捻转）补法行针六次，再用泻法行针三次，然后行子午捣臼法三次，使患者有恶心作呕感，再推战针体，令患者多呼气几次，即可呕吐。吐后可徐徐出针。

3）李梴针刺下法技术。《医学入门》载："下，针三阴交入针三分，男左女右，以针盘旋，右转，行六阴之数毕，用口鼻闭气，吞鼓腹中，将泻插一下，其人即泻。如不泻止，针合谷，行升九阳数。"下法的操作是毫针直刺入三阴交穴，达人部得气后，男子取左侧，女子取右侧，向右捻针，捻针次数是六阴数（六次、一十八次、三十六次），然后嘱患者口鼻闭气，将气吞入腹中，泻插一下，会出现便意。

关于汗、吐、下三法的操作，首先是选择腧穴，汗法为合谷，吐法为内关，下法为三阴交，行针部位以人部最佳。汗法先补八十一次，再用男左女右的搓法行针十至几十次。吐法是先补六次，再泻三次，后行子午捣臼法三次，嘱患者配合多呼几次。下法是男左女右捻针六阴数（六次、十八次、三十六次），之后令患者口鼻闭气，将气吞入腹中。

汗法的禁忌证是大吐、大泻、大出血后的患者，如风寒表证兼气虚或阴虚的患者，可先补虚，即可先针足三里穴以补气，针照海、太溪穴以滋阴，然后施行汗法。使用该法后，如汗不止，可取阴市、合谷行针刺补法。

吐法的禁忌证是年老体弱、久病、大出血后、气虚、哮喘者，以及妊娠期、产后女性，如施术后吐不止，可取足三里穴针刺补法。

下法的禁忌证是表邪未解、妊娠期、产后或大出血。年老体弱者慎用。

（2）汗、吐、下三法的发展

《内经》的汗、吐、下三法，为后世提出了辨证治疗的原则，后世医家以此为据，发展成为汗、吐、下、和、消、清、温、补药物的八法治疗。如汉代张仲景《伤寒论》用麻黄汤、桂枝汤等发汗解表，治疗太阳伤寒；又针刺风府穴等，祛风散寒，治疗伤寒初起，以免邪入里传经。《伤寒论》以吐法的代表方剂瓜蒂散涌吐痰食等；以药物攻下的代表方剂大承气汤、小承气汤、调胃承气汤治疗阳明腑实之证。金元时代张子和《儒门事亲》力主祛邪扶正，提倡"邪去正安"说，在临床上擅长汗、吐、下三法，在针灸施术上体现为刺络泻血法。张子和的汗、吐、下三法的内容，是极其丰富的。他说："引涎、漉涎、嚏气、追泪，凡上行者皆吐法也；灸、蒸、熏、渫、洗、熨、烙、针刺、砭射、导引、按摩，凡解表者皆汗法也；催生下乳、磨积逐水、破经泄气，凡下行者皆下法也。"他明确指出："岂知针之理，即所谓药之理。"又说："出血之与发汗，名虽异而实同。"他提出了刺络泻血法在临床上即汗、吐、下三法的治疗作用。

（3）汗、吐、下三法的临床意义

汗法可发汗解表、祛风散寒，用于恶寒重，发热轻、无汗、头痛、身痛、脉浮紧等风寒表证。吐法可涌吐痰涎、宿食，用于胸满脘胀、闷乱懊烦、上冲欲呕等病。下法可攻下通里、泻热导滞，治肠胃积热、大便秘结、腹痛拒按等病。

48. 论子母补泻针法

子母补泻法是根据五脏六腑、十二经五输穴的五行属性，应用虚补母、实泻子的原则选取有关腧穴进行治疗的一种补泻方法。下面将从如下几方面来探析子母补泻针术的临床意义。

（1）子母补泻法与五行属性的关系

子母补泻法源于《内经》五输穴的理论。《内经》将十二经脏腑、十二经五输穴，分别与五行属性相对应，明确它们的相生相克规律。《灵枢·本输》首次记载五输穴，五输穴为每条经脉在肘膝关节以下的 5 个重要腧穴。如"肺出于少商……为井木；溜于鱼际……为荥；注于太渊……为输；行于经渠……为经；入于尺泽……为合。手太阴经也"。

"虚者补其母"和"实者泻其子"来源于五行相生的理论，《难经·六十九难》言："虚者补其母，实者泻其子，当先补之，然后泻之。"这是根据五行相生的理论，结合脏腑经络及五输穴的五行属性产生的临床治疗方法。该法除了用于指导中药配伍用药治疗各科疾病，还用于针灸临床取穴。该法就是将阴经井、荥、输、经、合五输以木、火、土、金、水为属性，将阳经以金、水、木、火、土为属性，用五行相生的顺序，与五脏六腑五行所属相合，生者为母，所生为子，排列成补母泻子的补泻方法。具体来说，如某脏腑（经）虚证，可采用补其母脏腑（经）的方法治疗；某脏腑（经）实证，可采用泻其子脏腑（经）的方法治疗。实者泻其子，虚者补其母，能调节阴阳盛衰，达到祛邪扶正的目的，从而治愈疾病。杨继洲则认为子母补泻法在治疗五脏病时，除取穴当依五行生克关系取用他经腧穴之外，还必须注重针刺手法，如迎随补泻、开阖补泻、徐疾补泻等。中医临床常使用补母泻子的针法结合五行属性治疗疾病，疗效显著。

（2）子母补泻法的操作与应用

对于该法的选穴要掌握3点：一是阴阳经五输穴与五行、天干的对应关系；二是十二经及其五输穴与五行相配合的关系；三是十二经的母穴、子穴、本穴。本穴即与本经五行属性相同的五输穴。如找膀胱经上的本穴，膀胱经属水，其本穴亦属水，即荥穴通谷。又如心经上的本穴，心经属火，其本经亦属火，即荥穴少府。与本穴邻近的穴，生我的穴为母穴，我生的穴为子穴。

子母补泻法的原则是虚则补其母，实则泻其子，通过寻求母经、子经、母穴、本穴、子穴，确定选取的腧穴，达到治疗的目的。因此要熟练掌握五行相生规律，掌握本经上的母穴、本穴和子穴，掌握"阳井金""阴井木"的规律。该规律就是指阳经的井穴为金，阴经的井穴为木。按此规律，阳经的荥、输、经、合穴分别属水、木、火、土；同样，阴经的荥、输、经、合穴分别属火、土、金、水。如小肠经的输穴后溪穴，按井、荥、输、经、合的顺序为第三；按五行排列，井属金，顺序是金、水、木、火、土，那么第三位的输穴后溪穴即属木。五输穴与五行、天干对应关系见表19。

表19　五输穴与五行、天干对应关系

天干、阴阳经	五输穴				
	井	荥	输	经	合
阳经	庚金	壬水	甲木	丙火	戊土
阴经	乙木	丁火	己土	辛金	癸水

在实际临床中，单纯的虚证或实证并不多见，特别是有些病表里见症、虚实交错，因此治病上取穴配方，要根据具体病情，辨别经络脏腑寒热虚实，取用以上腧穴，进行子母补泻。可在本经子母补泻的基础上，取用他经子母腧穴，并同时配合相应的针刺手法，以达扶正祛邪、补虚泻实的目的。且子母补泻的治疗方法，可采取灵活多变的方式，不必拘泥。《难经经释》曰："按《内经》补泻之法，或取本经，或取他经，或先泻后补，或先补后泻，或专补不泻，或专泻不补，或取一经，或取三、四经，其说俱在，不可胜举。则补母泻子之法，亦其中一端，若竟以为补泻之道尽如此，则不然也。"其论可谓完善，是临床使用中的重要参考。子母补泻的配穴原则，应以病证性质及腧穴的主治范围为前提，然后结合五输穴的五行属性，采用子母补泻法。杨继洲《针灸大成》载"唾血振寒"之治，取用太溪、足三里、列缺、太渊即是此例。其中太渊为手太阴肺经母穴（输土），配足阳明胃经母穴以补土生金；列缺为手太阴肺经络穴，太溪为足少阴肾经原穴，同用以清热养阴。这里未重用足太阴脾经太白，而取足三里，这就是腧穴主治与病证关系的灵活应用，不拘于五行生克。

（3）本经子母补泻与他经子母补泻

元代窦汉卿《针经指南》则以《难经·七十五难》为据，在子母补泻法的应用上，主张他经取穴，如肝实肺虚，肝实就泻其子，取子经心经上的子穴少府（荥火）；肺虚应补其母，取母经脾经上的母穴太白（输土）。明代汪机《针灸问对》对《内经》《难经》经义又有新的认识，他以《难经·五十难》虚邪、实邪、微邪、贼邪、正邪为论，提出《难经》子母补泻应当随证取穴，只有在本经自病时才取本经子母穴，否则应取有关经穴进行补母泻子。

本经子母补泻法是根据"虚者补其母"和"实者泻其子"的原则，在本经五输穴上取穴的方法。如肺经有病，应取肺经上五输穴的母穴和子穴。因此肺经实证，取尺泽为泻子；肺经虚证，取太渊为补母。他经类推。他经子母补泻法是按"虚者补其母"和"实者泻其子"的原则，在他经五输穴上取穴的方法。如胆经有病，应选取胆经的母经和子经，胆经属木，本穴属木为临泣，其母经为水经，即膀胱经。其子经为火经，即小肠经。如胆经实证，应取胆之子经上的子穴，胆属木，本穴属木，子经为小肠经，小肠经上胆经的子穴属火，为阳谷。如胆经虚证，应取胆经母经上的母穴，胆属木，本穴属木，母经为膀胱经，膀胱经上胆经的母穴属水，为通谷。

本经子母补泻和他经子母补泻的应用能更好地指导临床取穴，为疾病的治疗提供更多思路。随着社会的进步和科学技术的发展，子母补泻针术的研究也更加透彻，也必将推动针灸在临床治疗中的进步。

49. 论纳支补泻针法

纳支补泻法又称为纳子补泻法，也称为"十二经流注时刻补母泻子迎随补泻法"，是子午流注针法中的一种。子午流注的另一种方法是纳午法又称纳干法。该法首载于明代高武《针灸聚英》，是以每天十二时辰，每时辰对应一个脏或腑，应用该脏腑的五输穴进行补泻的方法。纳支法是由《难经》补母泻子迎随补泻法推演而来，与一日十二时辰中十二经脉气血流注相结

针医百论（第2版）

合，与《难经》"七十九难""二十三难"论述相结合。纳支补泻法以每天十二时辰为取穴的标准，所取穴为五输穴。因此，此法属于按时取穴补泻的范畴。

（1）高武纳支补泻法与子母补泻法的关系

《针灸聚英》载："十二经脉昼夜流注歌，肺寅大卯胃辰宫，脾巳心午小未中、申膀酉肾心包戌、亥三子胆丑肝通。"《针灸聚英》"十二经病井荥输经合补虚泻实"篇云："手太阴肺经属辛金，起中府，终少商，多气少血，寅时注此……补（虚则补之），用卯时（随而济之），太渊（穴在掌后陷中，为经土。土生金，为母。经曰：虚则补其母）。泻（盛则泻之），用寅时（迎而夺之），尺泽（为合，水。金生水，实则泻其子，穴在肘中约纹动脉中）……上针法，井荥俞经合补泻皆本《素》《难》也。"我国古代以干支计时，包括年、月、日、时，都以干支相配合，如甲午年乙丑月庚辰日甲午时。与子午流注针法、纳支法关系密切的是时干支、时地支。脏腑与时辰、时间的对应关系见表 20。

针灸技术

表 20　脏腑与时辰、时间的对应关系

	昼夜										
	夜		黎明		白昼				黄昏	夜		
时辰	子	丑	寅	卯	辰	巳	午	未	申	酉	戌	亥
时间	23：00—1：00	1：00—3：00	3：00—5：00	5：00—7：00	7：00—9：00	9：00—11：00	11：00—13：00	13：00—15：00	15：00—17：00	17：00—19：00	19：00—21：00	21：00—23：00
脏腑	胆	肝	肺	大肠	胃	脾	心	小肠	膀胱	肾	心包	三焦

如上表所述，每个脏腑对应一时辰，也是十二经流注的时刻。根据"虚则补其母，实则泻其子"的原则施用补泻方法。

补法：当经气去衰，选用该经五输穴中的母穴，追而济之即
为补法。经气去衰之时，就是十二经流注旺盛后的一时辰。如肝
经经气去衰去之时，就是肝经旺盛时辰——丑时已过，丑时后的
时辰即寅时，在寅时取用肝经五输穴中的母穴曲泉，亦可加上毫
针补法，就为补法。

泻法：当经气来旺之时辰，迎而夺之，选用该经中的子穴。
经气来旺之时，就是十二经流注旺盛的具体时辰。如肝经经气来
旺之时，就是丑时，在丑时选用肝经五输穴中的子穴行间，亦可
加上毫针泻法，就是泻法。

中医临床常使用纳支补泻的手法结合虚补母、实泻子的原则
治疗疾病，其疗效显著。十二经流注时刻补母泻子迎随补泻取穴
见表21。

表21　十二经流注时刻补母泻子迎随补泻取穴

十二经	流注时刻	迎而夺之实泻其子		追而济之虚补其母		过时取穴	
		时刻	子穴	时刻	母穴	本穴	原穴
肺（辛金）	寅	寅	尺泽（水）	卯	太渊（土）	经渠（金）	太渊
大肠（庚金）	卯	卯	二间（水）	辰	曲池（土）	商阳（金）	合谷
胃（戊土）	辰	辰	厉兑（金）	巳	解溪（火）	三里（土）	冲阳
脾（己土）	巳	巳	商丘（金）	午	大都（火）	太白（土）	太白
心（丁火）	午	午	神门（土）	未	少冲（木）	少府（火）	神门
小肠（丙火）	未	未	小海（土）	申	后溪（木）	阳谷（火）	腕骨
膀胱（壬水）	申	申	束骨（木）	酉	至阴（金）	通谷（水）	京骨
肾（癸水）	酉	酉	涌泉（木）	戌	复溜（金）	阴谷（水）	太溪
心包（相火）	戌	戌	大陵（土）	亥	中冲（木）	劳宫（火）	大陵
三焦（相火）	亥	亥	天井（土）	子	中渚（木）	支沟（火）	阳池

十二经	流注时刻	迎而夺之实泻其子		追而济之虚补其母		过时取穴	
		时刻	子穴	时刻	母穴	本穴	原穴
胆（甲木）	子	子	阳辅（火）	丑	侠溪（水）	临泣（木）	丘墟
肝（乙木）	丑	丑	行间（火）	寅	曲泉（水）	大敦（木）	太冲

（2）窦汉卿纳支补泻法与李梴纳支补泻法的意义

窦汉卿纳支补泻法来源于《针经指南·标幽赋》，曰："一时取十二经之原，始知要妙。"该法是在某经流注时刻，可取本经原穴或本穴；亦可在某经流注时刻已过时，不拘于流注时刻，直取本经的原穴或本穴。如肝经有病，丑时、寅时已过，若到午时，就不能用高武的纳支补泻法了，这时可选用肝经的本穴大敦和原穴太冲，欲补则毫针用补法，欲泻则毫针用泻法。

李梴纳支补泻法来源于《医学入门》："人每日一身周流六十六穴，每时周流五穴（除六原穴，乃过经之所）""周身三百六十六穴，统于手足六十六穴"。该法虽把十二经五输穴及原穴（共六十六穴）分别列在一日十二时辰之内，但仍按寅时开取脉经经穴并以此类推。每一时辰开一经的五输穴和原穴，从井穴开始，井、荥、输（原）、经、合，到下一时辰，又调另一经脉的输穴和原穴。每一输穴占一时辰的1/5，折算每隔24分钟流注一穴。原穴的开取时间和输穴的开取时间一致。以肺经为例，寅时开始第一个24分钟开井穴少商，第二个24分钟开荥穴鱼际，第三个24分钟开输穴太渊（开输穴同时开本经原穴，本经原穴亦为太渊），第四个24分钟为开经渠，第五个24分钟开尺泽。窦汉卿纳支补泻法与李梴纳支补泻法与时间的流注密切相关，根据时刻取穴能更好地治疗疾病，达到意想不到的效果。

针灸技术

（3）纳支补泻法的手法操作与应用

在运用纳支补泻法时需要牢记，每一脏腑经气旺盛与衰弱的时刻；牢记各经的本穴、原穴、子穴、母穴；掌握对五行的推算，补母泻子在五输穴上的应用。在操作时也可应用"按时循经取穴"法。

在换算时辰时，要牢记每时辰为 2 小时，24 小时对应十二时辰。该法所取的腧穴可为主穴，再辨证施穴加以应用。在取穴的基础上，可加配毫针补泻法，效果更佳。

纳支补泻法适用于脏腑虚实等病证，在应用时还应考虑五输穴各自的主病特点，如"井主心下满，荥主身热，经主喘咳寒热，输主体重节痛，合主逆气而泄"。临床中，除取该穴外，也可选取其他腧穴配合治疗。李梴《医学入门》云："缓病必俟开阖，急病不拘开阖。"说明该法在临床中可用于"缓病"。

50. 论现代穴位贴敷疗法

穴位贴敷疗法是在中医学经络学说指导下，在辨证论治的基础上，将药物敷贴在体表的特定部位上，通过药物和腧穴的共同作用，以防治疾病的一种外治方法。它是我国劳动人民在与疾病做长期的斗争中总结出来的一套独特且行之有效的治疗方法。穴位贴敷技术具有内服疗法所不具备的诸多优点，因此可被广泛应用于临床各科疾病的治疗。

（1）现代穴位贴敷作用机制

穴位贴敷是发挥药物和腧穴的双重治疗作用以使疗效倍增的治疗方法，是通过外用敷药透过皮毛、经穴、经脉而起作用，达到以肤固表、以表托毒、以经通脏、以穴除邪、扶正强身的目的。现代医学认为，穴位贴敷是药物透过皮肤吸收的，且经皮渗透过程有三步。一是释放，指药物从基质中释放出来扩散到皮肤或贴膜上。贴敷药物中所含的表面活性剂可促进药物的被动扩散吸收，增加表皮类脂膜对药物的透过率。二是穿透，指药物透过表皮进入真皮。在此过程中药物于体表局部形成一种汗水难以蒸发扩散的密闭状态，使角质层含水量提高。角质层经水合作用后可膨胀呈多孔状态，易于药物穿透。三是吸收，指药物透入皮肤、组织后通过血管进入体循环而产生全身作用。

药理分析证实部分中药具有抗菌、抗病毒的化学成分，因而对局部有良好的抗感染作用，且部分药物具有抑制或杀灭真菌的作用。穴位贴敷可刺激皮肤的神经末梢感受器，通过神经系统形成新的反射，从而破坏原有的病理反射。药物刺激在大脑皮层形成一个新的兴奋灶，遗留下痕迹反射，长期的抑制作用改变了下丘脑－垂体－肾上腺皮质轴的功能状态，改善了机体的免疫状态，增强了机体抗病能力。如慢性支气管炎患者在夏季穴位贴敷，结果红细胞 C3b 受体花环率、淋巴细胞绝对值及植物血凝素皮内试验的指标，均有不同程度的提高，提示穴位贴敷有调节免疫功能的作用，能增强机体非特异免疫力，降低过敏性。

（2）剂型的发展

在临床上，根据病情及药物性能的不同，发展出不同的剂型，如贴敷散剂、贴敷膏剂、贴敷糊剂等。膏剂主要有软膏剂、硬膏剂。软膏剂按基质的不同分为油膏、乳膏、水膏、类软膏、凝胶剂、涂膜剂；硬膏剂按基质的不同分为铅硬膏和贴膏剂，其中贴膏剂包括橡胶膏剂、巴布膏剂、贴剂。同时有饼剂、丸剂、泥剂、熨剂、浸膏剂、膜剂、锭剂、水（酒）渍剂、鲜药剂。其中橡胶膏剂中的贴剂运用最为广泛，其主要是采用现代透皮吸收新技术将中药提取物或化学药物与适宜的高分子材料相结合制成的薄片状贴膏剂，具有生物利用度高、药效持久、使用简单方便等特点。

（3）现代穴位贴敷的选穴原则与注意事项

穴位贴敷的选穴原则与针灸用穴基本一致，但也有其特殊性，如多直接选用痛点，即针灸常用的阿是穴，利于药物直接作用于患处。其次是多选用窍穴，如神阙，因其与内脏有密切的联系故而多用。贴敷时多以主穴为中心点，兼贴周围其他腧穴。贴敷主要是在患处局部取穴，可以根据腧穴所属经络及其相连脏腑病证选取远端腧穴，也可以针对某些全身症状或病因病机而取穴，还可以根据人体生理解剖基础，按照脊神经及其所形成的神经丛、神经干的分布而取穴。

在贴敷过程中要注意以下几点：①凡用溶剂调敷药物，需随调配随贴敷，以防其蒸发变干。②若用膏药贴敷，在温化膏药时应掌握好温度，以免烫伤或贴不住。③对胶布过敏者，可改用无纺布制品或用绷带固定贴敷药物。④对刺激性强、毒性大的药物，贴敷腧穴不宜过多，贴敷面积不宜过大，贴敷时间不宜过长，以免发疱过大或发生药物中毒。⑤对久病体弱及有严重心脏疾病、肝脏疾病、糖尿病等患者应慎用，使用药量不宜过大，贴敷时间不宜过久，特别是一些有毒药物和峻下利水药，并在贴敷期间注意病情变化和有无不良反应。⑥对于孕妇、幼儿，应避免贴敷刺激性强、毒性大的药物。在使用过程中，若出现皮肤过敏，如瘙痒、潮红、小水疱等，应立即停用。有些药物如麝香等孕妇禁用，以免引起流产。

（4）穴位贴敷的异常情况处理

本疗法既可用于机体表面，又可作用于内部；既可用于有伤口的病变，又可用于没有伤口的病证。唯一须强调的是使用中应注意通过辨证选取药物，不可使药性与病证相悖。

贴敷发疱的处理：贴敷药物处出现水疱十分常见，主要为药物刺激或胶布过敏所致。发疱相当于浅二度烧伤，面积过大会出现类似烧伤的反应，因此发疱面积不能过大。如需防止局部起疱或发疱过大，可先在腧穴处擦少许油类。如石蜡油或植物油，亦可适当缩短贴敷时间。若皮肤发疱，可将贴敷物取下，在小水疱表面涂以龙胆紫任其自行吸收。较大者可用消毒三棱针从水疱下端挑破，排出液体，或用一次性注射器抽出疱液，然后涂以龙胆紫，外用消毒敷料覆盖。操作过程中尽量保持水疱处皮肤完好。

剧毒药物使用：对于剧毒药物，如斑蝥、砒石等，外用也不可过量或持续使用，创面大者更加不宜使用，以防吸收中毒。

过敏反应的处理：过敏者表现为局部皮肤瘙痒、发红、丘疹或水疱，可适当缩短每次贴敷治疗时间及延长两次治疗的间歇时间。对胶布过敏者，可改用纱布、绷带固定。严重过敏者较少见，此种情况可能与患者的过敏体质有关。因此，医师对初次贴敷患者应仔细询问是否有过敏病史或家族过敏史，家庭使用贴敷疗法时也应留意此方面的内容。

（5）现代穴位贴敷的作用特点

穴位贴敷的临床种类繁多，王富春教授临床开展了针对各科症状的穴位贴敷治疗，如心脑系疾病的舒心贴、安神贴、定痫贴等；而石墨烯穴贴是王富春教授团队采用超微粉碎技术，将中药有效成分大分子转换为小分子，以水溶性高分子药用辅料和石墨烯粉末为基质，贴敷于腧穴处，延长腧穴的刺激时间，提高药物透皮吸收率，运用"经皮渗透"技术使药物在腧穴局部直接渗透进入体内并以恒定速率达到病变部位，起到长效、缓释作用，实现透皮吸收最大化。石墨烯纳米纤维材料具备水溶稳定性好、客体分子吸附力强的特点，适合中药多组分、大剂量用药的特点；能够提高中药活性成分在水中的溶解度和稳定性，提高药物渗透率及靶向释放作用；石墨烯对人体具有良好的亲和性，其在表皮具有良好的抑菌作用。石墨烯的应用提升了穴位贴敷的疗效。

如今，穴位贴敷疗法不仅在国内影响十分广泛，在国外也逐渐兴起，如德国慕尼黑大学医学部发明的避孕膏，贴敷在腋下可达到避孕的效果；日本大正制药株式会社研制的中药贴膏深受人们的欢迎，如温经活血止痛的辣椒膏等。穴位贴敷疗法既有腧穴刺激作用，又可通过皮肤组织对药物有效成分的吸收，发挥明显的药理效应，因而具有双重治疗作用。近年来，人们还将透皮吸收促进剂引进中药外治领域，使药物呈分子或亚分子状态均匀地分布于基质中，以利于迅速、均匀地透皮吸收进血液循环，既促进了外用药物的吸收，又保持了血药浓度的稳定。穴位贴敷疗法的应用可使药物极少通过肝脏代谢，也不经过消化道，使药物保持更多的有效成分，发挥更好的治疗作用；此外，本法避免了口服药物对胃肠的刺激，可以弥补中药内服的不足。

除极少数有毒药物外，本法一般无危险性和毒副作用，使用较为安全方便，对于老年体弱者、药入即吐者尤为适宜。穴位贴敷法与西医学的"透皮给药系统"有共通之处，随着西医学"透皮给药系统"研究的不断深入，中药透皮治疗与经络腧穴相结合将为中医外治法开拓广阔的应用前景。

51. 论古代穴位贴敷疗法

穴位贴敷疗法，古代又称天灸、自灸、冷灸，是中医学中一种独特而又古老的治疗方法。它是以中医经络学说为理论依据，根据治疗需要将各种不同的药物制成相应的剂型，贴敷于患处或一定的腧穴上，通过药力作用于肌表，传于经络、脏腑，达到治疗目的的一种方法。穴位贴敷不仅可以治疗肌表疾病，而且还可以治疗经络脏腑疾病，可以达到内病外治的效果。下面将从以下几个方面探析古代穴位贴敷疗法。

（1）古代穴位贴敷的源流

贴敷疗法在我国源远流长，早在远古时期，人们就开始用草根、树皮之类外敷伤口以达到减轻疼痛和止血的目的，甚至加快伤口的愈合，贴敷疗法由此诞生。《周礼·天官》中曾记载用外敷药物、药物腐蚀法来治疗疮疡。《内经》中也有用外敷法来治疗疾病的记载，《灵枢·痈疽》指出："发于腋下赤坚者，名曰米疽，治之以砭石，欲细而长，疏砭之，涂以豕膏，六日已。"春秋战国时期有用马膏和白酒治疗面瘫的记载。《灵枢·经脉》记载："足阳明之筋……颊筋有寒，则急引颊移口，有热则筋缓，不胜收故僻，治之以马膏，膏其急者，以白酒和桂，以涂其缓者……"其被后世誉为"膏药之始"，开创了膏药贴敷治疗疾病的先河。东汉时期，张仲景在《伤寒杂病论》中列举了各种贴敷方，方证兼备，如治虚劳损伤的五养膏、玉泉膏，至今仍在临床应用。晋唐时期，穴位贴敷疗法已被广泛地应用于临床实践中。一些医家把中草药的外治法和经络腧穴的特殊功效相结合应用，因此诞生了穴位贴敷疗法。晋代葛洪《肘后备急方》中载"治疟疾寒多热少，或但寒不热，临发时，以醋和附子末涂背上"，并收录了大量的代温外用膏药，如续断膏、丹参膏、雄黄膏、五毒神膏等，并注明了具体的制作和使用方法。唐代孙思邈在《孙真人海上方》中写道"小儿夜哭最堪怜，彻夜无眠苦逼煎，朱甲末儿脐上贴，悄悄清清自然安"，并提出了无病之时用青摩卤上及足，动以避寒心等未病先防的思想。宋明时期，中药外治法通过长时间的不断改进和创新，丰富了穴位贴敷疗法的内容。宋代王怀隐《太平圣惠方》谓："治疗腰脚风痹冷痛有风，川乌头二个去皮脐为散，涂帛贴须臾即止。"明代朱橚《普济方》谓："鼻渊脑泻，生附子末、葱涎和如泥，贴涌泉穴。"明代李时珍《本草纲目》中也记载许多敷药疗法，如药敷神阙来治疗水肿。清代是穴位贴敷疗法较为成熟的阶段，出现了不少中药外治疗法的专著，其中以《急救广生集》《理瀹骈文》最为著名。

（2）古代穴位贴敷的治疗原理

穴位贴敷使外用敷药通过皮毛、经穴、经脉而起作用，达到以肤固表、以表托毒、以经通脏、以穴除邪、扶正强身的目的。

经络原理：《灵枢·海论》记载："十二经脉者，内属于脏腑，外络于肢节。"《灵枢·九针十二原》注："节之交，三百六十五会……所言节者，神气之所游行出入也，非皮肉筋骨也。"这指出经络内属脏腑，外络肢节，沟通表里，一切疾病皆可以在体表腧穴找到一定的反应点。《灵枢·本藏》说："经脉者，所以行气血而营阴阳，濡筋骨，利关节者也。"指出经络的根本功能是运行气血、协调阴阳，营养和控制全身。腧穴不仅是经气游行出入体表之所在，而且有反映病痛的作用，故可通过针灸刺激补虚泻实、防病治病。借助腧穴本身的治疗作用和经络沟通表里的属性，穴位贴敷疗法不仅能治疗局部病变，还可通过经络腧穴与脏腑的联系治疗全身疾病。

中药原理：各种药材除具备寒热温凉、升降沉浮的特性外，还各自具有解表、清热、理气、理血、祛风、安神、调补气血等作用。《理瀹骈文》云："外治之理，即内治之理，外治之药，亦即内治之药，所异者法耳。"说明内服有效的药物也可以作为外用。药物不同的气味均可通过经络系统直达病所发挥作用，药物的使用总纲无异于内服疗法的"寒者热之，热者寒之；虚则补之，实则泻之"。即吴氏所说的"郁者以宣，乖者以协，泛者以归，停者以逐，满者以泄，劳者以破，滑者以留，阻者以行，逆上者为之降，陷下者为之提，格于中者为之通，越于外者为之敛"。

（3）古代穴位贴敷的功效

可概括为四个字："拔""截""通""调"。凡病所聚集之处，"拔"之则病邪能出，免除深入内陷之患；"截"之则邪气内消，解除妄行传遍之虞；"通"之可行滞解郁，化积消痞，调和营卫；"调"之则阴平阳秘，无脏腑偏盛偏虚之虑。具体而言可包括活血祛瘀、通络止痛；清热解毒、消肿止痛；祛痰解痉、软坚散结；疏通经络、祛风除邪；调和阴阳、健脾开胃；调和气血、强健脏腑等。清代名医徐灵胎曾谓："用膏药贴之，闭塞其

针医百论（第2版）

气，使药性从毛孔而入其腠理，通经贯络，或提而出之，或攻而散之，较之服药尤有力，此至妙之法。"清代吴尚先言："……皮毛隔而毛窍通，不见脏腑恰直达脏腑。"穴位贴敷治病是通过不同药物之气味，直接作用于病所（外者外治），或由经脉入脏腑，直达病所（内者外治）。

52. 论特定部位针刺技术（乳针、肛针、会阴针）

特定部位刺法最早称微针疗法，王富春教授将其定义为"泛指采用针刺等方法刺激人体相对独立的特定部位，以诊断和治疗全身疾病的各种针刺治疗方法；因其刺激部位有别于传统部位经穴，且偏于短针的应用而得名"。目前特定部位刺法有20余种，其中眼针、头针、口唇针、耳针、皮肤针及腕踝针等均已制定了操作技术规范标准。近年来王富春和马铁明教授提出了乳针、肛针、会阴针等特定部位刺法。

（1）乳针

乳房具有特殊的生理解剖功能和经络脏腑联系，乳针可治疗特定部位的疾病。依据乳房的生理解剖基础、乳房与经络脏腑的关系、乳房的腧穴分布等，并与中医的"三焦理论"结合，发现并总结出乳针的分区与操作。乳针可以改善乳房局部、胸部等多种疾病症状，其作用机制不仅与中医"三焦理论"相关，更符合现代研究中关于肥大细胞与经络腧穴、疾病状态的关系，针刺肥大细胞聚集的部位可引起组织间多种细胞因子的物质变化，从而结合内分泌 – 体液代谢关系，产生针灸的治疗效应。

经络关系：乳房相关的经络有肺经、胃经、心包经、肝经、胆经、脾经、冲脉、任脉等，分布在乳房的腧穴总计25个（表22）。"经脉所过，主治所及"，位于乳房的腧穴均可治疗胸闷、咳嗽及乳腺相关疾病。早在《内经》中就论述了与乳房相关的全身经络有肺、胃、肾、心包、肝、胆、脾、冲、任等经脉，肝、胃、肾经及冲、任二脉与其关系更为密切。《外证医案汇编·乳胁腋肋部》曰："男子之乳房属肾，何也？男以气为主，女以血为先，足少阴肾之脉经膀胱，其直者从肾贯肝膈，入肺中，水中一点真阳，直透三阴之上。"指出男子乳房属肾，与女子乳房归经的不同。《丹溪心法》认为："乳房属于足阳明胃经，乳头属于足厥阴肝经"，指出乳房归属胃经，乳头归属肝经。《疡医大全》在论及乳房的形态结构时指出："妇人乳有十二穰"，指出乳房的解剖结构。《女科经纶》曰："妇人经水与乳，俱由脾胃所生。"指出脾胃为后天之本，主水谷之精，为经水、乳汁化生的源泉。可见，乳房的正常生理功能的维持需各脏腑及经脉共同协调作用。

表22　乳房腧穴分布

经络	穴位
任脉	鸠尾、中庭、膻中、玉堂、紫宫
足少阴肾经	步廊、神封、灵墟、神藏、彧中、俞府
足阳明胃经	气户、库房、屋翳、膺窗、乳中、乳根
手太阴肺经	云门、中府
足太阴脾经	周荣、胸乡、天溪、食窦
足少阳胆经	辄筋
手厥阴心包经	天池

　　分区：基于中医基础理论结合解剖原理及经络脏腑理论，具体分区如下。以一侧乳房的乳头为中心，分为上、下、内、外区：上区为心肺区，下区为肾膀胱区，外区为肝胆区，内区为脾胃区。另一侧与之对称分布。

　　关于操作，首先根据不同疾病临床辨证，选取靠近乳晕1寸的相应脏腑分布部位，采用微针环绕乳晕进行离心刺或向心刺

（15°～30°平刺）；进针后行捻转手法，以得气为度，可施行刮柄法。

（2）肛针

肛针疗法是李永明教授与王富春教授共同提出的特定针法，肛区因与经络脏腑联系密切，生理解剖结构特殊，又为肥大细胞聚集区，故存在着相应的特定部位刺法，即肛针疗法。临床上肛肠类疾病可分别从心、肝、脾、肺、肾等脏腑角度辨治，对这些脏腑的病变也可使邪从肛门排解，腑气行而脏气升，起到不治脏而脏病自愈的效果。

经络关系：冲、任、督三脉"均起于胞中，下出于会阴"；足太阳经与足少阴经的经别"别入于肛"。《素问·骨空论》中记载"其络循阴器，合篡间，绕篡后，别绕臀，至少阴（足少阴经），与巨阳（足太阳经）中络者合"，"篡"疑是"篡"字，指肛门部。《难经·二十八难》记载"督脉者，起于下极之俞"，一解为《难经·四十四难》中记载"下极为魄门"，另一解为《难经·二十八难》中杨玄操注"下极者，长强也"。魄门、长强，均与肛区密切相关。根据"经脉所过，主治所及"理论，经脉腧穴多可主治肛门疾病，如《针灸甲乙经》中记载足太阳经中飞扬、委中、承扶、承筋均主"痔、篡痛"，承山主"篡反出"，承筋主"篡后出"；《备急千金要方》中以灸督脉长强治疗寒冷脱肛，灸百会治疗小儿脱肛。《针灸大成·百症赋》中记载"刺长强与承山，善主肠风新下血"。故肛区可相应治疗足太阳经、足少阴经、督脉所主的病证。

分区：肛针疗法通常进针的部位分为4个区域，即以会阴穴所在水平线为前界线，尾骨端所在水平线为后界线，坐骨结节所在纵线为左右边界，以肛门为中心，作十字交叉分为肛前区、肛旁区（左、右）及肛后区。

治疗肛周脓肿、瘙痒等疾病时，多选用长度1寸、直径

0.25 mm（32 号）的短针进行浅刺、斜刺，针刺深度均在皮部及脂肪层；治疗泌尿生殖系统疾病、胃肠疾病或肛肠疾病时，多选用长 1 ~ 2 寸、直径 0.25 mm（32 号）的毫针斜刺或直刺，针刺深度可透过脂肪层达到筋膜或肌层，略行轻捻转、慢提插手法或刮柄法，刺激强度依疾病程度及患者具体情况而定，以有针感向肛门处传导为度；治疗神志疾病或腰骶部疼痛时，可选用长 3 寸、直径 0.3 mm（30 号）的长针向尾骨尖内侧方向斜刺 2 ~ 3 寸，采用提插法进行强刺激，使酸麻感沿腰背正中线向上放射。一般情况下，留针时间宜为 15 ~ 30 分钟。

（3）会阴针

会阴解剖位置较特殊，位于尿生殖三角与肛门三角分界处，密集分布着肌肉、神经和肥大细胞。会阴针是在微针理论的基础上，通过针刺肥大细胞改变神经信号传导和腧穴运动产生干预效应的一种特殊针法。针刺会阴部，能够达到协调阴阳、祛病除邪的治疗效果。

经络关系："会阴穴"最早在《针灸甲乙经》中被提出，并有详述的定位、主治。后世著作逐渐总结了其经络循行及主治关系。足阳明之筋，上结于髀，聚于阴器，主治颓疝，腹筋急；足太阴之筋，上循阴股，结于髀，聚于阴器，主治阴器绞痛；足少阴之筋，循阴股，结于阴器，主治痫瘛及痉，在外者不能俯，在内者不能仰；胆足少阳之脉，出气街，绕毛际；肝足厥阴之脉，循股阴，入毛中，环阴器，主治颓疝、飧泄、遗溺、闭癃；足厥阴之别，上睾，结于茎，其病，实则挺长，虚则暴痒，取之所别也；足厥阴之筋，结于阴器，络诸筋，主治阴股痛、转筋、阴器不用。

分区：男性以囊底为中心，十字交叉分区，以会阴穴为后界线，分为前阴区、阴旁区（左、右）及后阴区。女性以尿道口为中心，十字交叉分区，以会阴穴为后界线，分为前阴区、阴旁区（左、右）及后阴区。

会阴针可用于治疗多种急慢性病证，尤其是一些危急病证，如癫、狂、痫等。针刺时下肢屈曲，取膝胸位或左侧卧位，沿体轴刺入，深度一般在 0.3～0.5 寸（10.0～16.7 mm），过深易伤及腹部器官组织。此针法的针感较强，故对儿童不适用，还可能导致妊娠妇女流产。

（4）特定部位针刺的意义

特定部位针法是微针系统的一部分，其作用机制有大量中医理论支持，并符合现代研究中关于肥大细胞与经络腧穴、疾病状态的关系，针刺穴区肥大细胞聚集部位可引起组织间多种细胞因子等物质变化，产生针灸治疗效应。研究发现针刺特定部位，对于特定部位疾病的治疗有意想不到的效果。

53. 论手针疗法

手针是以经络理论与人体全息理论为基础，结合长期临床实践总结的通过刺激手部腧穴治疗全身疾病的一种微针疗法。20世纪70年代，广大医务工作者开始通过强刺激手法针刺手部腧穴治疗疾病，同时发现不少手针新腧穴，逐渐形成了手针疗法。

（1）手与周身阴阳、气血、经络的关系

人体手部经络腧穴丰富，既有六条经脉的腧穴，又有经外奇穴，故手穴可用来治疗全身疾病。人体各脏腑器官的情况通过经络汇集反映到手，使之成为反映全身健康状况的地方。手三阴和手三阳的经脉把手和全身联系在一起。《灵枢·动输》曰："夫四末阴阳之会者，此气之大络也。"《灵枢·卫气失常》曰："皮之部，输于四末。"手为上肢的末端，是手三阴、三阳经脉气血会合的部位，从上肢经脉循行分布来看，手三阴经从胸走手，手三阳经从手走头。手太阴经行于手大鱼际处，止于拇指桡侧端；手阳明经受手太阴经气之交，起于示指桡侧端，上行手背，出合谷两骨之间；手厥阴经经掌侧腕后两筋之间，入掌中，出中指尖端；手少阳经受手厥阴经气之交，起于无名指尺侧端，行手背第四、第五掌骨间上腕；手少阴经经掌后锐骨，止于手小指桡侧端；手太阳经起于小指尺侧端，经掌外侧赤白肉际至腕。《素问·太阴阳明论》指出："阴气……循臂至指端，阳气从手上行。"根据十二经脉的标本、根结之说，"根"与"本"均位于四肢肘膝关节以下的部位，是经脉之气生发、布散之处。针刺手部的特定腧穴，易于激发经气，调节脏腑经络的功能，还可对局部疾病有良好的治疗作用，且对全身各部的病痛有较好的治疗作用。

（2）手与大脑、生物全息理论的关系

手具有复杂精细的结构及灵敏的感觉，既是接受外界信息的重要窗口，也是完成身体活动的重要部位。手与大脑协调，完成精细而复杂的动作，劳动本身强化了手与大脑皮质的反射联系。据生理学家测定，手指尖的触觉灵敏度最大，仅大拇指运动区域的神经中枢在大脑皮质功能的区域面积就相当于大腿运动的 10 倍，手和大脑之间有着密切的联系，因而手最敏感。手的运动可以影响对侧大脑皮质的神经功能。人的大脑左右分工不同，左半球负责逻辑推理、记忆和语言功能等，右半球主管感情、想象力、空间定位和音乐等，所以针刺手部腧穴，可以直接影响大脑皮质，从而较快地调节人体生理功能。从解剖角度讲手部神经有正中神经、桡神经和尺神经的分支，含有运动（躯体、内脏）纤维成分和感觉（躯体、内脏）纤维成分；双手拥有极为丰富的神经末梢，感觉非常灵敏，故手部受到针刺后，人体会对此刺激反应较敏感。

生物全息理论：从人体全息理论的观点出发，把人体的每一部分看作整体的一部分，每一部分都存在着人体全部信息。机体的每个器官在手部某个特定的部分上都有着各自的投影区（反

针医百论（第2版）

射区），叫作全息胚。从反射区上可得知相应脏器的健康状况，对此进行按摩或刺激，就可以起到保健和治疗的作用。或者说是把内部组织器官缩影投射于手上，即全息反应区，这些区域或大或小，随后提出手掌侧和手背侧诸多传布全身信息的反射区和反应点（感应点），以及第二掌骨侧和第五掌骨侧对应着的身体全息腧穴。通过反应区刺激，可以对相应脏腑进行调整，既可保健，又可治疗。根据情况，各取所需要的部位进行保健或者治疗。

（3）手针腧穴的分布与取穴

1）分布：手针的腧穴分布如下。

手掌侧：

胸点：位于拇指指关节桡侧赤白肉际处。主治：胸闷胸痛、呕吐、泄泻、癫痫等。

小肠点：位于掌面，示指第一、第二节指关节横纹中点。主治：小肠经病。

大肠点：位于掌面，示指第二、第三节指骨间横纹中点。主治：大肠经病、腹泻、便秘、阑尾炎等。

咳喘点：位于掌面，示指掌侧指关节尺侧处。主治：支气管炎、支气管哮喘、神经性头痛、落枕等。

脾点：位于掌面，拇指指关节横纹中点。主治：脾胃不和、消化不良、腹胀泄泻等。

胃肠点：位于劳宫穴与大陵穴连线中点。主治：慢性胃炎、溃疡病、消化不良、胆道蛔虫病等。

足跟点：位于胃肠点与大陵穴连线中点。主治：足跟痛等。

心点：位于掌面，中指第二、第三节指骨间横纹中点。主治：心悸、心痛、心律失常、失眠等。

三焦点：位于掌面，中指第一、第二指骨间横纹中点。主治：三焦经病、胸腹、盆腔疾病。

肺点：位于掌面，无名指第二指关节横纹中点处。主治：咳嗽、气喘、胸闷等。

夜尿点（肾点）：位于掌面，小指第二指关节横纹中点处。主治：小儿遗尿、尿频尿急等。

命门点：位于掌面，小指第一、第二指骨间横纹中点处。主治：遗精、阳痿及肾虚腰痛。

咽喉点（又称牙痛点）：位于第三、第四指掌关节间，靠近第三指掌关节处。主治：急性扁桃体炎、咽喉炎、牙痛、三叉神经痛等。

哮喘点：位于掌面，第四、第五掌指关节间。主治：支气管哮喘。

肩点：位于指掌关节桡侧赤白肉际处。主治：肩部急性扭伤、肩关节周围炎等。

定惊点：位于手掌大、小鱼际交接处。主治：小儿高热惊厥。

肝点：位于掌面，环指第一、第二节指骨间横纹中点。主治：胁肋疼痛、胃脘胀满等。

手背侧：

颈项点（又名落枕点）：位于第二、第三掌指关节间，近第二掌指关节处。主治：落枕、颈部扭挫伤、颈椎病等。

眼点：位于拇指指关节尺侧赤白肉际处。主治：目赤肿痛、睑腺炎、电光性眼炎等多种眼疾。

前头点（又称阑尾点）：位于示指第一指关节桡侧赤白肉际处。主治：前头痛、胃肠疾病、单纯性阑尾炎等。

头顶点：位于中指第一指关节桡侧赤白肉际处。主治：神经性头痛、头顶痛、痛经等。

偏头点：位于无名指第一指关节尺侧赤白肉际处。主治：偏头痛、耳痛、肋间神经痛、胆绞痛等。

会阴点：位于小指第一指关节桡侧赤白肉际处。主治：会阴部疼痛、痛经、带下及肛裂等。

后头点（又称扁桃体点）：位于小指第一指关节尺侧赤白肉际处。主治：后头痛、急性扁桃体炎、腘窝痛、臂痛、呃逆、颊痛等。

踝点：位于拇指指掌关节桡侧赤白肉际处。主治：踝关节急性扭伤、踝部肿胀疼痛。

坐骨神经点：位于第四、第五指掌关节间，近第四指掌关节处。主治：坐骨神经痛、髋及臀部疼痛等。

脊柱点：位于小指指掌关节尺侧赤白肉际处。主治：急性腰扭伤、椎间盘突出症、尾骶部痛、耳鸣、鼻塞等。

止痒点：位于腕横纹尺侧缘前1寸，赤白肉际处。主治：皮肤瘙痒症及过敏性皮肤病。

升压点：位于手背腕横纹中点。主治：各种原因引起的血压下降。

呃逆点：位于手背中指第二指关节横纹中点。主治：呃逆等。

退热点：位于手中指桡侧指蹼处。主治：发热、泄泻等。

腹泻点（又称止泻点）：位于手背部，第三、第四指掌指关节上1寸处。主治：急慢性腹泻。

疟疾点：位于第一掌骨与腕关节结合处，大鱼际桡侧缘。主治：疟疾。

急救点：位于中指尖距指甲缘2分许处。主治：昏迷、中暑等危重症。

腰腿点：手背部，第二指伸肌腱桡侧及第四指伸肌腱尺侧，位于腕横纹前1寸5分处。每侧共2穴。主治：急性腰扭伤、腰腿痛。

睡眠点：手背部，在合谷穴与三间穴连线的中点。主治：

失眠。

甲亢点：手背部，小指中线，腕横纹后，尺骨前凹陷中。主治：甲状腺功能亢进。

止血点：手背腕横纹，环指中线处。主治：多种原因所致的出血及踝关节扭伤等。

鼻点：手背部，环指指掌关节骨尖中央。主治：鼻塞流涕、过敏性鼻炎等。

2）取穴

可以按疾病所在部位或脏器取相应的手穴，如眼病取眼点、肩痛取肩点、腰扭伤取腰腿点等。也可以针对某些症状选取相应的手穴，如咳嗽、哮喘选咳喘点，小儿遗尿选夜尿点等。同样可以依据脏腑经络理论选穴，如失眠取心点，因心主神明；目疾取肝点，因肝开窍于目等。一般而言，手针疗法取穴配方宜精，选用1～3个穴位为宜。另外，本疗法还强调左病右取、右病左取的选配穴原则，即左侧有病，取右侧腧穴；右侧有病，取左侧腧穴；两侧有病或内脏病可取两侧腧穴。

（4）手针操作

手针疗法在针刺时，临床常选用0.30～0.35 mm（28～30号）、0.5～1寸不锈钢毫针。因不同的腧穴而有所区别。一般患者手取自然弯曲位，术者手持毫针，针尖紧靠骨膜外面而垂直于掌面，直刺入腧穴，以不刺入骨膜为准，深度为2～5寸，也会因腧穴不同有所差别。针刺腰腿点时，针身应与皮肤表面成45°角，针尖略向掌心，从指伸肌腱与掌骨之间刺入，深度为3～5寸。针刺时，要求患者略握拳，腕关节呈背屈位。如针坐骨神经点，先直刺，深度为2分，以刺至骨为度，获得气针感后，稍留针，再提针斜刺向手少阳经线上，亦以刺至骨为度。

治疗痛性病证时，则须用较大幅度捻转结合提插的强刺激手法，持续运针2～3分钟。并嘱患者尽量活动病痛处或做局部按摩，痛止后，尚需继续行针 1 ~ 3 分钟。手针疗法的留针时间为 5 ~ 15 分钟，疼痛性疾病可适当延长留针时间。有些疾病则可采取间断留针法，如以睡眠点治失眠时，可先直刺 0.5 ~ 1 寸，捻转 2 分钟，留针 2 分钟，再捻转 2 分钟后留针，直至有睡意出现。手针疗法针感较强，治疗前宜向患者充分解释，以免发生晕针。针刺手穴，特别是沿骨膜斜刺时易损伤骨膜，故毫针宜刺入肌腱与骨膜之间，以防造成损伤。

手针疗法目前已应用于 50 余种病证的治疗。其中，对各类急性痛症疗效最为明显，诸如急性腰扭伤、头痛、胃痉挛性疼痛、痛经、坐骨神经痛、胆道蛔虫症等。其次，对产后缺乳、小儿遗尿、支气管炎、哮喘、心律失常、腹痛、腹泻、失眠、皮肤瘙痒症等，亦有较好的效果。

54. 论头针疗法

头部发际区为经络分布密集的部位，是气血汇集之处。《灵枢·经脉》曰："手少阴气绝则脉不通，脉不通则血不流，血不流则毛色不泽。"《儒门事亲·目疾头风出血最急说八》曰："至如年少，发早白落，或白屑者，此血热而太过也。"《医学入门·脏腑条分》曰："血盛则发润。"由上可知，头为气血汇聚之处，气血的盛衰可通过头部发际区的皮肤、毛发荣枯表现出来。而头针疗法，是指采用毫针或其他针具刺激头部特定部位以治疗全身病证的一种方法。

头针疗法源于古人针刺头部腧穴治疗疾病，早在 2000 多年前，《素问·骨空论》记载"头痛身重，恶寒，治在风府"，《灵枢·五乱》曰"气乱于头则为厥逆，头重眩仆……取之天柱"。汉代《太平经·灸刺诀第七十四》曰："灸刺者，所以调安三百六十脉，通阴阳之气而除害者也。三百六十脉……外出周旋身上，总于头顶，内系于脏。"晋代皇甫谧的《针灸甲乙经》中有很多关于头部腧穴治疗疾病的记载，如"咽肿难言，天柱主之，癫疾，大瘦，脑空主之，小便赤黄，完骨主之"。在此后各代医籍中有关头部腧穴治疗疾病的记载亦非常丰富。20世纪50年代末，针灸工作者受到耳针疗法的启发，开始留意观察头部区域与全身各部分的对应关系。通过长期不懈的临床实践，医家们提出了各自的头针学术见解，形成了不同风格的流派。直至2010年6月世界针灸学会联合会头针行业标准制定国际研讨会在长春举行，王富春教授提出《头针技术操作规范国际标准（征求意见稿）》，并拟确立头针行业国际标准，该标准成为世界针灸学会联合会国际标准化项目中的重要组成部分。

（1）头针与经络、脏腑的关系

1）与经络的关系：经络内属于脏腑，外络于肢节，沟通于脏腑与体表之间，将人体脏腑组织器官连成一个有机的整体；并且行气血、营阴阳，使人体各部的功能活动得以保持协调和相对的平衡。经络系统在外邪侵袭时，有抗御病邪、反映全身或局部证候的作用；在防治疾病时，起传导感应、调整虚实的作用。针灸治疗疾病是通过体表腧穴来影响经络，经络接受来自体表的刺激，传导至相关脏腑，达到疏通气血和调整脏腑功能以治疗疾病的作用。头针疗法正是基于这一原理，通过刺激头部的经络腧穴，来调整气血运行和脏腑功能状态。头部与经络的联系十分密切。《灵枢·邪气脏腑病形》曰："十二经脉，三百六十五络，其血气皆上于面而走空窍。"其他没有直接循行分布于头部的经络通过表里经及相互络属关系，间接与头部联系，如所有阴经的经别合于相表里的阳经经别均到达头部。在十二经脉中直接循行分布于头部的经脉有三焦经、胃经、膀胱经、胆经及肝经。奇经八脉中有督脉、阳维脉和阳跷脉。十五络脉中督脉之络循行于头部。十二经别、十二经筋、十二皮部中大部分都是直接或间接循行分布于头部的经络，通过表里经及相互络属关系间接与头部联系，如所有阴经的经别合于相表里的阳经经别后均到达头部。

2）与脏腑的关系：头部通过经络与脏腑相联系，如果脏腑功能失调，头部也会出现相应症状，这些症状是通过循行于头部的经络来表现的，如《灵枢·邪气脏腑病形》曰"肝病者……气逆则头痛"，《素问·厥论》曰"巨阳之厥，则肿首头重"，《灵枢·邪气脏腑病形》云"心脉……微涩为……巅疾""肺脉急甚为巅疾"。五脏病甚至还可出现各种精神障碍，如手厥阴经心包病，则昏厥、谵语、喜笑不休；手少阴心病，则眩晕、昏仆、精神失常等。

（2）头针的分区

头部分为额区、顶区、颞区、枕区四个区，共有14条线。

1）额区：包括额中线、额旁1线、额旁2线、额旁3线（图1）。

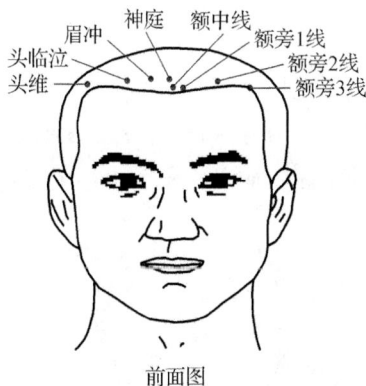

图1 头正面头针穴线

额中线：在额部正中，前发际上下各0.5寸，即自神庭穴（DU24）向下针1寸，属督脉。主治神志病，头、鼻、舌、眼、咽喉病等，如神昏、失眠、健忘、多梦、头痛、鼻塞、目赤、咽痛、癫狂痫等。

额旁1线：在额部，额中线外侧直对眼内角（目内眦），发际上下各0.5寸，即自眉冲穴（BL3）沿经向下针1寸，属足太阳膀胱经。主治肺、心等上焦病证，如咳嗽、胸痛、感冒、失眠、心悸怔忡、心绞痛、支气管哮喘等。

额旁2线：在额部，额旁1线的外侧，直对瞳孔，发际上下各0.5寸，即自头临泣（GB15）向下针1寸，属足少阳胆经。主治脾、胃、肝、胆等中焦病证，如胃痛、脘痞、急慢性胃炎、胃十二指肠溃疡、肝胆疾病等。

额旁3线：在额部，额旁2线的外侧，直对眼外角，自头维穴（ST8）的内侧0.75寸处，发际上下各0.5寸，共1寸，属足少阳胆经与足阳明胃经之间。主治肾、膀胱等下焦病证，如功能性子宫出血、阳痿、遗精、尿频、尿急等。

2）顶区：包括顶中线、顶颞前斜线、顶颞后斜线、顶旁1线、顶旁2线。

顶中线：在头顶正中线上，自百会穴（DU20）向前1.5寸至前顶穴（DU21），属督脉（图2）。主治腰腿足病证，如瘫痪、麻木、头痛、小儿遗尿、脱肛、胃下垂、子宫脱垂、眩晕等。

针医百论（第2版）

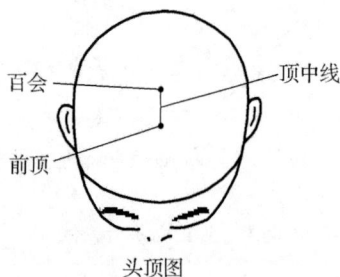

头顶图

图2　头顶头针穴线

顶颞前斜线：在头部侧面，从前顶穴（DU21）至悬厘穴

（GB6）的连线，此线斜穿足太阳膀胱经、足少阳胆经（图3）。主治对侧肢体中枢性运动功能障碍。将全线分5等份，上1/5治疗对侧下肢中枢性瘫痪；中2/5治疗对侧上肢中枢性瘫痪；下2/5治疗对侧中枢性面瘫、运动性失语、流涎、脑动脉硬化等。

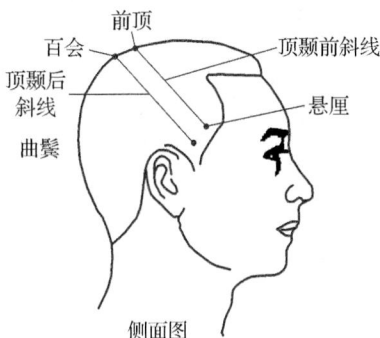

图3　头侧面头针穴线（一）

顶颞后斜线：在头部侧面，从百会穴（DU20）至曲鬓穴（GB7）的连线，此线斜穿督脉、足太阳膀胱经和足少阳胆经。主治对侧肢体中枢性感觉障碍。将全线分成5等份，上1/5治疗对侧下肢感觉异常；中2/5治疗对侧上肢感觉异常；下2/5治疗对侧头面部感觉异常。

3）颞区：包括颞前线和颞后线（图4）。

颞前线：在头部侧面，颞部两鬓内，从额角下部向前发际处的颔厌穴（GB4）至悬厘穴（GB6），属足少阳胆经。主治偏头痛、运动性失语、周围性面神经麻痹及口腔疾病等。

颞后线：在头部侧面，颞部耳上方，耳尖直上自率谷穴（GB8）到曲鬓穴（GB7），属足少阳胆经。主治偏头痛、眩晕、耳聋、耳鸣等。

4）枕区：包括枕上正中线、枕上旁线和枕下旁线（图5）。

枕上正中线：在枕部，枕外粗隆上方正中的垂直线，自强间

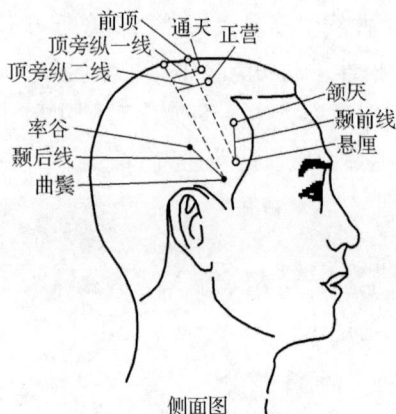

图4　头侧面头针穴线（二）

前顶　通天　正营
顶旁纵一线
顶旁纵二线
颔厌
颞前线
悬厘
率谷
颞后线
曲鬓

侧面图

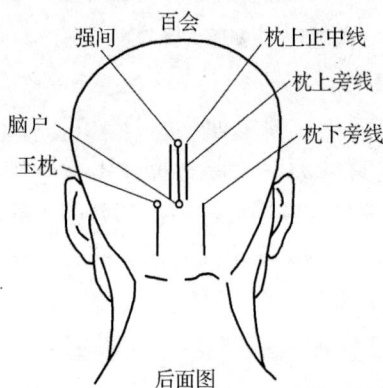

图5　头后面头针穴线

强间　百会　枕上正中线
枕上旁线
枕下旁线
脑户
玉枕

后面图

穴（DU18）至脑户穴（DU17），属督脉。主治眼病、腰脊痛等。

　　枕上旁线：在枕部，枕上正中线平行向外0.5寸，属足太阳膀胱经。主治皮层性视力障碍、白内障、近视眼、目赤肿痛等眼病。

　　枕下旁线：在枕部，从膀胱经玉枕穴（BL9），向下引一直线，长 2 寸，属足太阳膀胱经。主治小脑疾病引起的平衡障碍、后头痛、腰背痛。

（3）选穴原则

根据病变部位、性质，选取相应的头穴针刺，是头针取穴的主要原则。以中枢神经系统为例，中风偏瘫其病变部位在大脑皮层中央前回、后回者，分别取用运动区（或顶颞前斜线）、感觉区；中风失语引起的失语、运动性失语取言语 1 区（运动区下2/5）；感觉性失语取用相应头针腧穴。根据临床表现，采取循经取穴和脏腑功能取穴的方法属于辨证取穴。某些头针治疗线与头部经络相重叠，如在该经脉循行部位发生病变，则可选取与该经脉在头部循行线相重叠的头部治疗线。如急性腰扭伤与慢性腰背痛，病变属于足太阳膀胱经与督脉，头针取穴则以枕上正中线、枕上旁线为主，即为循经取穴。临床治疗中，头针取穴也可选用对症取穴的形式，如额旁 1 线、额旁 2 线、额旁 3 线以治疗急性病证及痛症见长。同时可适用长期临床实践摸索出来对某些疾病有特殊疗效的腧穴，如人在选取感觉区治疗头痛时，无意间发现也能治好阳痿病，于是治疗阳痿病时配用感觉区，疗效就会好一些。

（4）操作方法

临床一般选用 30 号或 32 号的毫针。毫针的长度，可根据患者的年龄、体质和治疗部位等加以选择。一般而言，婴幼儿用13 mm（0.5 寸）针；成年人体弱者用 25 mm（1 寸）针；体壮者用 40～60 mm（1.5～2 寸）针；颞部用较短的毫针；巅顶部则用较长的毫针。

进针时可以采取指切、捻转等进针法。针体进入帽状腱膜下层后，医师可通过各种手法操作，激发患者针感，使施针处达到有效刺激量。头针的针刺手法，主要有捻转、提插等。应用头针治疗某些疾病需要快速捻转针体（200 次/分），在实际操作方面有所不便，可以通过脉冲电刺激代替手法的机械刺激，因为脉冲电刺激的频率和输出强度是可以调节的，可以有效控制刺激量。

（5）注意事项

对精神紧张等患者应慎用头针，不宜采取强刺激手法。对囟门和骨缝尚未骨化的婴儿、患有严重心脏病者、重度糖尿病等患者应禁刺。中风患者，急性期如因脑血管意外引起昏迷、血压过高时，暂不宜用头针治疗，须待血压和病情稳定后方可用头针治疗。留针应注意安全，针体应少露出头皮，不宜碰触留置在头皮下的毫针，以免折针、弯针。若局部不适，可稍稍退出 0.1～0.2 寸。对有严重心脑血管疾病而需要长期留针者，应加强监护，以免发生意外。

（6）适应证

头针疗法在临床上已被应用到内、外、妇、儿、骨伤、神经内科、眼科、皮肤科等100多种疾病的治疗中。例如，中枢神经系统疾病和脑血管疾病，如偏瘫、失语及癫痫、舞蹈病和帕金森病等；疼痛和感觉异常等病证，如头痛、三叉神经痛、颈项痛等各种急慢性疼痛病证，以及肢体远端麻木、皮肤瘙痒症等病证；皮层内脏功能失调所致疾病，如高血压病、冠心病及神经性呕吐、功能性腹泻等。

55. 论针刺的宜忌

针刺宜忌是指在针刺时要注意时间、地点、病情等不同情况，做出恰当的处置，给予不同的针刺治疗方案，如选择合适的留针和治疗时间、治疗场所；因年龄、体质等不同的因素，要做到因人、因地、因时制宜。《素问·刺禁论》是记载针刺宜忌方面的最早文献，主要包含了"形""神"两部分，强调以形态结构为基本，用操作规范为要求，以针刺对象神定为关键，基本将早期人们在临床针刺宜忌方面的认识条理清晰地表达出来，这些是长期实践经验的积累和总结。下面从以下几个方面探析针刺的宜忌。

（1）治疗时间的宜忌

针刺时间是针刺技法取得疗效的重要因素。针刺时间，包括留针的久暂和施术的时间或时令，后者为时间针法的内容。把握治疗时间是针灸处方的重要因素。针灸取得较好疗效需选择适宜的治疗时机、掌握好施针和留针时间、制定疗程时间和间歇时间。

治疗时机：临床治疗时要分标本缓急，就是要抓住主要矛盾。《素问·至真要大论》曰："病有盛衰，治有缓急。"对于任何一种病证，都要急则治标、缓则治本。标本俱急或俱缓，则应标本同治。如失眠症以下午或晚上治疗为适，尤其是睡前 1～2 小时为最佳。

留针时间：一般病证留针 20～30 分钟为宜。留针时，每隔 5～10 分钟行针 1 次，谓之"动留针"。对于不易配合动留针刺操作的婴幼儿及肢体痉挛性疾病的患者，不适合留针，以防发生弯针、断针等事故。但对于一些急性痛症如急性阑尾炎、急性胆绞痛等，则需要长时间留针，少则 1～2 小时，多则 10 小时以上。根据病情，要正确把握留针的时间，对表热证，宜急出针；对里证和虚寒证，宜留针。留针主要是为了延长针刺作用的时间，如《灵枢·经脉》所说"热则疾之，寒则留之"；《灵枢·终始》所说"刺热厥者，留针反为寒；刺寒厥者，留针反为热"；《灵枢·根结》所说"气滑即出疾，其气涩则出迟；气悍则针小而入浅，气涩则针大而入深，深则欲留，浅则欲疾"。

治疗时间：治疗时间需根据病情而定。一般来说，凡急性、简单的病证，时间较短，而慢性病、疑难杂病等，时间较长。有时为了巩固疗效，防止疾病复发，还需继续治疗。而对于左右经络失衡的病证，经治疗一旦达到了相对平衡，就应该收效即止，不可贪效而多加治疗，以免"矫枉过正"，导致新的左右经络失衡。

四时刺法：结合时序的递变，人的气血活动和胖瘦情况也有不同。《灵枢·终始》说："春气在毛，夏气在皮肤，秋气在分肉，冬气在筋骨。刺此病者，各以其时为齐。故刺肥人者，以秋冬之齐；刺瘦人者，以春夏之齐。"这是指出春、夏季节与瘦人宜浅刺，秋冬季节与肥人宜深刺。当然，在临床上还必须根据病情的实际情况灵活运用。

时辰刺法：针刺时辰是自古以来医家所探讨的问题。传统的子午流注、灵龟八法、飞腾八法都涉及一个同样的问题，即在不同的时间内针刺所产生的疗效是不尽一致的。现代研究证实，即使运用相同的针刺手法在不同的时间内针刺同一腧穴所产生的效应有时也会表现出明显的差异。针对不同疾病，针刺时间效应也不尽相同。

（2）针刺地点的宜忌

在治疗疾病的过程中，要充分考虑到地域环境的因素，这对于找到疾病根源和确定治疗方法有极大的帮助。由于地理环境的不同，各地的气候条件和人们的生活习惯不同，对人体的生理活动和发病特点也不一样。因此在治疗方法的选择上需要因地制宜。《素问·异法方宜论》指出，东、西、南、北、中五方由于地域环境气候不同，居民生活习惯不同，所形成的体质不同，易患不同的病证，因此治法随之而异。例如，体质偏于阳虚型的人，不适应寒冷气候的居住地，会比其他人更易生病，迁徙到温暖的地区情况可以改善；南方人体质多瘦弱，因而用补法刺激量较小，北方人体质强壮，所以用泻法刺激量较大。

（3）治疗的宜忌

应用针灸方法治疗疾病，临床上必须详察病情，选择适应证，不可盲目施针，从病情实际出发，宜针宜灸，宜补宜泻，均须详辨。

年龄宜忌：在针刺治疗疾病时，儿童多患积食、着凉、外感病，同时必须注意儿童皮肉脆嫩，故刺激宜小，多不留针，另外，小儿可能因为囟门没有完全闭合，若针刺可能会受到损伤。《针灸资生经》指出，年龄不同者应有所区别对待，幼、少、青、壮、老是人类生命发展的自然规律，在其生存活动过程中，体质的发育由小到大、由弱到强，然后由强到衰。思想活动是由简单到复杂、由低级到高级的。由于机体智慧发育的各个阶段不同，体质都有差别，故所患之病亦不完全相同。青年人以饮食所伤居多，其证多属实，用泻法，刺激量宜大；壮年人以起居失宜独胜，其证多虚实夹杂，刺激量居中；老年人多肝肾亏虚、气血俱衰，其证多虚，用补法，刺激量宜轻。总之，宜以细心详辨、谨慎从事为要。

病情宜忌：病情有表里、寒热、虚实的不同，临床应在辨证的基础上，选择不同的刺灸方法给予适当的治疗。一般表证者宜浅刺，表寒者可用温针，表热者应疾出针。里证者宜深刺，里寒者可用补法，里热者应行泻法。虚证者用补法，虚寒者宜少针，虚热者可多针。实证者用泻法，表实者宜浅刺，里实者可深刺。寒证者宜深刺，久留针。热证者宜浅刺，疾出，并可刺出血。

患者宜忌：因患者对针刺认知有差别，在一定程度上也会影响针刺的疗效。例如，初次接受针刺治疗的患者，精神过度紧张，会导致晕针、滞针等不良反应的发生。有的患者在饥饿、疲劳、大渴时，不宜针刺，应令其进食、休息、饮水后再予针刺。医者在针刺治疗过程中，要精神专一，随时注意观察患者的神色，询问患者的感觉。一旦患者有不适等晕针先兆，可及早采取处理措施，防患于未然。

（4）针法的宜忌

针具各有其特点和作用，故临床可根据患者的体质、病情和腧穴部位等不同选用相应的针具。针刺前对各种针具的质量应仔细检验，毫针要求针根无剥蚀、针柄无氧化，其他针具要没有倒钩、毛刺等。针刺前将针具、医者双手、患者施术部位、治疗室内进行消毒。消毒的意识早在《针灸大成·卷四》中就有相关记载："先将铁丝于火中炼红……于黄土中插百余下，色明方佳，以去火毒。"另外操作时要谨慎，不可用力过猛而损毁针具。遗针多由于医者诊务繁忙时，未能仔细检查所针的穴区，或因一医师所针而由另一医师来取针所造成的疏忽，遗针的部位多发生在身体的隐蔽处，因此临床起针时要谨慎检查，切勿因遗针而引起不必要的纠纷。结合时间的递变，人的气血活动也有不同。《灵枢·岁露论》曰："人与天地相参也，与日月相应也。"在临床治病的过程中，一定要考虑时令气候对人体的影响，应注意在不同的气候及节气条件下的治疗方案的制定，做到"因时制宜"，临床疗效就会显著。例如，气温逐渐上升，热邪滞留机体概率较大，此时来诊的患者，即便有明显的外在寒象，也一定要仔细辨别有无兼杂热证，且在选择治疗方式时注意避免使用温热类方法，避免加重热症。

参 考 文 献

[1] 王富春，马铁明. 刺法灸法学 [M]. 北京：中国中医药出版社，2016：90.

[2] 佘琛，徐东升，崔晶晶，等. 腧穴结构研究的思考 [J]. 针刺研究，2018，43（5）：285－289.

[3] 刘玉玲，朱云飞. 基于经络辨证理论的穴位按摩在产后缺乳产妇中的应用研究 [J]. 中医临床研究，2017，9（15）：99－102.

[4] 余听鸿. 外证医案汇编 [M]. 上海：上海科学技术出版社，1961.

[5] YIN N, YANG H, YAO W, et al. Mast cells and nerve signal conduction in acupuncture [J]. Evid Based Complement Alternat Med, 2018：3524279.

［6］FAHMY M W，SANGANERIA T，MUNAKOMI S. Anatomy，abdomen and pelvis：superficial perineal space ［M］. Treasure Island （FL）：Stat Pearls Publishing，2024.

［7］范婉华. 杜晓山针灸治疗经验撷萃 ［J］. 中医杂志，1997，38（5）：279 – 280.

针灸技术

针灸临床

56. 论针灸对症治疗理论

临床症状是指在疾病状态下，患者机体做出的自然反应。机体在疾病状态下既有体征、实验室结果等有形反应，也有不适感等无形反应。这就要求医者在临床诊断治疗时要掌握症状的综合分析能力，而辨识症状的前提就是要了解症状与治疗的关系。

辨证论治是中医治疗疾病的独特方法，简而言之，辨证是决定治疗的前提和依据，论治则是治疗疾病的原则、方法与手段，通过辨证论治来认识证候、分析疾病。可见辨证论治是分析症状与诊断疾病的过程，除此以外，在治疗与症状之间还有一种特殊的关系，即"同病异治"和"异病同治"。在疾病的发展过程中，由于证候表现不同而采用不同的治疗方法为"同病异治"，而相反，不同疾病演变过程中的某一个阶段出现相同的证候表现，而采用同一种治疗方法则为"异病同治"。

针灸对症治疗是诸多对症治疗法中的一种，它是建立在对症治疗理论基础上，运用传统中医针灸技能对疾病进行治疗的系统理论体系。

（1）针灸对症治疗的作用

1）疏通经络：针灸治疗疾病最主要、最直接的作用就是疏通经络。中医理论常认为"不通则痛"是引发疾病的根本因素，《内经》称以针灸之法疏通经络为"解结"："用针者，必先察其经络虚实……一经上实下虚而不通者，此必有横络盛加大于经，令之不通，视而泻之，此所谓解结也。"解结就是疏通经脉，使脉道通、气血畅行。

2）扶正祛邪：针灸治病的根本法则和手段就是扶正祛邪，对症治疗亦是如此。《内经》所云"正气存内，邪不可干""邪之所凑，其气必虚"。疾病发生发展和转归的过程就是正邪交争的过程。针灸治病的过程就是不断发挥扶正祛邪作用的过程。若以正虚为主者，扶正为上，兼以祛邪，或先补后攻。若以邪实为主者，祛邪为上，兼以扶正，或先攻后补。

3）调和阴阳：是针灸对症治疗的最终目的。疾病的发生，从根本上说是阴阳的相对平衡遭到破坏，即阴阳的偏盛偏衰代替了正常的阴阳消长。《内经》提出"用针之要，在于知调阴与阳""调气之方，必别阴阳""故善用针者，从阴引阳，从阳引阴"，均指出针灸调和阴阳的治疗方法。

（2）针灸对症治疗的原则

针灸对症治疗的原则是针灸治疗疾病时必须遵守的准则，在整个治疗过程中，均应以治疗原则为指导。根据针灸治疗的基本学术思想和具体实践，将针灸治疗原则归纳为以下几点。

1）热则疾之：指的是热性病证用"清"法，即以寒治热的方法进行治疗，属于正治法。《灵枢》指出"刺诸热者，如以手探汤"，"疾"通"急"，为快速针刺之意，"以手探汤"则形象地描述了针刺手法的轻巧快速，指出热性病证的治疗原则是浅刺疾出或点刺出血，手法宜轻宜快。

2）寒则温之：寒性病证用"温"法，即以热治寒，属于正治法。《灵枢》指出"寒则留之""刺寒清者，如人不欲行"。"留"即留针，"人不欲行"则形象地描述了针刺手法应深而久留，以温经散寒。

3）虚则补之：针灸补虚主要通过补其本经、表里经及虚则补其母的方法选穴配伍，并结合针刺"补"法以达到"补虚"

的目的。

4）实则泻之：针灸泻实主要通过泻其本经、表里经及实则泻其子的方法选穴配伍，并结合针刺"泻"法以达到"泻实"的目的。

5）不盛不虚，以经取之：并非病证本身不分虚实，而是脏腑、经络虚实表现不甚明显，当针下得气后，再行均匀地提插捻转手法，使气血调和、脏腑功能恢复正常。

6）虚实错杂，补泻兼施：疾病的临床证候表现为虚实夹杂时，治疗上应补泻兼施。

7）治病求本、急则治标、缓则治本：在疾病的发生发展过程中，标本缓急复杂多变。治病求本就是针对疾病的本质进行治疗，临床症状是疾病反映于外的现象，通过辨证，由表及里、由现象到本质进行分析，找出疾病发生的原因、病变部位和机制等，对此进行处置，以达到治病求本的目的。在特殊情况下，标本在病机上往往相互夹杂，论治时应随机应变，先治标病，再治本病。在一般情况下，病情稳定，或虽可引发其他病变但可控或无急危证候，或标本同病，均可按"缓则治本"的原则处理。

8）局部与整体：针灸治病是在病变的局部、邻近或是脏腑在体表的投影处施治，是最常用的方法之一。此外，还应施以整体性治疗，且在多数情况下，需要局部与整体同时调治。将局部与整体有机地结合起来，既能着眼于症状治疗，又能够注重病因病机的治疗，且能够明显提高治疗效果。

（3）针灸对症治疗的选穴原则

针灸处方是在分析病因病机、明确辨证立法的基础上，选择合适的腧穴和刺灸、补泻手法而制定的。中医学认为，疾病的发生发展不外经络壅滞、气血不畅、脏腑失调、阴阳失衡。针灸治疗是通过针刺或艾灸的方法，疏通经络脏腑气血、调节脏腑阴阳以达到治疗疾病的目的。针灸处方的选穴原则就必须依据机体虚实状态、病变部位、病变程度、经穴主治作用和针刺强弱等来制定。因此，针灸配穴处方必须要在中医学基础理论和针灸治疗原则的指导下，结合疾病涉及的脏腑、病情的标本缓急进行严密组方，做到有法有方、配穴精炼、酌情加减、灵活多变，临床常用的有以下 3 种原则。

1）邻近取穴：主要是指围绕疼痛所在的肢体、脏腑、组织、器官就近取穴。这是根据每个腧穴都能治疗局部病证的作用特点制定的选穴方法，体现了"腧穴所在，主治所在"的规律，多用于治疗病变部位较为明显、较为局限的病证及某些器质性病变。

2）远部取穴：指选取距离病痛较远处部位的腧穴。由于腧穴具有远治作用，特别是四肢肘、膝关节以下的经穴，不仅能治疗局部病证，还可以治疗本经循行所及的远处部位的病证。

3）辨证取穴：也称为随证取穴或对症取穴，是指针对某些全身症状或疾病的病因病机而选取腧穴。在临床上有一些病证如发热、不寐等属于全身性疾病，无法辨位，不能应用上述分布选穴的方法，就需要根据病证的性质，进行辨证分析，将病证归属于某一脏腑或经脉，然后按经选穴。

（4）针灸对症治疗的配穴方法

配穴方法是在中医整体观念的指导下形成的，旨在将 2 个或 2 个以上的腧穴，按照腧穴作用及一定规律组合在一起配伍应用，以加强腧穴之间的协同作用。配穴方法与中药药剂中君臣佐使配伍有异曲同工之妙，大体分为 3 类：按部配穴法、按经配穴法、特定穴常用配穴法。

1）按部配穴法：指在针灸处方中结合身体一定部位进行配穴的一种方法，具体分为上下配穴法、前后配穴法、左右配穴法、藏象配穴法。上下配穴法中，"上"是指上肢或腰部以上，"下"则指下肢或腰部以下。其机制来源于《素问·太阴阳明

225

论》"阳病者，上行极而下，阴病者，下行极而上"，意思是阳病（病在上）发展到极期就要循经而下，使下部经络阻滞不通，所以取下部的腧穴来治疗使经络通畅，从而治愈上部疾病，下病上取的道理则相同。前后配穴法在《内经》中被称为"偶刺"，"前"是指前面即身体阴面，"后"是指背面即身体阳面，也称为"腹背阴阳配穴法"，是将身体前后部位腧穴相互配伍的方法。左右配穴法与《内经》中所记载的巨刺、缪刺相类似，所以有人将左右配穴法称为交经缪刺法。藏象配穴法是指对病变反映的症状、体征进行综合分析，判断病属何经、何脏、何腑，确定其发病原因、病变性质，选取相应的腧穴制定处方的方法。

2）按经配穴法：是指针灸处方时按经脉的理论和经脉之间的联系配穴，大体上分为表里经配穴法、同名经配穴法、子母经配穴法、交会经配穴法。表里经配穴法是指以脏腑、经络阴阳表里关系为依据的配穴方法。经脉"内属于腑脏，外络于肢节"，说明人体功能内外相通，内应于外，外应于内。同名经配穴法主要依据同名经"同气相通"理论，取手足同名经腧穴相配伍。子母经配穴法则参照脏腑、十二经脉的五行属性，根据"虚则补其母，实则泻其子"的治疗原则制定的配穴方法。交会经配穴法则根据十二经脉和奇经八脉循行交叉、交会情况进行配穴，适用于某一病变部位有数条经脉交会或某病证与数条交会经脉有关的情况。

3）特定穴常用配穴法：特定穴在经络系统中占据重要地位，不但具有特定的名称、归经，而且具有独特的治疗作用。该配穴法既可以单独用于针灸治疗，也可以互相配伍使用，从而共同调理全身气血，使之达到阴平阳秘。

57. 镇静安神法治疗失眠

失眠，属于中医"不寐""不得眠""目不瞑"等范畴，其主要表现为入睡困难、睡眠深度或时间过短、早醒及睡眠时间不足或睡眠质量差等。随着社会经济不断发展，现代人的工作和生活压力不断增大，失眠的发病率不断上升。

人的寤寐由心神控制，而营卫气血阴阳的正常运行是心神调节寤寐的基础。凡影响营卫气血阴阳的正常运行，使神不安舍的，都会成为失眠的病因病机。王富春教授以中医理论为基础，结合多年丰富的临床实践经验，潜心研究，创立了镇静安神法治疗临床各型失眠，该方法具有镇静安神、益气养血、调节阴阳的作用。

《灵枢·根结》曰："用针之要，在于知调阴与阳。"《素问·阴阳应象大论》言："故善用针者，从阴引阳，从阳引阴。"整体观念和辨证论治是中医的精髓，是中医的优势所在。针灸具有疏通经络、扶正祛邪、调和阴阳的三大治疗作用，实质就是调节经络气血、调节脏腑阴阳。

镇静安神针法溯源求本，审机立法。从中医整体观念出发，认为阴阳是一切事物的纲领，是整个自然界普遍存在着的一种自然变化规律。《内经》中指出睡眠的发生与人体阴阳二气的运动变化密切相关，"卫气日行于阳经，阳经气盛，阳主动则寤；夜行于阴经，阴经气盛，阴主静则寐"。王富春教授对"阴阳不调，阳不入阴"的失眠病机进行了进一步的阐发，提出"阳不入阴，神不守舍"为主因，"气机逆乱，营卫失和"为次因，"精髓不足，脑失所养"为辅因。

镇静安神法选穴有四神聪、神门、三阴交。嘱患者取仰卧位，采用平补平泻手法，每次留针30分钟，10次为1个疗程。其配穴特点为：①循经取穴：脑为元神之府、诸阳之会，是调理失眠的关键部位。四神聪属经外奇穴，位于头部百会前后左右各旁开1寸，前后两穴均在督脉循行路线上。《难经·二十八难》曰"督脉者，起于下极之俞，并于脊里，上至风府，入属于脑。"督脉直通于脑，又有支脉络肾贯心。现临床疗效已证实了督脉腧穴安神定志治疗失眠的优越性，其左右两穴紧靠膀胱经，膀胱经络肾，与阴阳蹻脉关系密切，蹻脉入脑之后与眼睑的第2次联系可表现在司眼睑开合而主睡眠。故针刺四神聪以统调气血、引阳入阴、镇静安神。心为君主之官，为失眠发病所属之脏。神门为手少阴心经的原穴，具有宁心安神、宽胸理气之功。神门穴首见于《针灸甲乙经》，意即出入之处为门，位于少府之下，为心气出入之门户，针刺可开心气而散郁结。《灵枢·九针十二原》指出"五脏有疾，当取十二原"。当前研究已证实针刺神门治疗失眠的有效性，其能够疏通心经之经气、养心安神。三阴交为足太阴、足少阴、足厥阴之交会穴，肝、脾、肾三脏与周身之气血、阴阳、心之关系密切，既能健脾胃、助运化，又能养血柔肝、滋阴益肾，为调理肝、肾、脾三脏病证的要穴，其具有健脾和胃、清热除湿、调节冲任、补肾填精、养脑安神、镇惊止痉、舒筋活络、行气止痛的功效。针刺三阴交可调肝、脾、肾三脏，益阴潜阳。②精气神取穴：精气神是构成人体和维持人体生命活动的基础，三者密不可分，相互依存、相互为用，为人身之"三宝"。《内经》记载"夫精者，身之本也""气者，人之根本也"。三者同源而生，对于人体的正常生理功能具有极为重要的作用。四神聪在顶应天，主气；神门在中应人，主神；三阴交在足应地，主精，故谓精气神取穴。四神聪居人体最高处，位于三阳五会之百会穴周围，百会属督脉，督脉统诸阳，总督一身之阳经。神门位于人体之中，腕关节附近，五行属土，"实则泻其子"，可直降心火，交通心肾。三阴交居人体之下，位于踝关节附近，为肝、脾、肾三条阴经的交会穴，有滋养阴血、补益肝肾的功效。阴血既充，阳气方得涵藏之所，卫气循行复其常律。诸穴相合，上抑下引，阳趋缓，入于阴则得寐矣。③阴阳相协：以头部为阳，手足为阴；四神聪居头顶为阳，神门、三阴交位四肢腹面为阴，阳部与阴部之比为1：1。四神聪前后二穴位于督脉循行路线上，左右二穴紧靠膀胱经，神门二穴属手少阴心经，三阴交二穴属足太阴脾经，故阳经与阴经之比为1：1，阳穴与阴穴之比为1：1。王富春教授通过对失眠的古代针灸取穴特点分析发现，阳经多取膀胱经、胃经和督脉，阴经多取脾经、肝经和任脉。阳经、阴经分别为161、184穴次。无论是古代还是现代，均多取头部和手足部穴。镇静安神法遵经旨、创新法，从整体观念来认识人体生理、病理的密切关系。针刺阳部四神聪可产生重压针感，重压可宁定精府。神门、三阴交相配补益心脾二经，助气血生化之源，达养心安神、益气补血之效。八穴配伍以达阴阳相合、刚柔相济之目的。④三才针法，补泻兼施：镇静安神针法除取穴精妙外，还要配合准确的针刺手法操作。"新三才"针法主要是在针刺深度上的要求。参考《针灸大全·金针赋》中"刺至皮肉，乃曰天才；刺入肉内，是曰人才；刺至筋骨之间，名曰地才"，依据"三才穴"所处的"天、地、人"的不同位置采取不同针刺深度。四神聪在头应天，浅刺至天部，前后两穴逆督脉循行方向进针，属迎而泻之以潜阳，左右两穴针刺部位距百会1.5寸（原定位为1寸），在足太阳膀胱经循行路线上，又肾与膀胱相表里，顺其经脉循行方向针刺，随而济之以滋阴，四穴均平刺15～18 mm，针尖力求达到帽状腱膜下，针体不进不退，行针手法以小幅度、快频率捻转为主，力求获得沉、重、下压的得气感觉，以达抑阳重镇之效；神门在中应人，中刺至人部，直刺13～14 mm；三阴交在足应地，深刺至地部，直刺15～20 mm。神门、三阴交以平补平泻为主，采用均匀的提插捻转手法，以柔和微酸麻感觉为度，以达育阴潜阳、镇静安神之功。3个主穴的操作，强调潜阳与育阴相结合，头部腧穴重压针感的产生意在重镇潜阳，手足腧穴平补平泻产生较柔和酸胀针感意在调心滋阴，相互配合达到镇静安神的治疗目的。⑤择时治疗：昼为阳，夜为阴，相对而言，则上午为阳中之阳，下午为阳中之阴；前半夜为阴中之阴，后半夜为阴中之阳。人身以阴阳两字为主，阳生于子时，至巳时，属三阳用事，正阳长阴消之时。午时一阴初生，至亥时，属三阴用事，正阴长阳消之时。人身就是这一团真气出阴入阳，出阳入阴。《灵枢·小针解》载："其来不可逢者，气盛不可补也。其往不可追，气虚不可泻也。"本法针刺以14—15时为宜，使在阴旺之时更助其阴，制阳敛阳不使浮动，同时重安其神，使守其舍，阳静神安以入睡。针用平补平泻手法，以达平调阴阳、安神定志之效。

镇静安神法选穴精简、组穴科学、疗效确切，便于推广。在立法思想上以整体观念和辨证论治为核心，配穴特点为循经取穴、精气神取穴、阴阳相协、三才针法及择时治疗。结合现代社会失眠患者的新特征，切中失眠"阳不入阴"的病机关键，在腧穴组合、操作方法、治疗时机3个临床治疗的关键要素方面均开辟了新的思路。穴取三才——四神聪、神门、三阴交，术用三才——浅、中、深三部刺法，选取未时顺气盛衰之势治疗，理、法、方、术形成完整连贯的有机临床理论思维体系，对提高针灸治疗失眠的临床疗效具有重要指导意义。

58. 醒神益气法治疗中风后遗症

中风后遗症是临床常见病，其主症多以偏瘫、神识昏蒙、语言謇涩或不语、偏身感觉异常、口舌㖞斜为主，次症多见头痛、眩晕、瞳神变化、饮水发呛、目偏不瞬及共济失调等。随着现代医学的不断进步，脑血管疾病抢救成功率的不断提高，中风后遗症患者也不断增多，治疗难度也越来越大。

两千多年前，《内经》中对中风病名尚无明确定义，但曾记载"薄厥""仆击""偏枯"等病证，跟中风后遗症期的某些临床症状很类似。且不同的时期都有不同病名的记载。从先秦时期，《素问·生气通天论》中有"……大怒则形气绝……使人薄厥"的描述，证明了中风是由气血上逆而致。两汉时期，如《金匮要略·中风历节病脉证并治》中提出"……当半身不遂……中风使然……"，张仲景明确了"中风"病名，第一次把"中风"和半身不遂等症联合起来。隋唐时期，孙思邈在《千金要方》中指出："中风大法有四，一曰偏枯……四曰风痹。"其论述的症状与现今中风近似。两宋时期，如《圣济总录》中论述"卒中风之人……肢体痿躄……"，第一次明确了"卒中风"为"中风"的别称。金元时期，《医经溯洄集·中风辨》载："……因于风者，真中风也……因于湿者，类中风，而非中风也。"这里提到的"类中风"就是当今所指的"中风"。明清时期，叶天士明确了"内风"的病名。到清代末期，张锡纯命名了"脑充血"和"脑贫血"，他指出中风病和脑卒中类似。

　　关于该病的病因病机，有很多古代医者的记载，一般分为两个阶段。唐宋之前主张"外风"理论，也就是所说的"体虚受邪"。唐宋之后，在金元时期，主张内风学说，是一个关键转折，如朱丹溪"痰热内生"、刘河间"火热郁心"、李东垣"体虚气弱"等。在病因学方面，张景岳创造了"损积正衰"观点，主张"非风"理论；叶天士提出"内风"之说；李中梓创立并区分闭证和脱证；工清任指出该病的病因是"气虚"和"血瘀"。现代中医学将该病的病因病机总结为以下几点：①积损正衰：年迈体衰，气血亏虚无法濡养脑窍，且血运不利，而瘀阻脑脉致病；②饮食不节：大量喝酒，嗜食麻辣油腻之物，饮食失调致脾气失健，痰湿内生，久而化热，携痰上逆，清窍失聪，乃致成病；③劳累过度：由于体劳肾伤，致使气血亏乏，清窍无法滋养，阳虚生风，心神内扰致病发；④气候变化：本病在冬春季节易发，血脉因寒而瘀滞，气络不通，瘀阻脑窍，导致神明无以濡养乃病；⑤情志郁怒：大怒则肝阳暴亢，气运不利，或火热瘀心，血逆上冲，上逆脑窍，终致病矣；⑥血液瘀滞：因怒气致使经络受阻，或血虚使气机不畅，血运失佳，都可致使血瘀，瘀结脑络而病发。由此得出，中风为本虚标实之证，在本为肝肾两虚，气虚血亏，如《素问·六节藏象论》云"足受血而能步……指受血而能摄"，气血亏虚进而导致肢体运动功能障碍。在标为火风煽动，湿痰内热，血滞气逆。总之，病机总的来说就是风、火、气、虚、痰、瘀标本之间的相互作用。

中医学之针灸、推拿疗法是本病重要的治疗方法。王富春教授总结多年临床治疗经验，采用醒神益气法治疗中风偏瘫，疗效显著。醒神益气法的操作方法，主穴取百会、内关（双）、足三里（双）；语言不利配廉泉、地仓；上肢不遂配曲池、合谷；下肢不遂配阳陵泉、悬钟。刺激强度以患者能耐受为度，留针 30 分钟，留针期间，每隔 10 分钟行针 1 次（时间约 1 分钟）。每日 1 次，连续治疗 30 次为 1 个疗程。

百会位于巅顶，后发际直上 7 寸，正中线上，属于督脉，是督脉、足太阳膀胱经、手少阳三焦经、足少阳胆经、足厥阴肝经 5 条经脉的交会处。如《针灸资生经》云："百会，百病皆主。"各经均在其下，各穴布其周，有百脉朝宗之势，为督脉之经穴，总督诸阳之脉，有调和阴阳、协调脏腑之功能，故对中风疾病有很好的治疗效果。百会穴与脑联系密切，是调节大脑功能的要穴。《会元针灸学》说："百会者，五脏六腑奇经三阳，百脉之所会。"虽各文著述不一，但足以说明头为诸阳之会、百脉之宗，而百会则为各经脉气汇聚之处。穴性属阳，又于阳中寓阴，故能通达阴阳脉络，连贯周身经穴，对于调节机体的阴阳平衡起着重要作用。百会具有醒脑开窍的作用。足三里是足阳明胃经之合穴，"胃者五脏六腑之海也，水谷皆入于胃，五脏六腑之气皆禀于胃"，胃为水谷之海，可包容五谷，荣养四旁。又脾胃互为表里，为后天之本，气血生化之源，是机体生命活动的基础。足三里为胃经之要穴，具有理脾胃、调气血、补虚弱、宣畅气机等诸多功效。内关为手厥阴心包经之络，别走手少阳经，又与阴维脉脉气相通，是奇经八脉交会穴之一，有益心安神、和胃降逆、宽胸理气、镇静止痛之功。综观三穴主治作用，取百会醒神之功、足三里益气之效、内关理气降逆之用，再加各配穴疏通局部经络气血，诸穴共达醒神益气之功效，对中风后遗症具有较好的效果。

59. 振阳针法治疗阳痿

阳痿又称勃起功能障碍，是男性性功能障碍的一种常见疾病。其临床表现为阴茎临房不举或举而不坚，不能完成正常房事。现代医学调查资料显示，由于生活节奏快，压力大，该病发病率有逐年增高的趋势，在 40～70 岁的男性中患病率高达52%。阳痿在《内经》中已有明确的记载，如《素问·痿论》曰："思想无穷，所愿不得，意淫于外，入房太甚，宗筋弛纵，发为筋痿……"阳痿的病机关键是宗筋弛纵，阴茎为宗筋所聚，以气血津精为用，凡能导致人体气血津精之生成不足或输布障碍的，都可使宗筋失于充养、温煦而发阳痿。肾阳不足、肾阴亏虚、心脾两虚、肝郁气滞、湿热下注等因素均可导致本病的发生。

对于阳痿的病因，历代医家多从"虚"立论。如《内经》中把阳痿的成因归之于"气大衰而不起不用"，认为元气亏虚是阳痿的重要成因。《灵枢·经脉》则认为"热则筋弛纵不收，阴痿不用"，认识到邪热伤筋脉也可致阳痿。可见《内经》认为体虚与邪热是本病的主要病因。隋唐时期，诸医家认识到房劳过度、肾精亏虚是导致本病发生的基本病因，如《诸病源候论·虚劳阴痿候》指出："肾开窍于阴，若劳伤于肾，肾虚不能荣于阴器，故痿弱也……阴阳衰微，风邪入于肾经，故阴不起，或引小腹痛也。"唐代王焘《外台秘要》指出："五劳七伤阴痿，十年阴不起，皆由少小房多损阳。"宋代严用和《济生方》："五劳七伤真阳衰惫……阳事不举。"明代医家张景岳在《景岳全书》中论述阳痿的病因病机时指出："阴痿者，阳不举也……多由命门火衰，精气虚冷，或以七情劳倦，损伤生阳之气……亦有因湿热炽盛，以致宗筋弛纵而为痿弱者。"王伦《明医杂著》指出："男子阳痿不起，古方多云命门火衰，精气虚冷，固有之矣。然亦有郁火甚而致痿者。"这与《内经》"热则筋弛纵不收"相一致。清代叶天士《临证指南医案·阳痿》中对本病的成因有较完整的论述，并将其归纳为"色欲伤及肝肾""因恐惧而得""因思虑烦劳而成""郁损及阳""湿热为患""阳明虚"6个方面。

目前，对于本病的治疗，多采用一些外用药及口服药，这些药物虽当时有效，但不良反应较大。外科手术疗效较好，但其远期效果不佳。近年来，又兴起了采用基因疗法治疗本病的方法，可用于治疗的目标基因虽然很多，但存在着如何延长基因表达及其有功能产物存在的时间和避免此疗法产生其他并发症等问题。其安全性、特异性和疗效的长期性还有待提高。针灸作为唯一的一种绿色疗法，治疗本病疗效显著，临床报道颇多，其安全、有效、简便、易行的特点，易于被患者接受。王富春教授经过多年的临床实践，在人体腰骶部位发现一个新穴，将其命名为"振阳穴"，并配合中医辨证取穴与针刺手法，确立了治疗本病的一种方法——振阳针法。振阳针法以振阳穴为主穴，再配以辨证取穴，如命门火衰型配命门、肾俞；心脾两虚型配心俞、脾俞；肝郁气滞型配肝俞、太冲。该法取穴少、针感强、疗效显著。

经过长期的临床实践发现，振阳穴有温肾壮阳、大补元气的功效，对于由命门火衰引起的阳痿、遗尿、癃闭、下肢痿软等疾病均有良好的治疗效果。"振"有振发，振奋之意；"阳"指阳气，针对命门火衰型阳痿的病因病机，对证取穴，效果显著。从中医理论来看，振阳穴体表定位是在白环俞直下，会阳穴旁开。白环俞平第四骶后孔，为膀胱经第一侧线在腰骶部的终点，可以起到温补元气的作用。会阳穴属足太阳膀胱经，位邻督脉，二脉皆属阳，因此可以起到助阳补虚的作用。振阳穴位于两者连线之交汇处，可取两穴治疗的共性，达到调整膀胱经经气的作用。阳痿一病，多由肾阳不足引起，肾与膀胱相表里，又《内经》中有"阴病治阳"的理论，因此针刺振阳穴可以治疗命门火衰型阳痿。王富春教授治疗命门火衰型阳痿患者，选取振阳、命门、肾俞，治疗后性欲、头晕耳鸣、腰膝酸软、神疲乏力等各项临床症状得到明显改善。

阳痿一病，临床上以肾精亏损、肾阳不足的命门火衰型患者较为多见。《景岳全书》曰："凡男子阳痿不起，多由命门火衰……以致宗筋弛纵而为痿弱者，譬以暑热之极，则诸物绵萎。"《诸病源候论·虚劳阳痿候》曰："肾开窍于阴，若劳伤于肾，肾虚不能荣于阳器，故痿弱也。"肾主藏精、主纳气，肾气虚弱则阳事不举。肾俞为背俞穴，可治疗相应的五脏疾病及五脏所主的形体官窍的病变。命门穴为元气之根，为水火之宅。《难经·三十九难》说："命门者……其气与肾通。"两穴相配可温补肾阳、填精生髓，共奏举阳壮腰之功。

针刺振阳穴的治疗作用产生机制如下。阴茎的勃起生理功能与勃起神经有着直接的关系，阴茎的勃起神经是阴茎副交感神经纤维，与交感神经相伴行，分别来自下腹下丛及第2至第4骶神经前支（盆内脏神经），其神经纤维随动脉入海绵体。阴茎的勃起可以分为两种情况，第一种为精神性勃起，是由听觉、嗅觉、视觉、触觉或思维想象等刺激，兴奋大脑皮质中枢，并可通过脊髓腰段勃起中枢由交感神经传出，也可通过脊髓骶段勃起中枢由副交感神经传出，支配勃起组织；第二种为反射性勃起，主要来自生殖器的外感受器刺激及来自内脏器官的内感受器刺激，通过阴部神经传入，经骶部副交感神经传出，支配勃起组织。精神性刺激和反射性刺激常协同作用而产生勃起，但也可各自独立作用，而且精神性刺激常可潜意识地抑制及阻碍反射性勃起。由振阳穴的局部解剖观察可以看出其治疗阳痿的机制，可能是通过刺激阴部神经，产生了较为强烈的得气感觉。一方面，可能是间接刺激到了阴茎海绵体内的副交感神经，通过脊髓节段的反射来调节阴茎的勃起生理功能，产生反射性勃起；另一方面，强烈的得气感觉也能对大脑皮质产生一定的刺激，从而引起精神性勃起。两种刺激可能单独起作用，也可能产生协同作用而共同参与到调节阴茎勃起功能的过程中。

现代医学认为，阴茎勃起是在神经系统的支配下，通过神经反射弧的一系列活动作用于阴茎的动脉，使其动脉扩张、静脉关闭、海绵体充血，从而导致阴茎勃起。白环俞直下、会阳穴旁开1寸，这个位置深度恰是阴部神经、阴部内动脉、阴部内静脉的交会处，针刺此处，达到一定深度后，可直接刺激阴部神经，使其传入冲动增加，至脊髓腰骶段（性反射低级中枢所在区），再经传出内脏神经纤维（勃起神经）加入盆丛。在此神经反射的调节下，阴茎深动脉扩张，供血增多，海绵体窦隙充血，阴茎勃起。王富春教授根据临床观察发现，该穴针感较强，气至病所，因此将该穴定名为"振阳穴"，取其能振奋肾阳之意。与传统针灸取穴相比，针刺振阳穴能使痿软阴茎兴奋，勃起有力，临床疗效更为显著。

60. "补虚化瘀"法治疗绝经后骨质疏松

绝经后骨质疏松是以雌激素缺乏为主，合并多种原因引起，以骨强度受损，导致骨折危险性升高为特征的骨骼疾病。随着人类寿命的延长，社会老龄化程度的逐步加深，女性1/3以上的寿命将在绝经后期度过，绝经后卵巢功能减退，雌激素水平下降，导致女性内分泌紊乱，骨转换增加及骨量丢失加速。骨质疏松疼痛的发生主要由骨吸收增加所引起，在骨吸收过程中，骨小梁的破坏、消失及骨膜下皮质骨的破坏均会引起全身骨痛，其中以腰背痛最为常见。长期骨痛及其所致的运动功能受限甚至抑郁症等心理症状，已成为危害老年人健康的重要隐患。

中医学中无骨质疏松之名，但类似本病的症状则早在《内经》中就有记载。总结后世医家虽有痿证、虚劳、骨痹、骨痿、骨极、腰痛之名，究其病因病机与临床症状，与"骨痿""虚劳""骨痹"之论述颇为相似，其中定性、定位较准确的是"骨痿"。绝经后妇女精气亏虚、元气渐衰、机体功能衰退，气血不畅，导致血瘀形成。王富春教授认为肾虚是导致衰老的主要机制，而血瘀则加速了这一进程。《灵枢·营卫生会》云："老者之气血衰，其肌肉枯，气道涩。"《景岳全书》云："凡人之气血，犹源泉也，盛则流畅，少则壅滞，故气血不虚则不滞，虚则无有不滞者。"因此，血瘀是骨质疏松的一个重要病因。骨痛是绝经后骨质疏松最常见、最主要的临床症状，疼痛持久，痛处固定不移。中医学认为不通是疼痛发生的病理机制。《素问·调经论》说："血气不和，百病乃变化而生。"叶天士认为痛为脉中气血不和也。王清任在《医林改错》中明确指出，痛不移处或诸痹证疼痛定有瘀血，机体骨骼的生长发育离不开气血的滋润与濡养，气血瘀滞，骨髓失养，渐发本病，所以骨质疏松患者骨痛的临床症状是气虚血瘀的结果。血瘀则是由于血行失度，或血脉不通，或血凝不流，失去了"行有经纪"之常度的病理表现。《内经》指出："血凝泣，凝则脉不通。"血瘀是血液与经脉之间的平衡被打破而产生的病理改变。如前所述，绝经后妇女的生理变化中存在着血瘀的病理基础，并与其脏腑病机变化密切相关。绝经后骨质疏松最常见最主要的症状是腰背痛，其表现为疼痛持久、痛处固定不移，符合血瘀疼痛的特点。临床发现多数绝经后骨质疏松患者，除痛有定处外，还有舌下脉络曲张、舌紫暗有瘀斑、口唇齿龈暗红、皮肤黏膜瘀斑等血瘀证的表现。血瘀证与微循环障碍之间有密切的相关性，瘀既是致病的原因，又是病理产物。孙络在经络学说中是指十五别络的分支细小者，相当于现代医学的微循环系统。血液瘀滞于孙络，或渗出脉外而瘀阻，致使局部血液循环发生障碍，从而使"孙络"的下一级"浮络"回流受阻，故谓"经有留血"。

中医认为肾为先天之本，而脾为后天之本。脾气充足，则运化有力；肾精化生有源，精足则髓充，髓充则骨骼强健。《素问·痿论》指出"脾主身之肌肉"，《灵枢·本神》指出"脾气虚则四肢不用"，唐宗海《中西汇通医经精义》指出"肾藏精，精生髓，髓生骨，故骨者肾之所合也""髓者，肾精所生，精足则髓足，髓在骨内，髓足则骨强"，说明骨骼的强壮与否与肾精是否充足有着极为密切的关系。肾中精气不足，骨髓生化无源，骨不能得到骨髓的滋养，长期下去，髓亏骨枯，则发为骨质疏松。妇女绝经后由于"天癸绝"，身体各部分功能迅速下降，脾胃虚弱、肾精虚少、骨髓化源不足，不能营养骨骼而致骨髓空虚。脾气虚弱，中阳不振，气血不足，津液不布，肌肉消瘦，倦怠乏力，肢体痿弱不用，而致骨痿。脾肾两虚是绝经后骨质疏松发生的基础，而在脾肾两虚基础上产生的瘀血又进一步加速骨质疏松的发生。

"补虚化瘀"法是王富春教授依据其深厚的理论基础结合多年来的临床经验，总结出的在临床上疗效较为可靠的治疗原发性骨质疏松的针灸方法。王富春教授运用中医学辨证论治的思维方法，从脏腑辨证、气血辨证、八纲辨证等多角度，指出本病"多虚多瘀"的致病特点，从而确立了针灸治疗本病的"补虚化瘀"原则。具体而言，即补肾壮骨以填精壮元阳，健脾益胃以温中养气血，活血化瘀以通经散瘀邪，合而用之，有助于增强脏腑的功能，改善筋骨的濡养，提高机体的功能活性。正如《素问·至真要大论》所言："谨守其机，各司其属，有者求之，无者求之，盛者责之，虚者责之，必先五脏。疏其血气，令其条达，而致和平，此之谓也。"此治则充分体现了中医理论中治病求本、标本兼治的原则。

"补虚化瘀"法选取大椎、大杼（双）、脾俞（双）、肾俞（双）、命门、足三里（双）、悬钟（双）作为治疗本病的主要腧穴，行捻转补法，其中肾俞、脾俞为治疗本病的主穴。背俞穴是五脏六腑之气输注于背部的腧穴，始见于《灵枢·背腧》，其曰："肺腧在三焦之间……肾腧在十四焦之间。皆挟背相去三寸所，则欲得而验之，按其处，应在中而痛解，乃其腧也。"明代张介宾在《类经》中云"十二俞皆通于脏气"，张世贤在《图注八十一难经辨真》中云"阴病行阳，当从阳引阴，其治在俞"，说明背俞穴接近内脏，在临床上皆能反映五脏的盛衰，为治疗脏病的重要特定穴之一。脾俞、肾俞二穴位置接近内脏，更容易调节脏腑的虚实。肾俞补肾壮骨，脾俞健脾益气，两者合用恰好体现了"补虚"之功。另外，脾有统血之功，针刺脾俞可活血通络，其法属阴；配以督脉与三阳之会大椎，通诸经之阳气，其法属阳。二者合用，阴阳相配，行气活血，体现了"化瘀"之功。

八会穴是脏、腑、气、血、筋、脉、骨、髓八者精气会聚的腧穴。在临床治病上一般以其所主而取之。所以治疗本病时，根据其骨软髓亏的特点，选用临床常用的髓会悬钟、骨会大杼。二者一上一下，益髓壮骨，是治疗本病的重要配穴。另外命门和足三里都是人身体上重要的补益要穴。命门可补周身之元气，重在补益先天；足三里调理脾胃，益气固本，重在补益后天。这种先天后天同补相配的配穴方法主要还是针对本病多虚的致病特点，可增强本针法的补益作用。

总之，"补虚化瘀"法遵循了补化兼施、标本兼顾的原则，包括阴阳配穴、上下配穴、前后配穴的多种配穴方法，达到了补肾壮骨、健脾益气、活血通络的功效，有效缓解了骨质疏松的症状。

61. "调胱固摄"法治疗小儿遗尿

小儿遗尿是指3岁以上的小儿，无明确器质性病变而发生的睡眠时不能自主控制的排尿。主要表现为睡眠时尿湿床铺。中医学对遗尿症早有论述，如《素问·宣明五气》所说："膀胱不利为癃，不约为遗溺。"《诸病源候论》曰："遗尿者，此由膀胱虚冷，不能约于水故也。"故肾气不足、下元虚冷为遗尿的主要病因，多由先天不足引起。脏腑及脊骨发育未全、神气未充，都能影响肾气固摄，致使膀胱失约而成遗尿。故《灵枢经》曰："膀胱不约为遗溺。"

中医学认为小儿遗尿主要与肾及膀胱虚寒不能固摄密切相关，还与肺、脾等脏腑功能失调有关。小儿素体虚弱，肾气不足，下元虚寒，则闭藏失职，致使膀胱气化功能失调，而发生遗尿。针灸在治疗小儿遗尿的多种方法中疗效显著。传统针灸方法多以针刺腹部腧穴为主，王富春教授通过多年的临床研究总结出调胱固摄法，不同于传统针刺的取穴，选用背部腧穴进行针刺治疗，配合隔姜灸下腹部腧穴，培本固元，增强膀胱约束之功。针灸具有疏通经络、扶正祛邪、调和阴阳的三大治疗作用，从整体出发，辨证施治，选穴精简、组方科学、具有稳定的疗效。

临床主穴选用：膀胱俞、白环俞、振阳（白环俞直下，会阳旁开1寸）、三阴交、中极、气海。辨证加减：①肾气不足者加肾俞、关元（灸）；②脾肺气虚者加肺俞、脾俞、足三里；③肝经湿热者加阴陵泉、曲骨。

嘱患儿先取俯卧位，全身放松，选准膀胱俞、白环俞、振阳、三阴交穴的位置。常规消毒后选用直径 0.25 mm，长 40 ~ 75 mm 的毫针。膀胱俞、白环俞垂直进针 30 mm，用提插补法行针至局部产生酸、胀的针感；振阳采用夹持进针法，向前透刺 70 mm；采用提插补法行针使患者产生向前传导的放电样针感；三阴交直刺 25 mm，行捻转补法，至腧穴部产生酸胀的针感，并向踝部放散，留针 30 分钟。针刺完毕后，嘱患者取仰卧位，充分暴露下腹部，在中极、气海上进行隔姜灸。将生姜切成 0.3 ~ 0.4 mm 厚的姜片，用针将其扎数个孔，然后放在所要施术的腧穴部，把艾炷放在姜片上，每次灸 7 ~ 9 壮，换艾炷不换姜片。上述操作每日 1 次，10 次为 1 个疗程。

　　王富春教授所创的调胱固摄法以针刺背部腧穴为主，所取膀胱俞、白环俞为足太阳膀胱经腧穴，可以调节膀胱功能，同时是背俞穴，擅长治疗腑病，能增强膀胱约束之功；振阳为王富春教授多年临床总结出的治疗阳痿、遗尿的经验效穴，有补肾固摄、温阳健肾的疗效；三阴交为足三阴经之交会穴，能补足三阴之气以益气健脾，加强膀胱之约束，且弥补先天的不足，以达到培土固本的目的，现代研究表明，三阴交对下焦的调节作用明显，可调节膀胱张力，使松弛者紧张，紧张者松弛，为治疗本证不可缺少的要穴；中极、气海位于下腹部，且中极为膀胱经募穴，与膀胱俞配合为俞募配穴，可振奋膀胱之气，恢复膀胱气化功能；气海为任脉腧穴，可温补肾之元气，以益脾肺之气，是补气健脾强身之要穴；生姜性辛温，隔姜灸上述腧穴可使肾与膀胱得以温煦，加强补肾益气之作用，有利于膀胱舒缩。诸穴相配使脾气得健，肾气得充，膀胱得以制约，遗尿则止。

　　本手法在应用中应注意以下几点：①注重手法，强调得气。临床常见小儿遗尿者年龄多数为 7 ~ 12 周岁，这一年龄段的患儿具有一定的配合治疗的意愿，但因紧张、畏针等情绪导致配合度低的情况也同时存在。王富春教授认为，此类患儿的治疗需要家长与施术者配合进行。既需要治疗前由家长对患儿说明治疗的意义，进行精神安慰及鼓励，消除患儿紧张恐惧情绪，以放松的身心状态配合治疗；也需要施术者在进行针刺操作时，主动与患儿交谈，转移患儿注意力，同时迅速进针。术者进针时应注意持针要稳、定穴要准、手法要轻、进针要快，以无痛手法进针，提高患儿对针刺治疗的接受程度。王富春教授认为在对患儿进行隔姜灸治疗时，应以患儿自觉舒适之温热感为宜，体感温度过高易使患儿产生畏惧心理，不利于进一步治疗；患儿肌肤娇嫩，温度过高也易导致烧伤、烫伤；温度过低，则无法达到治疗效果。因此进行艾灸治疗时要及时询问患儿感受，调整施灸量。大龄患儿自述有痛觉时，可将姜片上提，使之离开皮肤片刻，旋即放下，再行灸治，反复进行。若患儿对隔姜灸配合程度较差，可以用温和的悬起灸代替隔姜灸，灸至局部皮肤潮红即可。得气，是针刺发挥疗效的重要保障。《灵枢·九针十二原》云："气至而有效。"《针灸大成·标幽赋（杨氏注解）》亦云："气速至而速效，气迟至而不治。"患者的针感是得气的主要指标，针感的产生与操作手法密切相关，针感的不同也决定着疗效的差异。王富春教授认为在小儿的针灸治疗中，无痛进针的同时要重视针刺后的得气，以提高疗效。小儿为稚阴稚阳之体，形气未充，脏腑娇嫩，针刺宜采用轻手法；腧穴定位及进针角度、深度应精准，力求一次进针即得气。若未能得气则先行小幅提插捻转补法至术者手下有沉紧感，不强求患儿自觉针感。针刺角度一般为直刺，深度则依患儿发育情况而定，针刺膀胱俞、白环俞及三阴交时，进针时直刺至地部，此时患儿可自觉局部酸、胀感，三阴交或有向踝部放散感，针感强度以舒适为度。振阳针刺手法较为特殊，需在特定角度下进针到一定深度，方有向前放散的特殊针感，进而获得更为明确的疗效。②振阳为主，善用效穴。振阳是"调胱固摄"法的第一针刺主穴，是王富春教授在对古代文献系统研究的基础上，结合多年临床实践发现的经外腧穴，该穴具有温肾壮阳、大补元气之功，对命门火衰型泌尿生殖系统疾病具有显著疗效。振阳位于白环俞直下，会阳旁开 1 寸，两穴连线交会处；白环俞为膀胱经第一侧线腰骶部终点，有温补元气的作用；会阳属于足太阳膀胱经，毗邻督脉，能助阳补虚；振阳位于两穴连线交会处，针刺该穴对两穴及两条阳经同时起到刺激作用，使双腧穴、双阳经同时发挥作用，补阳作用更强。王富春教授在既往临床中发现，当针刺振阳时，患儿会出现向前走窜的热、麻感，此时临床疗效最佳，而这种特殊针感的产生与否则与针刺在皮下的解剖位置具有关联性。振阳穴下皮下组织结构为浅筋膜、臀大肌、骶结节韧带、阴部神经，周围有阴部内动静脉、臀下动静脉、坐骨神经、臀下神经等多种组织伴行，针尖触碰不同组织时针感不同，疗效亦不相同。王富春教授基于解剖学理论及多年临床经验，探索出以 2～3 寸毫针，将针尖向前平行于人体水平面，与冠状面约成 65°、矢状面约成 80°进针时，最易出现上述针感，方可达到最佳疗效。

另外，王富春教授还认为在针刺治疗的同时，医师和家长还要对患儿进行积极引导，嘱患儿注意饮食起居，不要过度疲劳地学习和玩耍，晚饭后及睡前最好不要吃流食，少喝水，以减少膀胱尿量，根据既往尿床时间定时用闹钟唤醒或由家长叫醒患儿，使患儿能及时觉醒排尿并逐渐养成每晚能自行排尿的好习惯，家长要鼓励患儿克服遗尿习惯及紧张、害羞等不良精神因素。另外本病病程较长，要坚持治疗，坚定治愈的信心。总之，王富春教授采用调胱固摄法再配合患儿正确积极的治疗态度，治疗小儿遗尿临床效果明显。

62. 针刺治疗颈椎病

颈椎病是临床最常见的疾病之一，是指由于颈椎间盘的退行性改变、骨质增生和颈部的急性、慢性损伤等因素引起的脊柱内外力学平衡失调，刺激或压迫颈部的脊神经根、椎动脉、交感神经或脊髓而引起的综合征。一般分为神经根型、脊髓型、椎动脉型、交感型、混合型5个类型。颈椎病的主要病因包括颈椎退行性变、慢性劳损、急性损伤、椎体发育畸形、咽部炎症、代谢因素、精神因素等。其中，神经根型颈椎病最为常见，为颈椎增生、椎间盘退变刺激或压迫神经根所致，临床表现为神经根受压节段的运动、感觉及反射障碍。主要表现有：一侧或双侧颈肩臂痛、麻木，平时呈持续性或间歇性酸胀痛麻感，夜间加重；咳嗽、喷嚏等胸腹腔内压升高时，可引起肩臂放射性剧痛；少数患者有手无力、手指伸屈不利、不能握拳等症状。检查可见：颈肌紧张，颈椎棘突压痛，椎旁、冈上窝、肩胛区压痛；压顶试验阳性；臂丛牵拉试验阳性；伸颈、屈颈试验阳性；肱二头肌、肱三头肌肌腱反射异常（早期活跃、后期减弱）；前臂和手部皮肤痛觉过敏或迟钝；手握力减弱，手的大小鱼际肌和骨间肌萎缩；手功能障碍。

脊髓型颈椎病症状复杂，早期不易发现，容易误诊，致残率高，是最重的类型。此病证是颈椎间盘膨隆、突出、脱出，颈椎后缘增生，椎间关节增生，后纵韧带钙化，黄韧带肥厚，椎管狭窄压迫硬膜囊和脊髓所致。主要表现为：下肢无力、沉重、迈步困难、步态笨拙、足趾或足底酸麻；一侧或双侧上肢无力、不能提重物、取物坠地、手的精细动作明显障碍；有时甚至有大小便异常（大小便次数增多或大小便困难）；后期可出现不全瘫痪的脊髓损害表现。检查可见：肢体肌张力增高，肌力减弱，膝反射、跟腱反射亢进；腹壁反射、提睾反射、肛门反射减弱或消失；Hoffmann 征、Rossolimo 征、Babinski 征、Chadock 征等病理反射阳性；出现踝阵挛、髌阵挛、步态异常、闭目难立征阳性等。

椎动脉型颈椎病是由于颈椎或椎间盘退行性变或横突孔增生狭窄，刺激或压迫椎动脉导致的出现椎动脉及基底动脉缺血症状的疾病。主要表现为：姿势性偏头痛；常因头颈部突然向健侧旋转而诱发发作性眩晕、恶心、呕吐、突然摔倒等；常伴有头痛、耳鸣、听力下降、一时性耳聋、弱视、复视、视物模糊、短暂失明、思维迟钝、记忆力减退等症状；其特点是症状的出现与消失多与头部位置有关。检查可见眼颤，椎动脉扭曲试验阳性；脑血流图的枕乳导联波幅下降，转颈时波幅更低甚至呈水纹波状；椎动脉造影可见椎动脉迂曲、变细或有受压现象。

交感型颈椎病为颈椎及椎间盘病变影响了韧带、硬脊膜、颈神经根、椎动脉等，反射性地刺激颈交感神经而出现一系列症状的疾病，故此型多与其他类型并存。主要表现为交感神经兴奋的症状，如头痛、头晕、眼花、耳鸣、心慌、胸闷、心前区疼痛（假性心绞痛症状）、多汗、怕冷、胃肠功能紊乱等。检查有心率快、心律不齐、血压高、手出汗等症状；屈颈、伸颈试验可诱发症状出现或症状加重。

混合型颈椎病是两型或两型以上的症状和体征混合存在，严格地说单一类型的颈椎病较少见，多是几种类型的症状同时存在，仅是某一型症状为主要表现而已。

颈椎病属于中医学的"项痹""颈痛"等范畴。颈椎病作为一种常见病、多发病，其年轻化的趋势越来越明显，成为困扰人们生活、工作、学习的时代病。中医药保守治疗手段作为治疗颈椎病的一种方法，因其有效、低廉、安全等特色深受广大患者的信任和推崇，由此也产生了很多不同的治疗方式和治疗手段。王富春教授在长期的临床工作中应用针刺治疗颈椎病，积累了丰富的经验。选取的主穴是大椎、颈部华佗夹脊（根据X线片所示病位选一个对应点）。随症配穴：头痛、头晕配风池、百会、太阳；恶心、呕吐配内关；上肢痛配肩外俞、曲池；上肢麻配肩贞、外关、合谷、后溪；下肢麻配环跳、阳陵泉、委中。操作方法：局部常规消毒，找出大椎穴，刺入双针，即先刺入 1 针，待得气后再刺入 1 针，使针感明显增强，其他腧穴刺 1 针，并通以电针，留针 20 分钟，其间每隔 5 分钟在双针穴处行手法 1 次，中强刺激，针后令患者活动颈部及患肢，动作由慢到快，用力不宜过猛，以防引起剧痛，病程短者隔日施此法 1 次，病程长者隔 2 日施此法 1 次，10 次为 1 个疗程。

《诸病源候论》中描述："由体虚，腠理开，风在于筋故也……邪客关机，则使筋挛。邪客于足太阳之络，令人肩背拘急也。"《素问》云："风寒湿三气杂至，合而为痹也。"由这些论述可以得出，风寒湿邪、长期劳损、气血不足、经脉失养是颈椎病的主要诱因。大椎最早见于《内经》。《针灸甲乙经》中记载："大椎，在第一椎上陷者中，三阳督脉之会。"大椎为督脉和手足三阳经交会穴，全身的阳经皆交会于此穴，故其有"诸阳之会"的说法。针刺大椎具有益气壮阳之功效，可以振奋阳气，加快局部气血运行；可以疏通督脉与手足三阳经之阳气，祛除外邪，通阳散瘀，通络止痛，缓解局部紧张的肌肉、筋膜。对于颈夹脊，古代文献中只有华佗夹脊穴的相关记载，并无有关颈夹脊的论述。华佗夹脊穴属于经外奇穴，始见于《肘后备急方》。现代临床医师通过临床经验用穴、人体解剖学位置及古代文献中华佗夹脊穴的相关记载，综合分析，总结归纳，确定了颈夹脊穴的位置及其主治，可作为对华佗夹脊穴的一个有效补充，已经被普遍运用于临床当中，对于颈椎病的治疗有着特殊的疗效。针刺颈夹脊穴，能够调节脏腑、经络气血等。通则不痛，经络气血通畅，则疼痛减轻。另外，颈夹脊腧穴深处有枕大神经、枕小神经、交感神经等重要神经分布。刺激相应部位可以减轻各种因素导致的局部压迫症状，以及局部肌肉紧张程度。经颅多普勒超声检测验证了针刺颈夹脊穴对于颈椎病血流动力学的紊乱具有显著的疗效。

63. 针刺治疗腰椎间盘突出症

腰椎间盘突出症，又名腰椎间盘纤维环破裂症，是骨科常见病之一。本病易发于 20～50 岁人群，尤其以体力劳动的中年人多见。

腰椎间盘突出症在中医学中并无记载。然而，早在《内经》里就出现了对腰痛的一些描述，如"太阳所谓腰椎痛者……"又云"肉里之脉令人腰痛……咳则筋缩急"，这种情况下腰痛并伴下肢痛，咳嗽时疼痛会加剧。此外，《医学心悟》中也有描述腰痛出现牵扯下肢症状的记载。从上述的各种症状表现来看，这与西医对该病的症状描述存在较大的一致性，中医一般将其称作"腰腿痛"。《内经》认为"男子……肾气平均，筋骨劲强……肝气衰，筋不能动"，因此筋骨的变化与肝、肾两脏密切相关。又《素问》有"寒乃大行……胁下与腰背相引而痛甚，甚则屈不能伸"，认为受寒邪侵袭也会造成此病的发生，并描述了该病会出现腰痛牵引下肢，使下肢出现屈伸不利的状况。《诸病源候论》中曰："肾经虚损，风冷乘之，故腰痛也。"认为发生腰痛多是由于肾的亏虚，又受风寒。《玉机微义》中记载，朱丹溪曾在前人基础上根据腰痛时脉象的不同，认为腰痛的原因可以分为脉大则肾虚，脉涩则瘀血，脉缓则寒湿。关于本病，虽医家的辨证均有各自见解，但万变不离其宗，王富春教授认为腰椎间盘突出症病机乃是本虚标实，本虚的关键为肝肾亏虚，是腰椎间盘突出症发生之根本，又以感受风寒湿热、遭受外伤瘀血为实。

根据古文记载，中医主要根据疾病发作时的临床症状来进行命名，多称为腰痛、腰腿痛、闪挫腰痛、痹证等，多是由于先天肾气不足或久病伤及气血导致肾虚进而发病，或由于劳损外伤导致气血不畅，加之外感风、寒、湿，壅滞于腰部，进而发病。

《素问·痹论》说："风寒湿三气杂至，合而为痹。"中老年人患病概率大，由于年龄较大，肾气亏损，风、寒、湿邪容易侵袭，而机体正气不足导致邪气久留筋骨，不通则痛、不荣则痛，产生腰、腿部疼痛、酸胀、麻木等，进而影响正常生活。外感腰痛及内伤腰痛是导致腰痛的病因。外感腰痛多因跌倒损伤、长期劳作、感受寒邪以致气机不畅、气滞血瘀，而见腰部辗转不利，痛有定处，犹如针刺，伤后又未加休养，迁延日久，瘀血阻滞。内伤腰痛则多因肝肾亏虚，禀赋不足，肾为先天之精，腰府失于濡养，而诸条经脉又循行其间，肾主骨生髓，亦有治肾亦治骨的说法，因此若肾气充足则气血充盈，人体腰部有力，反之肾气亏损则腰痛无力、腰膝酸弱。"五谷之津液，和合而为膏者，内渗入于骨空，补益脑髓而下流于阴股。"其中阐述了人食五谷精微，经脾胃运化后，充于骨骼，以促进人体骨骼的生长发育。脾胃虚弱则运化不足，骨骼则失于濡养，导致腰椎间盘突出症的发生。"凡腰痛病有五：一曰少阴，少阴肾也，十月万物阳气皆衰，是以腰痛。二曰风，风寒着腰，是以腰痛。三曰肾虚，役用伤肾，是以腰痛。四曰肾腰，坠堕伤腰，是以腰痛。五曰取寒，服地气所伤，是以腰痛"。"肾气不足，受风邪之所为也。劳伤则肾虚，虚则受于风冷。风冷与真气交争。故腰脚疼痛也"。又"卧冷湿地。当风所得……冷痹疼弱"，表达了受寒湿之邪侵袭，阻滞经脉而致腰部疼痛。《金匮翼》云："瘀血腰痛者，闪挫及强立举重得之。盖腰者一身之要，屈伸俯仰，无不由之。若一有损伤，则血脉凝涩，经络壅滞，令人卒痛，不能转侧，其脉涩，日轻夜重者是也。"外伤所致瘀血内停，痛有定处。

腰椎间盘突出症有一个完整的发病过程，并且有一定可寻的规律，在总结腰椎间盘突出症的发病规律后，目前临床上普遍将其分为急性期、缓解期及恢复期。①急性期：处于急性期的患者症状最为明显，此时水肿、炎症都处于高峰水平，患者通常会因为疼痛出现活动障碍、强迫性体位等。通常表现在发病的 1 周内，多为血瘀气滞型。②缓解期：患者症状较急性期缓和，疼痛通常会由重度疼痛转为间歇性疼痛，多为肝肾亏虚型腰痛。③恢复期：通常在发病超过半个月以后，此时疼痛隐隐约约，腰部偶有不适，炎症、水肿均逐渐消失，一般属肾虚型。经络属于中医理论体系中不可或缺的一部分，中医认为气血运行是否通畅与经络密切相关，经络可称作气血运行的通道，体内的脏腑，以及外部的皮肤都依据经络进行沟通。因此当一个人生病时，经络就会将病因表现为人体的外部征象。医者也可以依据这个理念来观察患者的外部征象，判断内部病理变化。这表明经络可以体现一个人的生理状态，与疾病的发生发展有着密不可分的联系。因此，王富春教授依托经络辨证治疗腰椎间盘突出症。

王富春教授应用针刺和推拿治疗腰椎间盘突出症取得了良好的效果。其具体的治疗方法如下：①针刺疗法：取大肠俞、秩边、环跳、阳陵泉、悬钟、殷门、承山等穴。具体操作：进针后采用捻转泻法，留针 20 ~ 30 分钟，每日 1 次。②推拿疗法：患者俯卧，在患者腰臀及下肢用轻柔的揉、按等手法治疗，以解除臀部肌肉痉挛；患者俯卧，用双手有节奏地按压腰部，使腰部振动，然后在固定患部情况下，用双下肢后伸扳法，使腰部过伸，以增加椎间盘外压力。对重型患者可用骨盆牵引，降低椎间盘内压力。

王富春教授治疗本病的体会：本病的发生多由外伤、闪挫引起纤维环破裂，髓核冲破纤维环向侧后方膨出或突出，导致神经根、马尾神经受压迫。给予局部取穴针刺，促使患部气血循行加快，以加速髓核中水分的吸收，减轻对神经根的压迫。用推拿方法可以使椎间隙增宽，从而降低椎间盘内压力，使突出物回纳；同时扩大椎间孔和神经根管，减少突出物对神经根的压迫。治疗期间患者应卧硬板床休息，尽量减少活动，注意腰部保暖。经常卧床休息的患者，症状恢复较快。经常活动的患者恢复慢，易复发。针灸、推拿治疗无效的一些病例均为中央型突出，即破裂的纤维环组织和髓核大块突出，压迫马尾神经，故效果甚微。

64. 针刺治疗急性腰扭伤

急性腰扭伤是临床上较为常见的一种腰部急性损伤，多以竖脊肌及腰背筋膜附着处损伤为主，以局部疼痛伴有活动受限为临床主要特征。急性腰扭伤相当于中医学的"瘀血腰痛"，其病因为跌仆损伤、堕坠挫闪、负重太过，病位在腰脊，病机为经脉闭阻、气血运行不畅。针灸疗法能够疏经通络、导气行血，具有较好的活血化瘀、消肿止痛作用，具有扶正和祛邪的双重治疗作用。

急性腰扭伤属于现代医学病名，习惯称之为"闪腰""伤筋"。根据其临床表现，中医学将其归属于"腰痛"范畴。中医学对本病的认识早在《内经》中就有论述，《素问·刺腰痛论》中载："衡络之脉令人腰痛，不可以俯仰，仰则恐仆，得之举重伤腰……恶血归之。"论其因负重太过而伤腰，致恶血瘀阻经脉，不通则痛，亦伴活动受限；《诸病源候论》认为发病乃由体内瘀血淤积于背脊所致，故其言："由损血搏于背脊所为"；《千金方》亦云："四曰臂腰，坠堕伤腰，是以腰痛"；宋代《圣济总录·卒腰痛》中记载："论曰卒腰痛者，谓气脉凝滞，经络壅涩，或举重伤腰，故卒痛也"，并对病机做出阐释；宋代严用和在《济生方》中记载"坠堕内朒，气凝血滞，亦致腰痛"，谈及坠堕后出现气滞血瘀而导致腰痛；又有《全生指迷方》载："若腰痛不能转侧，由劳役动伤经络，或从高堕下，气滞于腰，正气流行，相搏则痛。"此由劳累过度致使经络损伤、气机不畅而腰痛；朱丹溪在《脉因证治》的"腰痛"篇中写道："因用力过多，堕坠折纳，瘀血不行"；李用粹言："举身不能俯仰，动摇不能转侧者，挫也""昼轻夜重，便黑溺清者，跌损血瘀也"，皆言腰痛为瘀血所致；又如清代吴谦的《正骨心法要旨》记载"或因跌仆闪失，以致骨缝开错，气血郁滞，为肿为痛"；尤怡在《金匮翼》中论述"瘀血腰痛者，闪挫及强力举重得之"，言用力过度，闪挫坠损，而致腰痛。

王富春教授在临床上善取扭伤穴、水沟穴治疗本病，疗效显著。扭伤穴，属于经外奇穴，位于大肠经"上廉"穴之外侧。扭伤穴虽然没有被列入十四经腧穴系统，但其所在的部位没有离开手三阳经络分部的领域，而水沟穴属于督脉，督脉和手足六阳经相交会，"经脉所过，主治所及也。"腰部系足太阳经和督脉所过之处，故督脉和足太阳经所系之症取扭伤穴和水沟穴最为恰当。另外，急性腰扭伤多伴有小关节紊乱，因此治疗效果与捻针刺激时是否进行腰部活动及活动是否得当有很大关系，如果单纯刺激腰而不活动或活动不得当则效果不佳，反之，针刺时配合腰部顺或逆时针方向缓慢旋转及下蹲，疗效较为理想。

王富春教授治疗急性腰扭伤的具体针法如下：①扭伤穴治疗组：取坐位，在前臂伸侧桡侧线，屈肘或成90°角肘横纹外侧凹陷下3寸取穴。左右各一。定位后，皮肤常规消毒，选用1.5寸毫针，直刺进针1.2寸，针感麻、酸至腕部或手指。捻针时，请患者活动腰部，到腰痛减轻或止痛时起针。②水沟穴治疗组：取仰靠位，选用1寸毫针，在人中沟上1/3与下2/3交界处取穴。定位后，皮肤常规消毒左手拇、示指，将人中沟中央近鼻孔处捏起，右手持针向上斜刺0.3~0.5寸，强刺激，以胀痛为度，留针15分钟左右，其间捻转2~3次，并嘱患者反复旋转活动腰部及做下蹲动作，以疏通患部受阻滞的气血，直至患者感到腰部疼痛减轻及腰部活动症状改善后起针。上述2种方法，用于急性腰扭伤，一般治疗1~2次即可好转。遇症状加重者则可追加1次或数次。

扭伤穴和水沟穴是治疗急性腰扭伤的有效穴，但经统计学分析，扭伤穴疗效优于水沟穴。王富春教授认为其原因是刺入扭伤穴后，横贯手太阳和手少阳经，从客观上起到了一针多脉之作用。急性腰扭伤压痛点以左侧或右侧为甚者取同侧扭伤穴；如果压痛不明显，而又表现为广泛性之压痛时，取双侧相应穴，符合用穴精当明了之原则。

急性腰扭伤多系气滞血瘀、痹阻腰络而发，不通则痛。根据"越近越近，越远越远"之古训，历来多选用远道腧穴疏通经络，宣通气血，达到通则不痛之功效，临床上除扭伤穴、水沟穴外，还有后溪、腰痛、阳陵泉、委中等穴。但就单穴治病角度而言，其治疗急性腰扭伤的疗效不及扭伤穴和水沟穴，这不仅因为扭伤穴、水沟穴取穴简便，更重要的是上述二穴还具有见效迅速而持久的特点。

同时，王富春教授在临床中应用"白虎摇头"针法配合治疗急性腰扭伤取得了不错的效果。《针灸大全·金针赋》载："白虎摇头，似手摇铃，退方进圆，兼之左右，摇而振之。"圆，指捻转，即从天部向地部捻转进针，向右逐步盘旋，呈螺纹线，盘旋而进入地部；方，指提插，即退针时，按方形的边缘，向左逐步盘旋呈直线横行直退至天部。针法反复操作，用力均匀自然，周而复始，达到左右摇振的效果，以推动经气运行。选取腰阳关、腰眼及腰部痛点阿是穴，首先进针至腧穴深层（地部），得气后退至浅层，随患者呼吸摇动针体，插针时左转，一呼一摇，呈半圆形，持针沿圆弧平滑而摇动针体，以增强或控制针感，导气下行；退针时右转，一吸一摇，以方形路线出针，在其拐角处振动针体，以增加刺激量，易于激发针感，催气上行。具体操作次数可根据病证轻重和感应扩散的实际情况决定。本法通过"进圆"与"退方"，使经气上下一推一挽，气行则血行，鼓动血气的畅流，其操作注重提插、捻转、呼吸及押手之间的相互配合，以"方""圆"来摇动针柄，振动针尖以产生针法效应。急性腰扭伤属伤筋、实证，其症状为腰椎关节局部疼痛、活动受限，原因是气血凝滞、不通则痛。本法运用摇法以行气为主，兼能泻实，通过"摇"的过程来达到行气、疏通经络、推行经气的目的。

65. 针刺治疗坐骨神经痛

坐骨神经痛是一种临床型的综合性疾病，可由多种原因诱发，是临床常见病、多发病之一。中医学中并没有将坐骨神经痛作为独立的疾病，而是把坐骨神经痛归类于"痹证""腰腿痛""腰脚痛""腰痛""偏痹"等范畴。从辨证角度来看，中医将其分为风寒湿型、气滞血瘀型、湿热型及肝肾阴虚型等证型。坐骨神经痛是腰椎间盘突出症的常见症之一，因多数腰椎间盘突出多发生在第 3 腰椎至第 5 腰椎或第 5 腰椎至第 1 骶椎，所以多伴继发坐骨神经痛。由于西医对本病的治疗手段疗效不佳，而针灸治疗操作简便、起效快、无明显不良反应，所以在临床应用中多以针灸治疗坐骨神经痛。

坐骨神经痛，即坐骨神经炎，主要是坐骨神经的间质炎，可能为流行性感冒及牙齿、鼻窦、扁桃体等病灶感染，经血流侵及神经外膜而致。多肌炎和纤维组织炎同时发生，寒冷、潮湿常为诱发因素。原发性坐骨神经痛是受损神经分布区的发作性疼痛，无神经的传导功能障碍和明显的病理形态变化。继发性坐骨神经痛临床上较常见，主要是坐骨神经遭受邻近组织病变刺激、压迫导致，或因全身性疾病如糖尿病引起。常见的病因有腰椎间盘突出、腰骶部先天畸形、腰椎结核、脊柱炎、坐骨神经盆腔出口狭窄、盆腔疾病等。中医在古代没有腰椎间盘突出及坐骨神经痛的病名。《素问·刺腰痛》描述的症状为腰痛合并腿痛，咳时加重，腰部活动受限，与现代医学所说腰椎间盘突出继发坐骨神经痛的症状相符。《灵枢·经脉》中记载足太阳膀胱经的病候时有"腰似折，髀不可以曲，腘如结，腨如裂"之说，贴切地描述了本病的临床症状与表现。历代众多医家认为本病内因主要为禀赋不足，体质素虚，加之过度劳累或久病体虚，肝肾不足，气血耗损，腠理空虚，致使外邪侵袭。另外，腰部闪挫、外伤等因素，损伤筋脉，导致气滞血瘀、不通则痛。久居湿地、冒雨涉水、汗出当风等，致风寒湿邪侵入，痹阻腰腿部；或湿热邪气直接侵袭；或湿浊郁久化热流注膀胱经者，均可导致腰腿疼痛。本病多以腰部、臀部、大腿后侧、小腿外侧及足外侧的放射性、电击样、烧灼样疼痛为主症，主要属足太阳、足少阳经脉和经筋病证。

王富春教授在临床中采用同名经疗法治疗急性、原发性坐骨神经痛，效果颇为满意。治疗方法：取患侧对侧的小肠经穴，如少泽、后溪、腕骨、小海、天宗等。针刺天宗时采用强刺激的提插捻转，并嘱患者患侧肢体做屈伸、旋转动作，每隔5分钟捻转、提插1次。其余腧穴均留针20分钟。临床可见沿坐骨神经走行分布区域内有放射性疼痛，跟腱反射减低或消失，小腿或足背外侧痛觉减退，直腿抬高试验阳性。常见压痛点为臀点、腘点、腓点、踝点。腰椎X线无异常。每天针刺1次，治疗4次后，临床症状基本消失。

为了提高疗效，寻找其治疗规律及优选治疗方法。多年来王富春教授以针灸为主治疗坐骨神经痛。采用的针灸治疗方法如下：①针上加灸组：取穴原则，以足三阳经为主（其他各组取穴法、疗程均同）。主穴：大肠俞、关元俞、秩边、环跳。配穴：风市、殷门、承扶、委中、阳陵泉、足三里、悬钟、丰隆、承山、申脉、解溪、阿是穴。以疼痛的经络部位，选取上述诸穴，每次选用6~8穴。操作方法：疼痛较轻者可用平补平泻手法。较重者用提插、捻转手法，得气后在留针的同时，用2cm

长的艾条套在针柄上，点燃施灸，每次灸 3 壮，以局部皮肤红润、潮湿为度。每日针灸 1 次，留针 30 分钟，6 次为 1 个疗程。休息 1 天后继续下一个疗程。②针刺手法组：用平补平泻，或凉泻手法，得气后留针 30 分钟，每隔 5 分钟施手法 1 次。③电针组：针刺得气，用 G6805-Ⅱ型电针机接通电源，每次选 2 ～ 4 穴，正极接远端，负极接近端，弱电流、低频率治疗，留针 30 分钟。④腧穴封闭组：选用维生素 B_{12} 0.5 g，每穴注射 0.1 g，注射时针头在腧穴上提插，以有酸胀感为度。

典型病例：崔某，男，24 岁。4 天前受凉后右侧臀部及下肢出现放射性疼痛，不能屈伸，弯腰及咳嗽时疼痛加剧，直腿抬高试验阳性。X 线检查腰椎骨质无异常。诊断为原发性坐骨神经痛。遂取左侧少泽、腕骨、小海、天宗，针刺 1 次，疼痛明显减轻，针刺 4 次痊愈。

66. 针刺治疗痛经

女子经期或行经前后出现小腹疼痛，或痛引腰骶，甚至剧痛昏厥为主要表现的疾病称为痛经。主要见于子宫发育不良，畸形子宫，或子宫位置过于前倾前屈、后倾后屈，或子宫腺肌症、子宫内膜异位症、慢性盆腔炎等，与情绪紧张、恐惧、过度焦虑有关。中医学认为痛经属"经行腹痛"的范畴，最早见于医圣张仲景的《金匮要略·妇人杂病脉证并治》："经水不利，少腹满痛，经一月再见。"痛经的发生与经行或经行前后子宫营血不足、胞宫脉络失养有关。主要发病机制是素体精血亏少，或邪气内伏，每当经行前后，血海由满而溢，冲任、胞宫生理变化急骤，加重了原有的虚损或阻滞，"不通则痛"。胞脉多因冲任血虚、寒邪凝滞、血流瘀结、肝肾亏损等导致气血不畅而生痛经。临床医家多认同该病系气血失和或瘀血阻滞胞宫，导致"不通则痛"；或因冲任失于濡养，导致"不荣则痛"。现代医学研究认为，前列腺素（prostaglandin，PG）和白细胞介素（interleukin，IL）增高是痛经的主要发病机制。PG会引起子宫平滑肌收缩、痉挛，同时提高周围神经对疼痛的敏感性，最终导致痛经。而白细胞介素同样易使子宫平滑肌紧缩，故也会导致痛经的发生。

痛经在临床治疗时以药物为主，临床上多使用非甾体抗炎药、避孕药，然而这些药物易产生胃肠道症状、肝肾功能损害、体重增加等不良反应，且停药后易复发，往往难以取得理想的治疗效果。针灸治疗简、验、效、廉，且无不良反应，容易被患者接受。王富春教授通过多年临床探索，总结出针刺及中药合用治疗痛经的治疗方法，并且是在经前3天及行经期治疗，临床上取得了较好的疗效，是治疗痛经比较理想的方法。

针刺治疗痛经取穴以足太阳膀胱经、任脉和足太阴脾经的腧穴为主。《素问·血气形态》云："夫人之常数，太阳常多血少气，少阳常少血多气，阳明常多气多血，少阴常少血多气，厥阴常多血少气，太阴常多气少血，此天之常数。"足太阳膀胱经为多血少气之经，妇人以血为用，血赖气运，气需血养，气行则血行，气滞则血瘀。痛经的病位在胞宫、冲任，病机变化在气血，首选足太阳膀胱经腧穴调畅气血。其次为任脉，"任主胞胎"，为"阴脉之海"，循行经过胞宫，总任一身之阴经，调节一身阴经气血，主要有调节阴经气血、调节月经的作用，痛经亦是其主治疾病之一。中医理论认为，脾为后天之本、气血生化之源，是维持胞宫功能正常的物质基础。针灸治疗痛经，重视脾经腧穴的使用，后天之本得固，方能使冲任、胞宫气血得盈。痛经病位在胞宫，位于腹部，腹部是经气汇聚之所，《灵枢·卫气》载"胸气有街，腹气有街……气在腹者，止之背腧"，通过腹气街的横向联系使得内脏与腹部、腰背之间的腧穴相互沟通，因此选取足太阳膀胱经之背俞穴能很好地整体调理脏腑功能而起到治疗效果。

针刺治疗痛经时，特定穴的使用频率很高，使用频率靠前的是募穴、交会穴和合穴。募穴是脏腑之气输注于胸腹部的腧穴，又称为"腹募穴"，而痛经病位恰好在腹部。针灸募穴，可调和脏腑、通经止痛，临床上多俞募合用。交会穴是多条经脉之间互通脉气的处所，这类腧穴不仅能治疗本经疾病，还能兼顾相会经脉病证，痛经的发病与冲、任、肝、肾等多条经络联系紧密。《灵枢》曰："所入为合。"五输穴中的合穴多分布于肘、膝关节附近，意为脉气自四肢末端至此，最为盛大，犹如水流合入大海，又"合治内腑"，其对胸腹疾病具有重要的治疗作用。根据描述性分析结果，交会穴中三阴交使用频次最高，位于下肢。合穴中足三里、阴陵泉使用频次最高，位于下肢。募穴中关元、中极使用频次最高，位于胸腹部。治疗痛经的腧穴多分布于下肢或胸腹部。因此痛经针刺治疗取穴关元、中极、大赫、横骨、归来、肾俞、次髎、三阴交、合谷。虚证加灸命门、足三里，实证加天枢、地机，血瘀加血海、期门，胀痛加气海、阴陵泉。在月经来临前 3 天开始针刺，每日 1 次，连续治疗 1 周后停止，在下次月经来临前 3 天继续针刺，如此 3 个月经周期为 1 个疗程。

在上述腧穴中，关元位于下腹部，为元阴元阳关藏之处，善培元固脱、调经止带；中极为任脉腧穴，位于下腹部，系足三阴经与任脉的交会穴，膀胱之募穴，具有统调经气、通运下焦而温养冲任、行气活血而止痛的作用，可通调冲任之气；大赫、横骨为足少阴肾经腧穴，位于下腹部，具有益元气、理下焦之功；归来为足阳明胃经腧穴，有活血化瘀、调经止痛之功；肾俞、次髎位于背部，是治疗痛经的常用穴、经验穴；三阴交为足太阴脾经腧穴，是肝、脾、肾三经交会穴，功善补益气血、益肝肾、调经带；合谷为气血汇聚穴位。诸穴共用，共奏调经止痛之功。

在针刺治疗的同时，可进行辨证用药。其中实寒证主要表现为月经前或经期少腹冷痛，或剧痛难忍，得热痛减，腰腹冷痛，经血色暗黑，有血块。治以温经散寒、调经止痛。药用：肉桂、吴茱萸、乌药、当归、防风、牡丹皮、白芍、木香、细辛、甘草。虚寒证主要表现为月经期或行经后下腹部冷痛，或绵绵作痛不剧，喜温喜按，月经量少色暗，腰膝酸软。治以暖宫止痛。药用：党参、黄芪、桂枝、吴茱萸、当归、熟地、川芎、干姜、甘草。血虚证主要表现为月经期或经后小腹绵绵作痛，或小腹及阴部空坠不适，喜揉喜按，月经量少色淡，面色苍白，神疲乏力。治以补气养血、调经止痛。药用：人参、白术、黄芪、熟地、阿胶、当归、补骨脂、山药、甘草。血瘀证主要表现为月经前 1 ~ 2 天至行经期间下腹部胀痛，或阵痛，或刺痛，拒按，经行不畅，血色紫暗有块，血块排出后痛减。治以活血化瘀、理气止痛。药用：桃仁、红花、赤芍、当归、五灵脂、香附、延胡索、枳壳、甘草。在针刺治疗开始时（月经来临前 3 天）服中药，每日 2 次，连服 1 周即停药，在下次月经来临前 3 天继续服中药，如此 3 个月经周期为 1 个疗程。再配合针刺，从而获得较好的临床疗效。

67. 针刺治疗视网膜静脉周围炎

视网膜静脉周围炎，又名 Eales 病，是指发生在视网膜静脉周围间隙或其血管外膜的炎性病变，多见于 20 ~ 30 岁的青年，以双眼周边部小血管闭塞、反复发生玻璃体出血和视网膜新生血管为主要特征。视网膜静脉周围炎属中医学"云雾移睛""瞻视昏渺""暴盲""血灌瞳神"等范畴。多是由于血不循经，溢于络外，而致血灌瞳神。现代医学认为本病为多因素的视网膜血管壁的隐匿性疾病，为一种特发性闭塞性血管病变。对于本病西医尚无特效药物治疗，主要采用眼局部及全身用药、眼底激光、玻璃体切割术等治疗方法。中医多采用辨证论治、专方专药、针灸等治疗方法。近年来，随着中医药事业的不断发展，中医、中西医结合治疗视网膜静脉周围炎成为各学者研究的重点，但临床上尚缺乏对本病的系统认识、总结与分析。王富春教授以西医诊断为依据，以单纯针刺为方法，取得了较为满意的疗效。

现代医学认为本病与内分泌、过敏等因素有关。初起时常没有症状，少量玻璃体出血时，可出现飞蚊症。广泛的血管闭塞，则可引起视网膜缺血和新生血管形成，引发大量玻璃体积血、新生血管膜和牵拉性视网膜脱离，导致视力丧失。目前，西医对视网膜静脉周围炎发病机制研究甚多，但尚未有统一定论，临床上亦很难查明确切病因。以往认为本病与结核感染、内分泌失调、局部脓毒病灶、自身免疫性疾病等有关，亦有学者认为其与血清中部分性激素、吸烟等密切相关。本病的中医演变一般为：①发病之初多心肝火旺，因恣食肥甘厚味之品，或七情内郁，肝失疏泄，五志化火，热入血分而致血液外溢；或素体肝旺，肝火炽盛，循经上攻目窍，迫血妄行而发病；②疾病后期因病程迁延，心肝之火，上灼肺阴，下竭肾阴，肺肾阴虚，阴虚火旺，虚火上炎；或恣情纵欲，劳伤过度，真阴暗耗，肝肾阴虚，阴不制阳，虚火内生，上灼目络，脉络破损，血溢脉外而见视衣出血，渗入神膏而见神膏混浊，遮蔽神光而致视物模糊；或瘀血日久不消，阻滞气机，津液运行失常，化为痰水而见眼底渗出、水肿等病变；③晚期可见阴损及阳，脾肾阳虚，或心脾两虚，脏腑阴阳失调，气血逆乱，视衣失养，则变生瘀血、痰浊、增殖，甚至视网膜脱离等病变。总之，本病的发生与心、肝、脾、肾等关系最为密切。①"诸脉者，皆属于目""心主血脉"，手少阴心经连目系，心火炽盛，入于血分，损伤目络，迫血妄行，窜于目中而发生本病。②"肝受血而能视"，足厥阴肝经与目系相连，肝气郁结，郁久化火，或肝经实火，肝火上炎，火邪灼目中血络，迫血妄行而发生本病。③足少阴肾经附督脉入于脑而达于瞳神，瞳神属肾，肝肾同源，肝肾阴虚，虚火妄动，上扰清窍，目络受损，血不循经，泛溢络外而发生本病。④"脾者诸阴之首也，目者血脉之宗也，故脾虚则五脏之精气皆失所司，不能归明于目矣"。脾气虚弱，则脉中营血失其统摄，血溢目窍而发生本病。

王富春教授认为，局部取穴可以疏通局部气血，活血化瘀，使血行于经，并可促进眼内出血的吸收。针刺取承泣、球后、太阳、瞳子髎。远部取穴取膈俞、肝俞、足三里、三阴交。承泣在面部，瞳孔直下，当眼球与眶下缘之间，属足阳明胃经，是经穴疗法中治疗眼疾非常重要的穴位之一，有散风泻火、明目止泪、通腑泻热的功效。球后属经外奇穴，所在的位置较深，故主治病证有视神经炎、视神经萎缩、视网膜色素变性、青光眼、目翳等。太阳属经外奇穴，有清热泻火、明目止痛的功效，主治偏正头痛、目赤肿痛、眩晕、牙痛等。瞳子髎是足少阳胆经的常用腧穴之一，现代常用于治疗角膜炎、近视、神经性萎缩、三叉神经痛、面神经麻痹等。取膈俞，为血之会，统治一切血证，配肝俞可以养血止血，取足三里、三阴交以补脾，使血有所统，又有所藏。现代医学研究认为，针刺足三里、三阴交还可以提高人体的免疫功能，调节内分泌系统，这对于预防本病的复发和促进炎症的消退起到积极作用。局部取穴在患侧，取 0.5~1 寸毫针，以直刺或斜刺进针，施捻转泻法，以取得酸胀感为度。远部取穴均取双侧，以提插、捻转补法为主，以麻胀感为度，留针 20 分钟，每 4 分钟施手法 1 次。每日 1 次，6 次为 1 个疗程，隔日继续下一疗程。

视网膜静脉周围炎为眼科常见疑难病证，近年来对本病的研究从基础到临床均取得了较大进展。各医家对其病因病机的认识日趋一致，针灸治疗本病取得了较好疗效，并显示出独特优势。针灸治疗不但能控制病情发展，较快提高视力，且辨证论治用药灵活多变，避免了西医治疗方法单一的缺点，同时不良反应少、安全有效，对避免长期应用激素出现的不良反应及稳定病情有良好的作用。对所选方药的作用机制也在逐步探讨，并取得了一定成绩。但目前对本病病因病机的认识仍有分歧，中医药治疗多以临床观察为主，疗效评判多以医者对患者的视力及眼底的主观观察为主，缺乏严格的客观指标和标准。而且观察病例少，缺乏系统性；辨证分型多，方药变化大，未形成规律。今后，应进一步明确、统一对本病病因病机的认识，辨证与辨病相结合，充分运用现代医学的最新成果建立必要的客观观测指标，确定更具科学性的诊断与疗效评判标准，并运用现代中药药理学的研究成果，筛选有用的方药，以期能取得更大进展。

68. 针刺治疗麻痹性斜视

麻痹性斜视，是一种常见的由于支配眼外肌的神经核、神经干或者肌肉本身病变所致的以双眼复视、眼位偏斜、眼球活动受限为临床特征的眼病。其病因复杂，与全身性疾病关系密切，可能是全身疾病的一部分或者是全身疾病的最早表现。先天性麻痹性斜视由先天肌肉发育异常或产伤及生后早期的疾病所致。后天性麻痹性斜视多因炎症、血管性疾病、内分泌性疾病、肿瘤、外伤等引起。中医学将麻痹性斜视归属于"风牵偏视""视一为二"等范畴，是眼科中较难治疗的病证之一。

本病病位在眼，其病因病机主要有：头面目外伤或肿瘤压迫，致使脉络瘀阻从而引起眼球运转不利；或气血不足，腠理不固，风邪乘虚侵入经络，使目中筋脉弛缓而发病；又或脾胃失调，津液不布，聚湿生痰，复感风邪，风痰阻络，致眼带转动不灵，肝、肾两脏与此病联系密切。早在《灵枢》中即记录了眼位偏斜、复视的主要症状，并初步认识到本病是由外邪入侵导致的一种急性发病的疾病。伴随着社会的发展，中医对本病病因病机的认识也逐渐深入，《诸病源候论》中提到："人脏腑虚而风邪入于目，而瞳子被风所射，睛不正则偏视。"《证治准绳》中谓："目珠不正……筋络被其牵缩紧急，吊偏珠子，是以不能运转。"《临证指南医案》谓："精血衰耗……故肝阳偏亢，内风时起。"《审视瑶函》曰："此症谓目视一为二也……病在胆肾，故昏乱而渺视为二。"均认为本病为本虚标实，病位在脾肾，患者正气不足，外邪入侵，津液失于布散，或聚湿成痰，或失于濡养，内外杂合，引起眼外肌运动失常。王富春教授将本病辨证分为3型。①外感风邪型：起病突然，发热头痛，恶心呕吐，苔薄白，脉浮。②脾胃虚弱型：起病缓慢，食少纳呆，肢倦乏力，或有便溏，舌苔白腻，脉滑或细弱。③肝肾亏虚型：病程较长或由先天所致者，头晕目眩，视物昏蒙，耳鸣，腰膝酸软，舌质淡，脉弦细或沉细。采用针刺方法治疗本病效果良好。

本病针刺以局部取穴为主，疏通目系经气，能激发诸脉之经气直达病所。针灸治疗麻痹性斜视应遵循局部取穴为主、远道取穴为辅的取穴原则。局部腧穴疏通局部气血，有直接调治之效。其中足三阳经是针灸治疗麻痹性斜视的常用经脉。本病病位在目，足太阳经起于目内眦，足少阳经起于目锐眦，足阳明经之正还系目系，足三阳经循行均联络于目，即所谓"经脉所过，主治所及"。针灸治疗本病选取腧穴主要集中在头面部，其次是下肢膝部及膝部以下、上肢肘部及肘部以下。依据标本理论，头面部称为"标"，调控局部脏腑功能及经络气血。下肢膝部及膝部以下、上肢肘部及肘部以下称为"本"，是经脉之气的源头，也是经脉阴阳之气交合之处，影响脏腑功能及经络气血的运行。标本兼治，调节经气，补虚泻实。

本病针灸治疗以睛明、球后、阳白、合谷为主穴。内斜视加太阳、瞳子髎；外斜视加印堂；外感风邪加风池、曲池；脾胃虚弱加脾俞、中脘；肝肾亏损加肝俞、肾俞；每次取6~8个穴。针刺时嘱患者取仰卧位，针刺眼周腧穴应取 0.25 mm×25 mm 毫针，用押手推开眼球沿眼眶缓慢进针，不提插、捻转，针感以眼球酸胀或有突出感为宜，起针时应注意要立即用消毒干棉球压迫腧穴部 2~3 分钟，以防出血，造成眼周瘀青。针刺其他腧穴时，可以选择 0.25 mm×40 mm 的毫针，外感风邪者采用捻转泻法，其余型采用捻转补法至得气。每日 1 次，留针 20 分钟，6 天为 1 个疗程，休息 1 天后进行下一疗程。

在以上腧穴中，睛明为太阳、阳明之会，针灸此穴可达到针一穴而调多经之功，激发诸脉之经气直达病所。睛明为入眼眶的腧穴，且在内直肌附近，是滑车神经通过处，针灸此穴可直接作用于眼部神经及相应血管，直接促进眼神经的功能恢复，疗效更快、更强，可谓"针至病所"。太阳是人体头面部重要腧穴，具有清肝活血、通络明目之功。风池有疏通经络、调和气血的作用，是临床治疗眼病之要穴。针刺风池可促进椎 – 基底动脉血液流动，改善眼区血液循环，故使麻痹性斜视患者复视、眼源性眩晕等症状得以减轻。合谷穴为手阳明大肠经之原穴，能宣通气血。"面口合谷收"，合谷又总治头面五官各症及肢体部位疼痛。《诸病源候论》曰："目是五脏六腑之精华，凡人脏腑虚而风邪入于目……睛不正则偏视。"由此可见，风伤经络为主要病因病机，致眼部经脉气血运行不利，经脉拘挛或弛缓，所以取合谷穴疏风散邪，又因为合谷为四总穴之一，善治头面部疾病，再配合辨证取穴，共同发挥调理脏腑气血、祛邪通络的效果。现代医学理论认为针刺可促进新陈代谢，改善眼部血液循环，促进炎症消退，减少组织纤维瘢痕的形成，保证神经生长的血液供应，为神经功能恢复提供有利条件。

麻痹性斜视在生活水平逐步提升的当今越来越受到重视，是眼科的常见病、多发病，且会对患者的日常工作生活和心理产生极大的影响，对于临床医师来说也是必然会面对的疾病。西医对于麻痹性斜视有许多有效的治疗方法，这些方法同时成了当今麻痪性斜视的常规基础治疗，且在特定病因造成的本病治疗中有着良好的效果，如激素、肉毒杆菌毒素治疗等。手术治疗对于病程久的眼位固定或斜视角度较大的患者也可取得较好的疗效，但对于发病急、病程短、还未达到手术指征的患者，治疗效果未能达到患者预期。中医根据千年来对麻痹性斜视的认识与独特的辨证论治思路，形成了许多独特的治疗手段，在临床中取得了极好的疗效，不仅有着操作方便、疗效显著的优势，还有着无须手术、易于与其他治疗方法联合使用、不良反应少、经济压力较小、患者痛苦少、易于临床推广等优点，但面对麻痹性斜视程度严重和大角度斜视的患者治疗效果稍显欠佳。同时，中医治疗麻痹性斜视缺乏规范化、多中心、系统化的临床评价与机制研究。中医的标准化治疗任重而道远，日后可对中医治疗的各种方法进行更加广泛、高质量的临床研究，进一步推广中西医结合治疗麻痹性斜视的临床使用，提高临床疗效，缩短治疗周期。

69. 针刺治疗视网膜静脉阻塞

视网膜中央静脉阻塞，是多种原因造成的视网膜中央静脉的主干或其分支阻塞的眼病。多见于中老年人，多发生于单眼。视网膜静脉阻塞属眼底出血范畴，是最常见的视网膜血管疾病，为眼部的常见病、多发病，其中包括视网膜中央静脉阻塞及视网膜分支静脉阻塞。其特点是视网膜静脉迂曲扩张，受累静脉有出血、视网膜水肿、渗出。这些病变与中医血瘀证颇为相符。该病病程缓慢冗长，晚期多伴黄斑囊样水肿和新生血管形成，导致视力明显下降，部分患者甚至出现失明等严重症状。现代医学认为视网膜静脉阻塞的生理病理过程都可归属眼部微循环及其相关疾病中，这类眼病的发病离不开血管壁的异常病理改变、血液流变性及血流动力学的异常等基本病因，即微循环障碍是临床上心、眼、脑许多疾病的共同病理过程。同时本病可能与视网膜中央动脉粥样硬化压迫有关，压迫使血流受阻、内皮损伤、血栓形成，还主要与高血压、动脉硬化、高血脂、糖尿病、血液黏稠度高等因素密切相关，其中，高血压是最常见的危险因素。

视网膜中央静脉阻塞在中医学中属"暴盲""视瞻昏渺""云雾移睛"等范畴。如《证治准绳·杂病》曰："暴盲，平日素无他病，外不伤轮廓，内不损瞳神，倏然盲而不见也。"唐容川在《血证论》中指出本病是由阳明燥热所发的血证，认为"少阳相火随经脉而出，冲动肝经血分""太阳经有风热，则大眼角生血筋肉，或微渗血点"，说明眼部出血与三阳经脉痹阻、血溢络外有关。本病的病因大致分为五志过极、肝阳上亢、恣酒嗜辣、气血两虚等。视网膜中央静脉阻塞起病急骤，视力多有明显下降，眼底特征以视网膜静脉迂曲扩张、沿受累静脉有出血、渗血和水肿为主要表现。在治疗时，单纯口服中药或西药，效果不甚明显，王富春教授选用针刺治疗后效果显著。

针灸可以治疗多种眼病，其理论基础是中医理论中眼与十二经脉的关系。正如《灵枢·邪气脏腑病形》中曰："十二经脉，三百六十五络，其血气皆上于面而走空窍。"各种研究也表明对于眼部疾病，若以缺血为主要病理改变，如动脉阻塞、缺血性视乳头病变，应以针刺结合药物治疗，具有良好的疗效。因此针灸疗法可作为防治因血液循环不良引起的眼部疾病的主要方法之一。在治疗中，针刺能够明显提高患者视力，改善视网膜出血、渗出，并且使血液流变学的各项指标明显好转，可能是针刺结合药物治疗取得较好疗效的机制之一。

王富春教授选用攒竹、瞳子髎、承泣、太阳等穴以疏通局部气血，攒竹穴为治疗眼疾的常用腧穴，具有明目、祛风泻热的功效；瞳子髎为手太阳与手足少阳之会，除了能平肝息风，又因其位于目外眦旁，而具有明目的功效；承泣位于瞳孔直下，有散风清热明目之功；太阳为经外奇穴，具有清头明目的功效；又因肝开窍于目，所以选足厥阴肝经的背俞穴肝俞、原穴太冲以养肝明目。配合内服中药，针药合用，方奏速效。除局部眼周取穴外，还应配合循经远端取穴，以滋阴生津、行气清热，取得显著效果。风池穴为手少阳、足少阳、阳维和阳跷之会，是临床最常用的腧穴之一，也是治疗目疾的常用穴；太溪乃足少阴之原穴，取之补肾益精；太冲乃肝经之输、原穴，泻之疏肝解郁、行气散结，以达通络生津的目的。三阴交为足三阴经交会穴，可疏通经络、濡养目窠之阴精，配风池又可清利头目。

王富春教授用针刺结合中药治疗 1 例视网膜静脉阻塞典型患者，临床效果显著。患者于 40 天前因暴怒，右眼突然视物不明，眼无疼痛及红赤，遂到当地医院就诊，诊断为眼底出血。口服芦丁、维生素 C 等药物治疗，未见明显好转，诊断为视网膜中央静脉阻塞，收住入院。主要症状为右眼视物模糊，眼部无不适感，伴有晨起口苦咽干，时有头晕、烦躁、易怒等症状，二便正常，舌质暗红、苔薄黄，脉弦细。既往有白内障病史 3 年。体格检查提示全身一般状态好，血压 160/100 mmHg。视力：右眼指数/40 cm，左眼 0.5。双眼晶状体放射状混浊。右眼底视乳头充血，边缘模糊，视网膜上可见以视神经乳头为中心，呈火焰状大片出血及面团状白色渗出。

该患者被诊断为暴盲。属肝肾阴虚、肝阳上亢。治宜平肝潜阳、活血通络，兼补肝肾。方用天麻钩藤饮加减：天麻 15 g，钩藤 15 g，石决明 20 g，黄芩 10 g，栀子 15 g，牛膝 15 g，益母草 15 g，杜仲 15 g，桑寄生 15 g，丹参 20 g，红花 15 g，桃仁 15 g，川芎 20 g，地龙 15 g。每日 1 剂，水煎服。经上方治疗 10 余天，视力无明显恢复，故选用以针刺为主，辅以内服中药的方法。针刺取穴：攒竹、瞳子髎、承泣、太阳、太冲、三阴交、肝俞。连续治疗 20 天后，视力增至 0.04，右眼底视网膜火焰状出血大部分吸收，渗出减少，黄斑区呈暗灰色，中心凹光反射消失。继用上法治疗 40 天后，患眼视力恢复到 0.1（因有晶体混浊），眼底渗出基本吸收，痊愈出院。4 个月后随访未见复发。结论显示针刺不仅对血管舒缩有调节作用，而且对血液系统也有活血化瘀作用，这也是其改善微血管血栓的机制所在，为治疗本病开辟了新的途径。

此外，本病多因气滞血瘀、血热内壅等而致目中脉络阻塞。镜下能直接观察到眼底出血、瘀血、渗出、机化等病理过程，具有该病明显的病理规律。故而根据疾病发展变化的各个阶段的病理特点，分期予以治疗，这正是中医学"辨证论治"重要原则的体现。中医采用辨证与辨病、分型与分期相结合的治疗方法。《血证论》曰："凡治血者，必先以祛瘀为要。"所以在视网膜静脉阻塞治疗的各个分期中，掌握使用活血化瘀法的时机、力度极为重要。中医药治疗虽然在临床上取得了一定成绩，但其研究缺乏客观指标和统一的疗效判定标准，仍需多做前瞻性观察研究。1987 年相关学组制定了疗效判断标准，但诸多临床报道仍各立标准，极不统一。我们认为 1987 年相关学组制定的疗效判断标准与一些报道中将视力恢复情况与出血吸收同步联系而制定的"治愈""显效"等疗效标准都是不妥当的。因为不论从病变程度看，还是从治疗恢复情况看，视力的恢复与眼底出血情况是不同步的，况且尚未考虑血液流变学这一重要因素。另外，本病分主干与分支阻塞、缺血型与瘀滞型，在病程、视力受损程度、恢复与治疗的难易程度、并发症发生率等方面有极大差别，因此使用统一的疗效标准显然是不切合临床实际的，未来我们希望制定一个能为大家所接受的、较为科学的疗效标准。

70. 针刺治疗眼底出血

眼底出血属临床常见的眼底病之一，多由视网膜静脉炎症、破裂或者渗漏，致使血细胞和血浆自血管内溢出于组织之外所致，症见视力下降或者失明等。该病在临床上发病率较高，其发病原因较复杂。现代医学对眼底出血常规治疗主要有手术（玻璃体切除、玻璃体内注射）或西药治疗，效果有限。西药多是采用维生素类、止血类的药物，疗效并不佳。

眼底出血属中医血证的范畴，称为"目衄""暴盲""视瞻昏渺"等。古人由于受历史条件的制约，对眼底出血的认识有局限性，因此仅能从患者的症状表现来给予病名诊断，如眼外观端好而视力骤降的内障眼病，诊断为"暴盲"；视力下降缓慢的内障眼病，诊断为"视瞻昏渺"；而眼前黑影飘动的内障眼病，则诊断为"云雾移睛"。唐容川的《血证论》认为眼底出血病因是阳明燥热所发的泪窍出血、"少阳相火随经脉而出，冲动肝经血分"，"太阳经有风热，则大眼角生血筋肉或微渗血点"，说明眼部出血与三阳经脉痹阻、血溢络外有关。现代医学也认为眼底出血是因血管硬化、血管内皮损伤、管径发生变化和血凝固性增高，引起血流缓慢、血流瘀滞而致血管渗漏、出血等毛细血管的病理改变。这与中医学认识的经络痹阻、气滞血瘀的机制相吻合。

王富春教授将眼底出血辨证分为4型。①肝郁气滞型：多由于忧郁、愤怒、悲哀过度，致使气血失和、经脉阻滞、血不循经而引起眼底出血。多见于视网膜静脉阻塞、高血压动脉硬化性眼底出血等症。伴有情志抑郁、烦躁易怒、头晕目胀，或头痛目赤、胸闷口苦、舌红苔薄、脉弦等。②肝肾阴虚型：多由于肝肾素亏、精血不足，致阴虚火旺，热入血分，灼伤脉络，而发眼底出血。可见于视网膜静脉周围炎、黄斑出血，亦见于视网膜静脉阻塞、高血压动脉硬化、玻璃体积血中。伴见头晕耳鸣、心烦少寐、腰膝酸软、口燥咽干、舌红少苔、脉弦细数。③脾胃虚弱型：多由过食肥甘厚味之品而损伤脾胃，造成运化失职、清阳不升、血运无力、气虚血滞、溢于脉络之外所致，常见于视网膜静

针医百论（第2版）

脉周围炎、黄斑出血等症。伴见面色无华、神疲乏力、食少纳呆、舌淡苔白、脉虚细等。④外伤络破型：多是由于眼部受钝力撞击伤而无穿破伤口，导致眼底出血，常见目珠肿胀赤痛，或胀痛，视力剧降。

针刺以承泣、太阳、鱼腰、风池为主穴，配合辨证加减取穴：肝郁气滞者配太冲、肝俞；肝肾阴虚者配肝俞、肾俞、太溪；脾胃虚弱者配足三里、三阴交；外伤络破者配膈俞、合谷、太冲。操作时眼周腧穴采用 0.25 mm×25 mm 毫针斜刺，风池宜直刺，使针感向眼部放散。配穴中也均采用直刺，手法按"虚补实泻"原则，捻转、提插结合，有酸麻胀感即为得气，然后留针 30 分钟，每日 1 次，10 次为 1 个疗程，疗程间隔 2 天。

王富春教授临床治疗 1 例眼底出血病例。该患者为男性，54岁。患者右眼视力下降数月余，曾经外院眼科诊断为"视网膜中央静脉阻塞"，予西药治疗无效。该患者眼底网膜上沿颞上及颞下静脉有大量火焰状出血，视物模糊。辨证为肝郁气滞、脉络瘀阻之目衄。治以通络明目、活血化瘀为主。取穴：太阳、鱼腰、风池、膈俞、太冲、肝俞。针刺 1 周后，眼底出血略有吸收，视力提高，血管恢复正常。

王富春教授认为无论本病是初期还是后期，均可以活血通络之法为主，使血行脉道、经络通畅，使出血得以吸收。通过观察可以看到，针刺前后的血流图变化较大，本证患者的眶区血管的流入和流出道变得通畅，血灌流量和排放量增加。说明针刺可有效解除血管壁平滑肌的痉挛，以恢复血管的舒缩功能，从而改善血循环障碍。另外，由于眶区血循环障碍的排除，也有助于出血、炎症和水肿的消退吸收，以及代谢物的转运。因此，本病患者的视力可得到显著提高。依据中医整体辨证方法，也有助于调整全身机体功能，提高机体的抗病能力，使病不易复发。针刺治疗通过刺激眼周的腧穴调节眼周的气血循环，达到调节眼部神经肌肉的恢复，对于眼底出血能够起到促进吸收的作用。

71. 针刺治疗假性延髓麻痹

　　假性延髓麻痹是各种脑部疾病损伤双侧皮质延髓束所致的舌咽神经、迷走神经、副神经及舌下神经功能受损，出现吞咽困难、饮水呛咳、声音嘶哑等一系列临床表现的疾病。本病急性期甚至会引起精神状态改变、行为记忆障碍、失语。假性延髓麻痹为脑卒中并发症，是临床治疗的难点，如不能及时有效地治疗，患者可出现电解质紊乱、营养不良、肺炎等多种并发症，使原本的病情加重，甚至危及生命。目前中风患者假性延髓麻痹的死亡率较高，虽然部分患者急性期假性延髓麻痹可自愈，但对于恢复期和后遗症期的假性延髓麻痹导致的吞咽困难的症状西医尚无有效的治疗方法。而针刺疗法在改善脑血管病神经功能缺损方面疗效显著，且具有较好的安全性。因此，探讨假性延髓麻痹的针刺疗法具有重要意义。

　　中医学中并无假性延髓麻痹这一病名，根据其主要症状可归属"中风舌本病""舌謇""喉痹""喑痱"等范畴。《灵枢·忧恚无言》认为咽喉是水谷通行的地方，指出口舌咽喉部与发音、饮食、言语存在密切的关系。唐代孙思邈《备急千金要方·论杂风状》曰："风痱者，身无痛，四肢不收，智乱不甚，言微可知，则可治；甚则不能言，不可活。"关于本证的论述，主要有外风与内风两种观点。汉代张仲景《金匮要略·中风历节病脉证并治》曰："邪入于脏，舌即难言，口吐涎。"认为经络空虚，风邪乘虚入中，经络闭塞而导致本病的发生，并从外风的角度阐述邪中部位不同而导致不同的症状，其中舌即难言、口吐涎是邪入于脏的重症表现。内风则多与内伤积损、情志所伤、饮食不当，生湿生痰有关。《素问·脉解》提出："内夺而厥，则为喑痱，此肾虚也。少阴不至者，厥也。"若长期嗜食肥甘厚腻之

针医百论（第2版）

品，痰湿内生，日久生热，热极动风，发为中风。当今社会肥胖者日益增多，脑卒中的发病率也逐年递增，进一步证实痰湿在中风病发病过程中的重要地位。总而言之，本病由于内伤积损，加之情志失调，饮食失当或外邪侵袭，继而风痰上扰、痰湿阻窍，蒙蔽神识，出现猝然昏倒、半身不遂、口角㖞斜、语言謇塞等表现。中医认为则是气血逆乱，瘀血与痰浊互结，使上焦气机闭塞不通。故以调气活血、祛痰开窍为其主要治疗原则。

针灸治疗假性延髓麻痹，临床选穴最多的是头颈部腧穴，主要有风池、廉泉、玉液、金津、上廉泉、完骨、夹廉泉、人中、翳风等穴。其中风池、廉泉、玉液、金津是选用最多的腧穴，因舌咽部局部的刺激对于改善吞咽困难症状具有较好的疗效，临床应用较广泛。《灵枢》中关于经络分布与舌、咽、食道联系的论述，对吞咽困难、言语障碍的治疗有指导作用。任脉"冲脉任脉，皆起于胞中，上循背里，为经络之海。其浮而外者，循腹右上行，会于咽喉，别而络唇口"。肝经"挟胃属肝络胆，上贯膈，布胁肋，循喉咙之后，上入颃颡"。足少阳胆经与循喉咙之后的足厥阴肝经相表里，胆经"其支者，别锐眦，下大迎，合于手少阳，抵于颛，下加颊车，下颈，合缺盆"。胃经"入上齿中，还出挟口环唇，下交承浆，却循颐后下廉，出大迎""其支者，从大迎前，下人迎，循喉咙，入缺盆，下膈，属胃，络脾""其支者，起于胃口，下循腹里，下至气街中而合"。根据经络所过、主治所及的原则，可在辨证论治的基础上选取相应经脉上的腧穴，达到治疗咽喉部疾病的目的。《铜人腧穴针灸图经》有选取廉泉治疗喑痱不能言的记载。《医学纲目》有针刺廉泉三分，得气后用泻法治疗中风不语的记录。《类经图翼》曰："风池……治中风不语……汤水不能入口。"《针灸聚英》曰："风池治中风气塞，涎上不语，昏危。"《针灸资生经》曰："风池主喉痹。"《针灸逢源》曰："喑哑，心受风，故舌强不语，风寒客于会厌，故卒然无音，又有肾脉不上循喉咙挟舌本，则不能言，此肾虚，热痰所致。"通过针刺风池、完骨、廉泉等腧穴以祛风化痰、通咽利喉来治疗风痰型假性延髓麻痹。风池是阳维脉与足少阳胆经的交会穴，而胆经与肝经相表里，足厥阴肝经循喉咙之后，故针刺风池可以调肝息风、豁痰利咽。完骨则是足太阳膀胱经与足少阳胆经的交会穴，刺之可通咽利喉、开窍醒神；廉泉为任脉要穴，有通利咽喉、舒舌理气的功效。诸穴并用，能祛风化痰、通咽利喉、通络醒脑。

王富春教授对假性延髓麻痹患者进行针刺治疗，获得满意疗效。治疗主穴取风池、上廉泉。神昏针水沟、内关；痰涎壅盛针丰隆；瘀血针血海、膈俞；肝阳上亢针百会、太冲；语言不利针哑门、金津、玉液。操作时选用 0.25 mm×25 mm 毫针，在腧穴部进行常规消毒后，风池穴向喉结方向刺入 1~1.5 寸，提插捻转平补平泻，留针 20 分钟。上廉泉向舌根方向刺入 1~1.5 寸，大幅度提插捻转泻法，不留针。每日针刺 1 次，急性期每日针刺 2 次。10 天为 1 个疗程。平均治疗天数为 12.5 天，总体治疗效果较好。

针灸治疗假性延髓麻痹的疗法较多，且都能改善症状，其中舌咽针、针药结合在临床上运用较多。目前针灸作为一种非药物疗法，疗效肯定，可明显改善症状，不良反应少，费用低，安全可靠，值得临床推广运用。近年来，随着发病率的提高，临床治疗方案中出现了多种疗法的联合运用，如醒脑开窍针刺法、舌咽针、针药结合、针刺配合康复治疗、头体针结合穴位注射等，疗效显著，丰富了该病证的针灸治疗手段。目前针灸治疗中风后假性延髓麻痹的研究数量较多，但是联合应用多种治疗手段仍然有待进一步深入研究。针灸治疗本病效果较好，但应注意针刺深度和刺激量，如果针刺深度不够或刺激量不足，疗效差。在治疗中我们需要更先进、快捷、可靠的治疗方法，以为患者提供一个更高质量的治疗保障。

72. 针刺治疗脑血栓

脑血栓是缺血性脑血管疾病之一。脑血栓是在脑动脉内膜病变的基础上，在血液黏度增高、血流缓慢等因素的作用下，脑动脉管腔狭窄80%或完全闭塞，造成供血区域局部脑组织的缺血、缺氧和坏死，引起偏瘫、偏身感觉障碍、言语不利等局限性神经功能障碍的一种常见病和多发病。病情严重者可以迅速恶化，出现意识障碍，甚至发生脑疝，危及生命。流行病学表明，脑血栓占同期脑血管病总发病率的82%左右。如不及时进行有效的治疗，可能出现肺部感染、消化道出血、情绪失常及压疮等严重并发症。西药治疗是此病的常用方法，但不良反应较大，且患者若长期服用容易产生耐药性，治标不治本，无法从根本上固气通络，改善脑部供血。目前临床上治疗脑血栓常使用溶栓药物，但是治疗效果并不显著，许多患者即使康复也会产生一系列的后遗症，如失语症、偏瘫、偏盲等。随着我国医疗技术的提升，越来越多的专家开始提倡中医疗法的使用，其中针灸和中药辨证的使用率非常高，其安全性也受到了大家的认可。

脑血栓属中医的"中风"范畴。临床表现多以猝然昏仆、不省人事、半身不遂、口眼㖞斜，伴语言不利或不经昏仆而仅以半身不遂为主症。本病起病急骤，变化迅速。中医学认为，本病的形成主要与风、虚、火、痰、瘀五端密切相关。其观点从唐宋前的外风论治，到宋末元初的内风立论。此外，许多大家对中风也提出独到见解，如刘河间的"心火暴甚"论，李东垣的"正气自虚"论，朱丹溪的"湿痰生热"论，至明代张景岳提出"内伤积损"论，清代叶天士则提出"精血衰耗，水不涵木……肝阳偏亢，内风时起"论，其病机总属阴阳失调、气血逆乱。近年来诸多医家在继承前人对中风病因病机论述的基础上，参考现代医学对中风的认识，并结合自身临床观察，提出了"气机逆乱""痰瘀阻络""毒损脑络""热毒中风"等许多新学说，大大丰富了中风的病因病机理论，为临床治疗脑血栓提供了可靠依据。其主要病机为肝肾不足，阴虚阳亢，风火痰瘀，上蒙清窍，瘀阻脑络，脑络失养，其中以肝肾阴虚为根本。

根据中医"急则治其标，缓则治其本"的治疗原则，治疗应以醒脑开窍、滋补肝肾为治法。王富春教授在临床中治疗脑血栓经验丰富，以针刺配合麝香抗栓丸治疗脑血栓患者，疗效满意。脑血栓针刺治疗取穴依据临床症状的不同有所区别。其中半身不遂取穴肩髃、曲池、手三里、外关、合谷、环跳、阳陵泉、足三里、委中、悬钟、解溪。口眼㖞斜取穴地仓、颊车、四白、攒竹、夹承浆。语言謇涩取穴廉泉、通里、哑门。取穴中合谷、曲池、足三里为阳明经穴，阳明经是多气多血之经，古有"治痿独取阳明"之说。阳明经穴可调气血以营养肢体，与三阴交、委中、风市、环跳、阳陵泉等穴相配具有益气活血、祛瘀通络之功效。头面部诸穴可舒筋通络，有助于消除症状，施以泻法，虚实症均可应用。在治疗中注意一般在强直性瘫痪多用泻法，在弛缓性瘫痪中多用补法。头部取穴偏瘫肢体对侧运动区。治疗时哑门、廉泉强刺激不留针；面部腧穴用透刺法；下肢腧穴强刺激，留针30分钟，每日1次，15次为1个疗程，休息2天后继续治疗。治疗过程中嘱患者配合口服麝香抗栓丸，每次1丸，每日2次。

本病易留有后遗症，给生活带来不便，因此预防不可忽视。《证治汇补·预防中风》说："平人手指麻木不时眩晕，乃中风先兆，须预防之。宜慎起居，节饮食，远房帏，调情志。"认为年逾四旬以后阴气自半，气血渐衰。如有脑血栓先兆应在本病发病前加强防治，一旦发病大多难以治疗，且易留有后遗症，往往不能短期恢复或完全恢复，且有复发的可能。平时应加强锻炼，增强体质，预防本病的发生。在治疗过程中，对患者要加强护理，注意饮食及患者的情绪变化，因患者此时性情多急躁易怒，故应多劝导，树立战胜疾病的信心，保持乐观情绪，配合治疗。治疗 1 个疗程后，如肢体能活动，尽量活动，加强功能锻炼，可促进肢体功能活动的恢复。初期患者，即病程短者疗效显著，病程为半个月至 4 个月。内服中药麝香抗栓丸，能发挥加强气血运行、通经活络之作用。此乃孙思邈"汤药攻其内，针灸攻其外"之法。

此外，通过明确血栓性疾病发病危险因素、发病机制及发病前相关预警因子的变化，临床运用中医药能显著调节血液流变学和血流动力学，降低血脂，改变血液高黏、高凝的状态；同时可稳定并改善斑块，改善微循环，保护脑神经细胞，减少了脑血栓的发病诱因，降低了脑血栓发病率。因此，中医药治疗脑血栓的发展方向，应在研究中遵循以下几方面：①在基础研究上，通过现代新型理论诠释脑血栓形成的病理基础，运用中西医结合的综合疗法，开发高效、低廉的中医药针剂和中药复方，进一步提高疗效；②在时相研究上，通过密切监测引起脑血栓发生前危险因素的动态水平，对脑血栓患者发病前和发病初期具有预警作用，及时运用中医药治疗可延缓发病时间，降低发病率；③在临床研究上，建立明确诊断指标的辨证分型和疗效标准，加强对中医药的深入研究，进而筛选有效简便的中药制剂；④在实验研究上，制备脑血栓病证模型，并引进分子生物学、蛋白组学、基因与生物工程学等技术，从细胞、分子等微观水平揭示脑血栓病证结合动物模型的病理本质，从而为临床提供更好的服务。针灸治疗对于脑血栓引起的半身不遂和语言障碍，确有一定疗效。但应再次强调，脑血栓的治疗必须采用综合疗法，在针灸治疗的同时，必须配合肢体和语言的康复训练，方能取得更好疗效。

73. 电针治疗慢性腹泻

慢性腹泻是一种常见的消化系统疾病，属于中医学的"泄泻"范畴，一年四季均可发病，但以夏秋两季多见。慢性腹泻在《内经》中被称为"泄"，又有"濡泄""洞泄""注泄"之称。汉唐时代称"下利"，宋代以后统称"泄泻"。泄泻的病因是多方面的，外感风、寒、暑、湿之邪，内伤饮食情志，导致脏腑失调皆可引发泄泻，而脾虚湿盛是导致本病发生的重要因素。《景岳全书·泄泻》载："泄泻之本，无不由于脾胃。"可见脾胃功能障碍是此病的关键性因素。本病多为外感时邪、饮食不节，或肝气抑郁等原因，导致腹泻反复发作，一般以虚证为主，早期多为脾气虚弱而致运化失常，久则脾虚不能恢复而病及于肾，形成脾肾两虚，病情更为迁延。慢性腹泻以脾虚为主，涉及肾。多由患者身体素虚，或年迈久病、脾胃虚弱而发病，患者在饮食不节、过度劳累、不慎感邪后易发腹泻。胃弱导致腐熟食物之功不足，而脾虚则引起运化水谷之能失职，二者共致清浊不分、升降无序，水谷皆停滞于肠胃，混杂而下，发为腹泻。或腹泻之症日久可耗伤脾阳，脾阳不振日久而致命门火衰，肾阳亏虚不能助脾土运化而致泄泻。脾虚而致腹泻，而长期腹泻又常常会导致脾虚，脾胃益虚则运化更加无力又可加重腹泻，循环往复，互为因果。脾的功能是主运化、转输水谷之精微，是气血生化的源泉，为人体不断提供能量。脾胃功能健旺，对人体健康至关重要；脾胃功能减弱会使机体的抗邪能力不足，无法抵御外邪。总之，慢性腹泻的发生与脾胃虚弱、运化失职密切相关。长期腹泻则导致脾虚，而脾胃虚弱又加重腹泻，二者互为因果。

现代医学认为慢性腹泻大多由消化不良、慢性肠炎、肠功能紊乱、结肠过敏、溃疡性结肠炎，以及肠结核等疾病引起。临床主要表现为大便次数增多，粪质稀薄，反复发作，长期迁延不愈。脾气虚弱的患者主要表现为面色萎黄，食少神疲，腹胀不舒，大便稀薄或夹有不消化物质，甚则面浮、足肿、脱肛；脾肾两虚者则多表现为每在黎明之前，脐下作痛，肠鸣即泻，完谷不化，腹部畏寒及有时作胀，食欲不振等。临床治疗以解痉、消炎、应用免疫抑制剂为主，精神紧张者予以镇静剂等对症治疗。此病易反复。慢性腹泻西药治疗效果不佳，严重影响患者的生活质量。中医对于慢性腹泻的治疗有其独特优势，针灸干预也是其中常用且有效的方法。针灸治疗慢性腹泻选穴配伍多使用调肠和胃功效的腧穴，配伍健脾益气功效的腧穴，并适当佐以利水渗湿功效的腧穴；干预方法以针刺为主，配合使用灸法。针灸的优势体现在能明显改善腹泻症状，减少患者排便次数，降低复发率，从而提高患者的生活质量。与单纯使用止泻药物相比，针灸治疗可提高疗效，减少不良反应，并能取得良好的长期疗效。

王富春教授认为，以电针天枢为主治疗慢性肠炎，具有益气养血、健脾止泻的作用，选穴精简、疗效可靠。其主穴选取天枢，脾气虚弱者加脾俞、足三里；肾虚者加太溪、肾俞；伴有脱肛者，配合灸百会。选取大肠之特定穴与胃之特定穴，且近部选穴与远端选穴相结合。慢性腹泻因脾胃运化功能失调，肠道分清泌浊、传导功能失司引起，故在治疗时常常脏腑同调。《灵枢·本输》言："大肠、小肠，皆属于胃，是足阳明也。"根据针灸治疗腑病"从阴引阳"，以及《灵枢·邪气脏腑病形》中"合治内府"的治疗原则，多取胃之募穴、下合穴进行配伍，如胃之募穴、腑会中脘，胃之下合穴足三里，大肠之募穴天枢，下合穴上巨虚。根据脏病"从阳引阴"的治疗原则，多取背部足太阳膀胱经上的背俞穴，如脾俞、肾俞等，温肾散寒以健脾助运，益火补土使脾肾功能正常，水湿之邪得消，从而治病求本。此外，具有利水渗湿功效的腧穴也常用于慢性腹泻的治疗。《素问·阴阳应象大论》曰："湿盛则濡泄。"泄泻之病机，湿盛为标。《金匮要略》言："夫病痼疾，加以卒病，当先治其卒病，后乃治其痼疾也。"在治疗慢性腹泻时，可适当使用具有利水渗湿功效的腧穴，如阴陵泉、水分、三焦俞、膀胱俞等。治疗慢性腹泻时，灸法的选择多样，其中以温针灸应用最多，隔物灸次之。艾叶辛、苦、温，归肝、脾、肾经，可散寒止痛。温针灸可使艾绒燃烧的热力通过针身传入体内，发挥针与灸的双重作用，以激发经气，调整人体生理功能紊乱。

针刺治疗操作时，嘱患者取仰卧位，暴露腹部，首先用75%酒精在针刺腧穴部进行常规消毒。选用0.35 mm×40 mm毫针，垂直进针，针尖略向下刺入1.5~2.5寸，行小幅轻度的捻转补法，行针3分钟，使患者出现酸胀感且使针感沿足阳明胃经循腹里传至水道、归来穴处。同时使用电针治疗仪，取疏密波，通电时逐渐加大电流强度，通电时间为20分钟。针刺每日1次，每次留针30分钟，10次为1个疗程。在进行电针操作时要注意电流的强度以患者能耐受为度，使用完毕后注意将电流输出量归零，以方便下次使用。

天枢在腹中部，脐中旁开2寸，为足阳明胃经腧穴，大肠募穴。《灵枢·骨度》说："天枢以下至横骨，长六寸半。"《甲乙经》中天枢别名为长溪、谷门；《肘后备急方》中将天枢称大肠俞；《神灸经纶》中称其为天根。"枢"是枢机、枢纽之意，因此穴有通调上下升降之功，故名天枢。天枢主治泄泻、痢疾、腹胀、肠鸣、胃痛、呕吐等疾病，具有疏调肠腑、通便止泻、和中健脾、调经活血的作用，为临床常用腧穴之一。王富春教授认为泄泻的病位虽在肠，但关键病变在于脾胃虚弱，运化失司，小肠无以分清泌浊，大肠无以传导变化，水湿内停，合污而下，发生泄泻。所以王富春教授以天枢为主穴治疗慢性腹泻，旨在健脾利湿、和中止泻。脾气虚弱者加脾俞、足三里以和胃健脾；肾虚者加太溪、肾俞以滋阴补肾；伴有脱肛的患者，配合灸百会以升阳固脱。并且通过电针调节，给予针刺腧穴部位持续的刺激，增强疗效，从而通过调整肠腑功能达到治疗的目的。电针疗法是在针刺得气后在针上通以接近人体生物电的微量电流，利用针和电两种刺激相结合，刺激腧穴，加强针刺效应的一种方法。疏密波是疏波、密波自动交替出现的一种波形，疏、密交替持续的时间各约1.5秒，能促进气血循环、改善组织营养、消除炎性水肿。因此，以电针天枢穴为主治疗慢性腹泻，不仅取穴简练准确，而且电针的刺激方法可增强疗效。

74. 电针巨刺法治疗肩周炎

肩周炎又称肩关节周围炎，俗称凝肩、五十肩，是以肩部产生疼痛、夜间为甚，肩关节活动功能受限而且日益加重，达到某种程度后逐渐缓解，直至最后完全复原为主要表现的一种慢性非特异性炎症。肩周炎是以肩关节疼痛和活动不便为主要症状。西医认为本病是肩部周围软组织出现的无菌性炎症，治疗方法多为单纯药物治疗及手术封闭治疗。药物主要采用口服非甾体抗炎药治疗，但非甾体抗炎药具有不同程度的肝肾损害。手术封闭治疗在一定程度上对身体有所损害，并且费用昂贵。同时肩周炎很难完全治愈，易出现复发的情况。而长期反复打封闭会导致患者出现骨量减少、恶心、食欲不振等不良反应。中药在治疗肩周炎方面，治疗效果也不佳，未能较好缓解肩周炎患者肩关节局部的疼痛和改善肩关节活动功能，同样易出现复发的情况。而针灸治疗肩周炎具有简、便、廉、验等特点，对机体伤害较小，并且受到广大患者的青睐。

肩周炎归属于中医学"痹证"范畴，又名"漏肩风""冻结肩"。病因主要包括外感风、寒、湿之邪，年老体弱，气血不足及外伤劳损，病机主要为外感邪气、内伤劳损或跌仆闪挫所导致肩部经络气血阻滞不通，或久病因虚致实，血不荣筋，日久组织挛缩而出现疼痛及活动受限。中医学家对本病的普遍共识：在内因年过半百，肝肾气血不足，肩周肌骨锻炼减少，加之肝肾虚损不能充养筋经骨骼，日久发展为不荣而痛，关节继而废用衰退。在外因年老抵抗力减弱，保暖不慎而致风寒湿邪内侵，肩部脉络筋肉拘痛不展，萎而不用；或因过度操劳、运动不当挫伤肩部筋脉，使瘀血阻络不能畅通关节，日久则形成瘀肿疼痛肩不能展。《类证治裁》载："中年以后，因气血不足，肝肾亏损，筋失濡养，风寒侵袭，经络痹阻，营卫气血不畅，肩部正邪相搏发为疼痛。日轻夜重，久则肩部肌肉挛缩，活动受限。"

肩周炎根据证候的不同分为3型：风寒湿型、瘀滞型、气血亏虚型。而肩周炎的发病与经络循行密切相关，十二正经中有八条正经与肩部相关联，故根据经络走行可大体分为手太阳经型、手少阳经型、手阳明经型及手太阴经型。中医对于肩周炎病因病机的认识源远流长。早在西晋时期，肩周炎的症状及治疗在《针灸甲乙经》中就有论述。《素问·痹论》有曰"风寒湿三气杂至，合而为痹也"，说明风寒湿三邪侵袭机体易致本病。肩周炎的病因病机多为机体正气亏虚，卫外不固，风寒湿邪乘虚侵袭，易客肌表经脉，气血凝滞不通而为痹。其治疗原则以补气养血、祛风散寒、除湿止痛为主。

巨刺法属于古代九刺之一，《灵枢·官针》曰："巨刺者，左取右，右取左。"这是一种左病取右、右病取左的交叉取穴法。后世医家在医疗实践中一直沿用此法，且已用于疼痛、软组织挫伤、半身不遂等多种病证的治疗，疗效颇佳。经络学说认为，手足阳明经皆交会在督脉的大椎穴，且同名经经气相求，因而针刺健侧肢体的腧穴可以治疗对侧疾病。近年来也有人通过肌电测定表明，在人体同侧肌群上的腧穴刺激得气，不但有明显的肌电变化，而且对侧相同的肌群上亦有相同的肌电位变化。我们观察到针刺健侧腧穴后，可使对侧相应腧穴的穴温、痛阈及肢体血流产生不同程度的变化，这与上述观点相一致。

针刺具有镇痛、改善循环、缓解肌肉紧张和改善肌肉疲劳的作用，对肩周炎患者的治疗观察表明巨刺法有着同样的作用，这也是巨刺治疗机制所在。从王富春教授多年的临床经验来看，病程与疗效有一定关系，病程越短，疗效越佳；与单纯巨刺组比较，电针巨刺组治愈率较高，经统计学处理有显著性差异。本疗法的优点在于采用电针巨刺，患肩痛阈提高，患者痛苦小，乐于接受，可收到事半功倍之效，这是提高本病疗效的一个很好的途径，值得推广。

电针巨刺配合按摩疗法的具体治疗方法如下：①针刺治疗：取健侧肩髃、肩髎、肩贞、天宗、曲池、外关。针刺具体操作：用 0.35 mm×40 mm 毫针，进针得气后，将电针治疗仪的两根电极分别通于肩髃、曲池，采用连续波，频率在 60 次/秒左右，电流强度以患者能耐受为度，留针 20 分钟，每日 1 次，10 次为 1 个疗程，疗程间隔 2 天。②推拿疗法：通电 10 分钟后即可在留针同时进行患肩部手法按摩，先在肩胛部痛点处进行揉按，使局部产生胀热感，然后在局部及上肢施以揉法，并嘱患者做上举、外展、内收等活动，活动困难者由医者协助做被动运动。

针灸治疗肩周炎取穴集中在病灶，多采用阳经经穴，重视阿是穴和局部取穴，多选特定穴。现代医家多采用以肩部腧穴为主的基础方，配合以肩痛的具体部位进行辨经取穴的方法，且在缓解疼痛、疏通经脉气血的同时能疏散外邪。此外，部分医家不局限于患侧取穴，当患者疼痛较为剧烈时，取健侧肩痛穴、条口、承山等也能得到良好疗效。《针灸甲乙经》曾指出"肩中热，指臂痛，肩髃主之"和"肩重不举，臂痛，肩髎主之"，说明针刺肩髃和肩髎治疗肩部疾病这一观点在我国从古代传承至今。其中肩髃为手阳明大肠经穴，手阳明经、阳跷脉交会穴，位于肩峰前下方，肩峰与肱骨大结节之间的凹陷处，深部有头静脉、前回旋肱动脉穿行，分布有腋神经、锁骨上神经和肩胛神经。现代药理学研究表明针刺肩髃可通过对高位中枢进行刺激，促使脑垂体释放内源性阿片类物质、5－羟色胺和乙酰胆碱等神经递质，阻滞神经对痛觉的传导，进而达到止痛的作用，同时通过促进局部血液循环，加快炎症吸收来改善关节内环境，进而修复受损的组织。肩髎为手少阳三焦经穴，当臂外展时，在肩峰后下方凹陷处，该处分布有旋肱后动脉以及腋神经；肩贞为手太阳小肠经穴，在肩关节后下方，臂内收时腋后纹头上1寸，深部分布有旋肩胛动脉、静脉，腋神经及大圆肌、小圆肌，均舒筋利节、通经活络，可用于治疗肩臂痛、上肢不遂等病证。

在电针巨刺法治疗肩周炎的1例典型病例中，患者主诉右上肢及肩周痛，入夜尤甚，影响睡眠，活动受限，梳头、穿衣不能自理，已近1年。曾在某医院就诊，颈椎X线及肩胛部X线均未见异常，诊断为肩关节周围炎。经口服吲哚美辛片、保泰松及针灸、理疗均未见明显好转，近日病情加重。体格检查显示右肩胛部无红肿，颈部活动自如，肩周软组织有压痛，手臂上举、内、外旋均受限，脉弦紧，苔薄白。采用上述治疗方法，治疗5次后，疼痛大减，已能入睡。在治疗1个疗程后，肩臂活动较前自如，已能做较大幅度的活动，穿衣、梳头均不受限，共治疗20次，临床痊愈。随访1年未复发。

75. 刺络拔罐治疗梅核气

梅核气是以自觉咽中不适，似有物梗，咯之不出，咽之不下为特征的病证。本病临床以女性为多，偶见于男性。症状特点为咽喉部有异物感，如有物梗阻于咽喉心胸之间，咯之不出，吞之不下，时轻时重，严重者可影响饮食。梅核气属中医学"郁证"范畴，多与西医癔球症、慢性咽喉炎、食管痉挛、食管炎、食管型颈椎病等疾病症状类似。有关梅核气的认识最早见于《内经》，如《灵枢·邪气脏腑病形》曰："胆病者，善太息……口苦，呕宿汁，心下憺憺，恐人将捕之，嗌中吤吤然，数唾。"《中藏经》曰："大肠虚，则咽喉中如核妨矣。"《金匮要略·妇人杂病脉证并治》曰："妇人咽中如有炙脔。"梅核气病名最早见于《赤水玄珠》，曰："梅核气者，喉中介介如梗状，又曰痰结块于喉间，吐之不出，咽之不下是也。"本病与肝、胆、肺、大肠等经络不畅有关，并且好发于女性。梅核气主要与情志有关。多由七情郁结，痰凝气滞，或喜怒太过，肝气不舒，气郁不畅而致，且与冲脉有密切关系。唐容川曰："冲脉亦挟咽中，若是冲气上逆，壅于咽中，而为梅核。"冲脉之循行，至胸中而散，且会于咽喉，冲脉与任脉皆起于胞中。故王富春教授选用八会穴之气会膻中采取刺络放血的治疗方法配合辨证选穴针刺来治疗梅核气，取得较好的疗效。

《临证指南医案》载"女子以肝为先天"，表明女性的生理功能与肝密切相关，而"肝藏血，主疏泄"是肝生理功能的高度概括，亦是气、血功能是否和调的反映。因此，治疗梅核气时，结合患者存在气滞、气逆、瘀血、痰浊的临床表现，认为应从气、血角度考虑。气机不畅是疾病的根本，气流运行周身，方可带动津液。精微物质到达脏腑、肌表以供养机体，同时运送痰浊、瘀血、二便等物排出体外。当气行不畅时，则脏腑所需津液、精微及糟粕等物会停留于经络中，甚至有时仅仅是气的停聚也会产生阻塞经络的症状。患者自觉咽喉部有异物梗阻感，吐之不出，咽之不下，此时往往是气积聚在咽喉，属无形之物，故而才会产生"咯不出，咽不下"之状。而气滞会伴随瘀血、痰浊的产生，因此病变周围经络也会有瘀血、痰浊等物。

《素问·调经论》载："病在脉，调之血；病在血，调之络。"《灵枢·寿夭刚柔》载："久痹不去身者，视其血络，尽出其血。"故以刺络拔罐法为主，疏利经脉，调和气血，散结通络，祛除瘀血、痰浊等物，使人体气血运行通畅，属治标之法。在拔罐过程中，有气体随血液从经络腧穴中排出，有的患者无明显瘀血症状，此时应用刺络拔罐主要是以放气为主，点刺深度较浅。中医经络学说认为咽喉为经脉循行之要冲，梅核气病位主要在咽部，咽为肺之门户，两肺主气，居上焦，肺气宣降平衡，则咽部气机升降有序。肺俞属于膀胱经，能调理肺脏功能，使气血平衡、经气通畅。大椎属督脉，聚集一身阳热之气，在此穴刺络放血可活血通络，驱邪外出。"咽喉为经脉循行之要冲"，足厥阴肝经循喉咙之后，上入颃颡；足太阴脾经上膈，挟咽，连舌本，散舌下；足阳明胃经从大迎前下人迎，循喉咙；任脉循腹里，上关元，至咽喉。根据"经脉所过，主治所及"选取任脉腧穴廉泉、膻中、天突以疏通局部气血。心主神志，脑为元神之府，肝主疏泄，调畅情志活动。足太阳膀胱经上巅，从巅入络脑；督脉上至风府，络于脑。这些经络同人体情志活动密切相关。临床上取穴常配肝经、膀胱经、督脉腧穴调情志，如百会、神门、内关、安眠、太冲、三阴交等。祛痰要穴丰隆可消一切有形、无形之痰，与足三里相配可健脾化湿、除痰降浊，正合脾虚痰阻之病机。通过分经与辨证取穴，达到开郁散结、疏通经络气血之功效。

治疗时首先嘱患者取仰卧位，在膻中穴局部进行常规消毒后，以三棱针快速刺入 0.1～0.2 寸，出针后迅速将火罐以闪火法吸附其处，则可见血液流出，当出血量达 2 mL 左右时，即可将罐取下。同时配合辨证取穴针刺。王富春教授通过辨证，痰气郁结者加中脘、章门、内关以理气散结；痰阻气滞者加丰隆、足三里、太冲以祛痰泻火；虚火灼肺者加太溪、鱼际、支沟、中脘以滋阴。太溪用补法，章门用平补平泻法，余穴均采用泻法，每日 1 次，留针 30 分钟，留针过程中每 10 分钟捻针 1 次。膻中，又名上气海，为任脉之脉气所发，又是气之会，具有宽胸利膈、蠲痰降逆之功，主治一切气机不利的疾病，对梅核气具有较好的治疗作用。再配合随证取穴，起到标本兼治的作用。同时局部拔罐能够很好地通调气血，较快地改善局部及全身症状，对于梅核气的治疗能够起到很好的作用。

在临床上王富春教授以膻中刺络拔罐为主治疗梅核气，疗效显著。根据兼证不同，将其分为下列3型：①痰气郁结：兼见胸膈痞闷，两胁胀满，纳食泛恶，苔薄白，脉弦滑；②痰阻气机：兼见痰涎壅盛，纳少呕吐，气逆喘息，舌苔白腻，脉弦滑；③虚火灼津：兼见咽干少津，口渴，干咳少痰，大便不畅。

梅核气主要是情志不畅，肝气郁结，循经上逆，结于咽喉所致；或肝郁脾滞，津液不得输布，凝结成痰，痰气结于咽喉所致。检视患者咽喉，多无异常，其症状每与情志变化有关，常伴胸胁胀满、喜叹息、嗳气等症状。女性患者可并发月经不调、乳房胀痛。病位主要在肝、脾。中医认为肝主疏泄，喜条达而恶抑郁；脾主运化水湿，在志为思。故辨证论治应以疏肝运脾、理气化痰为主。辨证施护也应遵循此原则，根据辨证的结果，确定相应的护理原则和方法，并配合情志护理和中医护理技术，才能取得满意的临床疗效。

76. 艾灸法治疗冠心病心绞痛

冠心病是指由于冠状动脉粥样硬化导致管腔狭窄或闭塞，从而引起心肌缺血、缺氧或坏死的疾病。根据世界卫生组织的分类，冠心病由轻到重可以分为以下5种类型：无症状心肌缺血（隐匿性冠心病）、心绞痛、心肌梗死、缺血性心力衰竭（缺血性心脏病）和猝死。由此可见，心绞痛也属于冠心病的一种，是指心肌急剧性暂时的缺血与缺氧所引起的一种临床综合征。冠心病属于常见的心血管疾病，以胸闷、胸痛为典型症状，多发于老年群体，常冬季遇寒易感，相当于中医的"胸痹""真心痛"

"厥心痛"的范畴。《灵枢·厥病》载："真心痛，手足青至节，心痛甚，且发夕死。"近年来，随着人们生活水平的提高、饮食结构的改变以及生活节奏的加快，本病的发病有日益趋多、年轻化之势，且成了目前临床的常见病、多发病，已经严重影响人们的身体健康及对美好生活的追求。

中医认为胸痹的发生多与心、脾、肾三脏有关。凡年老体衰或久病肾亏者，由于肾阳虚衰不能温养脾土，则脾失健运，营血亏少，心失血养而发病；或肾阴亏虚导致心阴不足，阴虚火旺，灼津为痰，痰热上犯心神而发病；或过食肥甘厚味，损伤脾胃，运化失司，痰浊阻滞脉道导致气结血凝而发病；或由情志郁结，气机不畅，气滞血瘀而发病；也可因寒邪侵袭，痹阻胸阳，气血凝滞，最终导致心脉痹阻而发病，病理性质多本虚标实、虚实夹杂。总之，王富春教授认为冠心病的基本病机为心脉痹阻、心失所养。西医认为冠心病心绞痛主要由各种原因导致心肌缺血缺氧而产生，主要病理机制包括脂质浸润、血栓形成与血小板聚集、心肌细胞损伤、血管内皮损伤反应等。

艾灸法是指利用艾条燃烧，借助灸火的热力对人体皮肤施以一定热刺激，通过调节经络腧穴，从而起到调整人体阴阳、固护正气、驱邪外出作用的一种传统中医外治法。运用艾灸法治疗疾病的历史源远流长，早在《庄子·盗跖篇》中就有提及"灸"这个字，即"丘所谓无病而自灸也"。此外，《内经》作为中国现存最早的医学典籍，其中也有对灸法的全面论述。如《灵枢·官能》云："针所不为，灸之所宜。""阴阳皆虚，火自当之。"《灵枢·经脉》云："陷下则灸之。"艾灸法最常用的材料是艾叶，而雷火针灸、太乙针灸等则有其特定的处方药物。艾灸法具有取材容易、操作简单、价格便宜等诸多优势，因此广泛应用于临床各种疾病的治疗与预防。艾灸法常见的种类有很多，如瘢痕灸、隔物灸（隔姜灸、隔蒜灸）、温和灸、温针灸、灯火灸、天灸及其他灸法（长蛇灸、火龙灸等）。

冠心病心绞痛的治疗西医多以扩张冠脉、抗血小板聚集、控制血脂血糖或经皮冠脉介入等治疗为主，但具有一定的不良反应，且医药费较高，患者依从性差。而中医则以中药、针刺、艾灸等方法治疗，其中灸法是中医传统特色疗法之一。经过长时间的实践与探索，王富春教授总结认为，温和灸治疗冠心病心绞痛疗效确切，易于被患者接受。

在对冠心病心绞痛患者的具体治疗中，王富春教授用温和灸，选取的腧穴多为膻中、膈俞。患者多取仰卧位，可以充分暴露胸部膻中；或取坐靠位，以使膻中与膈俞同时暴露出来。艾条选用无杂质的优质艾条，先将其一端点燃，在距离腧穴皮肤 1 寸处固定不动，依次对膻中、膈俞进行施灸，使患者有温热舒适感，以灸至局部皮肤红润为宜。每个腧穴灸 15 分钟，每日 1 次，6 天为 1 个疗程。治疗一段时间后，验证其疗效，结果发现艾灸法治疗冠心病心绞痛疗效显著、止痛迅速。王富春教授认为温和灸治疗冠心病心绞痛有如此显著的疗效，多与艾灸法的独特功效及严谨的腧穴配伍密切相关。王富春教授认为艾灸法具有温经散寒、扶阳固脱、消瘀散结的功效，而胸痹患者多因心阳不足、心脉瘀阻等导致胸痛症状。因此，艾灸法可以起到温通经脉、散寒止痛之效，对虚寒型冠心病心绞痛疗效更佳。《医学入门》载："虚者灸之，使火气以助元阳也；实者灸之，使实邪随火气而发散也；寒者灸之，使其气之复温也；热者灸之，引郁热之气外发，火就燥之义也。"此外，温和灸与雀啄灸同为悬起灸，一法偏补一法偏泻，王富春教授善用温和灸也与此有关。

《难经·二十九难》曰："阴维为病苦心痛。"膻中是任脉第十七穴，为心包募穴、八会穴中气之会穴，位于胸部，前正中线上，两乳头连线的中点，连于心系。胸部为上焦心肺所在，任脉在胸部的腧穴主要用于治疗呼吸、循环方面的疾病。《千金方》

曰："胸痹心痛，灸膻中百壮。"膻中功善补气理气，具有宽胸理气的功效，用于气虚、短气、心痛、心悸等症。膈俞位于背部，当第七胸椎棘突下，旁开1.5寸，邻近膈膜，为足太阳膀胱经腧穴，为八会穴中血之会穴。如陈修园所说："诸经之血皆从膈膜上下，又心主血，肝藏血，心位膈上，肝位膈下，交通于膈膜，故血会于膈俞也。"临床可以通治一切血症。《医学纲目》载："灸心痛背上穴：心俞，膈俞。"现代研究还有报道说膈俞穴能改善膈肌运动幅度，调整膈肌紧张度，膻中、膈俞均为局部取穴，二穴合用，共奏行气活血之功。

当前研究发现艾灸通过调节血脂、抑制炎症因子、保护血管内皮等，从而减缓动脉粥样硬化进程，进而降低冠心病心绞痛的发生风险。凋亡和自噬是参与冠心病发生、发展和预后的重要程序性细胞死亡形式。心肌细胞过度凋亡会诱导心肌缺血、缺血再灌注损伤、缺血后心脏重构和冠状动脉粥样硬化的发生，而艾灸法可以显著降低这种过度的凋亡和自噬；脂质代谢异常也是动脉粥样硬化和冠心病发病的重要危险因素，艾灸法可以通过降脂、抗炎等方式调节脂质代谢，延缓冠心病的发生发展。

77. 五刺治疗五痹

"五刺法"源于《灵枢·官针》，包括半刺、豹文刺、关刺、合谷刺、输刺，是刺法的一种。正如张志聪《素问集注·官针》云："五脏之气外合于皮脉肉筋骨，五脏在中，故取之外合而应于五脏也。"而在《针灸大成》中节取五刺法内容单独成节为"五刺应五脏论"。这是从五脏与五体（皮、脉、肉、筋、骨）的对应关系出发而创立的5种刺法，故又名五脏刺。刺法在《内经》中主要将其用于治疗五痹（皮痹、脉痹、肉痹、筋痹、骨痹），亦有说其是适用于五脏证候的针刺方式。王富春教授在临床实践中应用"五刺"法治疗五种不同的痹证，疗效显著。

中医将五痹由浅入深分为皮痹、肌痹、脉痹、筋痹、骨痹。每个痹证都有其各自的特点。《内经》曰"以春遇此者为筋痹""在于筋则屈不伸"。风、寒、湿等邪客于筋脉或肝肾亏虚、筋脉失养则病筋痹，主要表现为筋脉拘挛弛纵、屈伸不利、关节疼痛或红或肿等症状。《内经》曰"以夏遇此者为脉痹""在于脉则血凝而不流"。故脉痹的病机为脏腑积热，复遇外邪，即脏腑阴阳失调，阴不足而阳有余，阳热胜而阴化热，而并非直接感受热邪，主要病因为素体阳胜阴虚，又感热邪，或为风寒湿久羁，郁而化热，则病脉痹，主要表现为关节红肿热痛、肌肤有灼热感、肢体酸痛，甚则皮色改变，或苍白，或潮红，或紫红等症。《内经》曰"以至阴遇此者为肌痹""在于肉则不仁"。外邪侵袭、痰瘀阻于肌腠，加之机体脾胃虚弱，运化不足，失于濡养，故肌痹见肌肉酸楚、麻木疼痛，四肢痿软无力等症。《内经》曰"以秋遇此者为皮痹""在于皮则寒"。皮痹因风寒湿邪留于皮毛，久则痰浊瘀血凝结，血行瘀滞而成，症见肤冷恶寒、瘾疹风疮、搔之不痛，或有蚁行感，或肤紧发硬等症。《内经》曰"以冬遇此者为骨痹""在于骨则重"。骨痹外因为感受六淫，内因为肝肾亏虚，合而致气血闭阻，筋骨失养，出现关节痛甚、肢体沉重，严重者可出现强直畸形等症。因骨痹病邪较深，又有"痛苦切心"之状。

王富春教授临床擅长运用五刺法治疗各种痹证。以一例典型"皮痹"患者为例，该患者自诉2个月前因汗出后游泳而出现左下肢外侧有痒麻感，如虫行之状，面积有鹅卵大，曾服中药未效。查局部皮肤无异常改变，触之不痛，约 8 cm×12 cm 范围痛感迟钝，生理反射正常，病理反射未引出。舌质淡红、苔薄白，脉沉紧，此属"皮痹"之象。王富春教授认为该患者系寒湿之邪客于皮部，经脉痹阻所致。因此，以半刺法治之，将针迅速刺入皮下，针身约进入1/4，然后快速将针拔出。半刺法在局部皮肤宜浅、轻、快刺，直至患者感觉灼热疼痛，该患者仅治疗 2 次，痒麻感即消失，可谓疗效之奇。《灵枢·官针》曰："半刺者，浅内而疾发针，无针伤肉，如拔毛状，以取皮气，此肺之应也。""半"指浅而言，该种刺法要求进针时要轻、浅、快，疾入疾出针。一般可在同一点或病变的周围反复施刺，故较多用于皮肤痛麻之症，如皮神经炎等。因此，王富春教授认为半刺法治疗皮痹疗效突出。

王富春教授认为豹文刺治疗脉痹为宜。《灵枢·官针》曰："豹文刺者，左右前后针之，中脉为故，以取经络之血者，此心之应也。"该种刺法是以所刺腧穴为中心，在其周围多针散刺，刺时要使针入于络脉，出针后而见血，无须棉球按压。因刺后出血点多如豹皮，故称豹文刺。王富春教授临床多用于治疗静脉炎、脉管炎等"脉痹"。以一例典型的"脉痹"患者为例。该患者由于 1 个月前下水劳动后出现右下肢麻木、疼痛，肢端发凉，行走时痛剧，入夜尤甚，休息时略可减轻。曾在某医院诊断为血栓闭塞性脉管炎（早期），口服药物、理疗等后均未见好转。王富春教授查体发现其面色晦暗，表情痛苦，右下肢皮肤苍白、触之发凉，足背部压痛明显，生理反射存在，病理反射未引出，舌质暗、苔薄白，脉沉紧。遂判定此属"脉痹"之症，为寒湿之邪侵入经络，脉络气血痹阻所致。因此，当以豹文刺治疗，治取足背压痛点附近为宜，尽取脉络明显处，刺其点滴出血为度，隔日一次。经 1 周治疗后症状好转，冷麻感消失，肤色双侧对比基本正常，但下肢遇寒时疼痛仍有复发，疼痛可以忍受，于是又针刺 5 次后诸证消失。王富春教授认为豹文刺治疗脉痹疗效突出，患者可以治愈。但需注意的一点是应用该种刺法时应注意皮肤严格消毒，防止感染。

王富春教授认为关刺法治疗筋痹效果突出。《灵枢·官针》曰："关刺者，直刺左右尽筋上，以取筋痹，慎无出血，此肝之应也。"由于筋会于节，故该种刺法是取筋腱关节附近的腧穴，以治筋痹。以一例典型的"筋痹"患者为例。该患者自诉右手腕疼痛3个月，3个月前打球时不慎挫伤右腕部，不敢活动，曾予外用药物治疗未见明显好转，近1个月疼痛加剧，经王富春教授查体后发现其右桡骨茎突部压痛较剧，且向手部放散，拇指运动乏力，握物困难。故诊断为桡骨茎突部狭窄性腱鞘炎。证属中医"筋痹"。故王富春教授治以舒筋活络的关刺法治疗，因患者以右手腕疼痛为主，故取阿是穴、阳溪穴、列缺穴等，手法均采用泻法，每日1次，仅仅经2个疗程的治疗便可痊愈，可见关刺法治疗脉痹效果之显著。然有一点应注意，即进针要达到一定的深度，也可采用透刺方法，由于进针较深，关节周围动脉丰富，且有关节囊等组织，应慎出血。

王富春教授临床治疗肌痹以合谷刺为主。《灵枢·官针》曰："合谷刺者，左右鸡足，针于分肉之间，以取肌痹，此脾之应也。"《太素·卷二十二》杨上善注："刺身，左右分肉之间，犹如鸡足之迹，以合分肉间之气，故曰合谷刺也。"合谷刺意为三向刺入，合攻肌肉痹痛之邪。应用时取三根毫针，直刺一支，另二支交叉刺入，三支如鸡足形成之状，故又称鸡足刺，王富春教授将该法多用于肌肉较丰厚之处的"肌痹"。以一例典型的"肌痹"患者为例。该患者因半个月前坐车受寒后，自觉双下肢小腿肌肉酸痛，渐觉肌肉出现痉挛疼痛，不敢行走，坐卧时略可缓解，经推拿、外敷伤湿止痛膏等治疗始终未见明显好转。经王富春教授查体发现其双下肢粗细相同，肤色正常，皮肤触之凉感，无功能活动障碍，且承山穴附近压痛较敏感，生理反射正常，病理反射未引出，舌淡、苔白，脉弦紧。判定属中医"肌痹"。王富春教授遂取承山穴为主，直刺其穴，左右两旁以30°角斜刺，刺入0.8~1.2寸。针刺3次后症状明显缓解，无痉挛现象出现，又针刺2次后疼痛消失，行动自如。患者无不感叹合谷刺治疗肌痹疗效之神奇。

王富春教授认为输刺治疗骨痹最为有效。《灵枢·官针》曰："输刺者，直入直出，深内至骨，以取骨痹，此肾之应也。"此种刺法是以直刺进针，深刺至骨，直出拔针，以治骨痹的一种方法。故王富春教授临床多用此法治疗类风湿关节炎、肋软骨炎、骨质增生等疾病。以一例典型"骨痹"患者为例简单说明输刺治疗骨痹疗效之甚。该患者半年前无明显原因出现左胁下部疼痛，固定不移，曾在当地医院检查，诊断为"肋软骨炎"，口服活血、止痛药物未见好转，且日渐加重。王富春教授查体后发现其面色润泽，巩膜无黄染，左肋下近章门处压痛明显，局部略有隆起、肿胀，深呼吸及举臂活动时疼痛加剧，舌质淡、苔薄白，脉细数。判定属中医"骨痹"范畴。遂采用输刺治之，以散瘀通络为主，取局部阿是穴、内关、大杼。刺阿是穴时针尖直达肋软骨端，施捻转泻法；内关、大杼平补平泻，均留针 30 分钟。经针刺 12 次，胁肋疼痛消失而痊愈。大杼为八会穴之骨会，对"骨"相关疾病有特殊治疗作用。此外，内关亦位于掌长肌腱与桡侧腕屈肌腱之间，且对呼吸、心痹等有特殊疗效。加之有局部作用的阿是穴，因此疗效显著。因此，王富春教授选取以上腧穴治疗骨痹，疗效显著。

78. 芒针减肥

随着科学技术的发展，人们生活水平的不断提高，体力消耗日渐减少，单纯性肥胖发病率也逐渐升高。现代医学早已揭示了肥胖与高血压、糖尿病及心脑血管病变等的密切关系，肥胖所导致的各种疾病的死亡率也较正常体重者高，因此严重影响了人们的工作和生活。单纯性肥胖的病因与机制至今尚未完全阐明，但从临床及实验的资料看，多与内分泌、遗传、神经精神因素有关。单纯性肥胖，特指除由遗传性疾病、代谢性疾病、外伤或其

针医百论（第2版）

他疾病导致的继发性、病理性肥胖外，单纯因营养过剩所致的全身性脂肪的过量积累。中医认为过食肥甘厚味之品可致肥胖；或因脾肾气虚，痰湿内停蓄于肌肤可致肥胖；或中老年人肾气渐衰，五脏六腑功能减退，水谷精微不能正常输布而引起肥胖。西医对本病的治疗尚无理想的方法，药物治疗多产生不良反应。目前临床上多采用针灸方法治疗本病，取得良好效果，尤其以耳压法应用最为广泛。

有关肥胖病的记载可上溯至春秋战国时代。《灵枢·阴阳二十五人》云："土形之人……其为人，黄色圆面，大头，美肩背，大腹，美股胫，小手足，多肉，上下相称。"这种土形之人的体貌特征酷似今日之肥胖患者。《素问·异法方宜论》曰："西方者……其民华食而脂肥，故邪不能伤其形体，其病生于内，其治宜毒药。"元代朱震亨《丹溪心法》有"肥人多是湿痰"之论，治疗上提倡"宜燥湿去痰、行气，用二陈汤加木香、二术、香附、川芎、当归，或导痰汤。"总之，中医学认为肥胖与饮食不节、劳逸失常、七情失调、体质禀赋、年龄、性别及地域等因素有关。各种致病因素使得人体阳气虚弱、脏腑功能失调、运化疏泄乏力、气机郁滞、升降失常、血行失畅，脂浊痰湿堆积体内，日久形成肥胖。

芒针是中医针灸疗法的针具之一，因其细如麦芒，故名芒针，现代的芒针疗法目前较为公认的是以芒针大师沈金山为首创，在1928年前后，在古代《内经》九针之一的"长针"基础上，结合毫针与长针的针刺方法和特点，发展研制出芒针疗法，针体长2.5~5尺，以深刺、透刺为主，并新发芒针创用腧穴达20多个。芒针疗法是在中医理论指导下，对患者辨证取穴后运用芒针治疗疾病的针刺疗法。芒针疗法通过在腧穴处施以刺激，经络感传以及气至病所可以产生镇痛，增强机体免疫功能和调节机体各系统功能等作用，达到治疗疾病的目的。王富春教授善于利用芒针疗法治疗单纯性肥胖，且疗效显著。芒针的主要治疗特点包括以下几个方面：①针长深刺，直达病所。芒针其针体长，可直刺深透，能深刺到内脏中的一些腧穴，直接对该部疾病起到消炎作用，且通过经络感传，达到一般针刺或药物不能直达的病所。②一针多透，穴少而精。芒针可直刺深透，或一针多穴，即透穴，有些病只需1～2个腧穴即可解决。其治疗原理乃是通过局部刺激腧穴及经络传导，反射地调节自主神经系统及大脑皮层的功能，而达增加机体抗病能力，治愈疾病的目的。③缓解疼痛，作用迅速。芒针取穴深，有的刺在神经干上，有的刺在神经感受器上引起神经反射活动，反射的传出途径可通过神经或神经体液的综合活动而到达效应器官。当神经系统发生改变时，针刺有关腧穴，就可通过某些途径进行调整，而使神经功能亢进的减弱，减弱的增强，最后使之渐趋于正常，这种调节作用是神经和体液参与的结果。④针术独特，配穴灵活。芒针进针手法，为了防止针刺时损伤深部脏器，给患者带来不必要的痛苦和麻烦，进针要双手进针，轻捻缓进，徐徐刺入，切忌大幅度捻转和提插。补泻手法一般按感传方向有别，根据病变特点，采取疏弹趋动，技巧行针。在配穴方法上，也是灵活多样，根据不同病种、不同部位，采用相应的配穴方法，如上下配穴法、前后配穴法等。由于以上治疗特点，芒针针法值得临床医师广为运用。

王富春教授经过多年临床实践总结，发现芒针法治疗单纯性肥胖不仅疗效显著，且疗程短、无任何不良反应。在治疗过程中，王富春教授选用0.35 mm粗细的芒针，针身长度为1～2尺。取穴为肩髃透曲池、梁丘透髀关、梁门透归来。操作时首先局部皮肤消毒，右手持针，使针尖抵触腧穴，然后左手配合，利用指力和腕力，压捻结合刺入表皮，进针深度应适宜，捻转幅度为180°～360°，针感宜强，必须达到酸胀感觉，留针30分钟，每日1次，以6次为1个疗程。

中医早就认为"肥人多湿""胖人多痰"。故王富春教授在临床取穴时主要以阳明、太阴经穴为主，目的在于利湿祛痰。而现代医学认为，交感神经的兴奋常可抑制食欲，抑制迷走神经的兴奋，使胰岛素的分泌减少，而加强了胰高血糖素的分泌，故食欲可以减退。通过临床观察，也发现了通过针灸治疗后，大部分患者出现食欲减退现象，还有许多患者也有咽干口燥的表现。肩髃主治手阳明经循行处之肩臂疾病，有舒筋通络、驱邪散滞、强筋补虚、强健关节之功效，针刺之可直达病所。曲池为手阳明经之合穴，是手阳明脉气入合处，主治外感病和手阳明经脉循行所过处的腕、肘、臂、肩的上肢关节疾病，不仅有通经活络、宣通气血的作用，还有祛风散邪的功效。在针刺感传上，肩髃的针感能扩散至整个肩关节周围，曲池的针感依其经脉循行可直达肩部。因此，两穴透刺其功效相得益彰，共奏舒筋活络、驱邪散滞之功。梁丘位于胃经沿线髌底上两寸，主治膝痛、胃痛、畏寒症、腹泻、浮肿等病证，为胃经郄穴，作用是约束胃经经水，并向下排泄。郄穴是脏腑经气深聚的地方，善于调理各种痛症、急症。髀关位于人体大腿前面，当髂前上棘与髌底外侧端的连线上，居缝匠肌外侧凹陷处。《灵枢·邪客》"八虚"理论记载："脾有邪，其气留于两髀。"《灵枢·经脉》记载："胃足阳明之脉……其支者，起于胃口，下循腹里，下至气街中而合，以下髀关。"因此，王富春教授选用梁丘透髀关，两穴透刺其功效相得益彰。归来因位于胞宫周围，故其可调治女性月经病，因肥胖多积脂肪于小腹部，故也可通过局部疏通经络达到减肥的功效。

79. 五脏俞点刺放血治疗痤疮

痤疮俗称粉刺，是一种毛囊皮脂腺的慢性炎症，青春期多见，男女均可发生。好发于颜面、前胸、后背等皮脂腺丰富的部位。不仅痒痛不适，且有碍美观，患者每感痛苦。痤疮皮损分为炎性皮损与非炎性皮损，炎性皮损有炎症反应的参与。有研究证实了在亚临床皮损阶段，即微粉刺的形成过程中已经有炎症反应的参与，并且有学者认为正是由于早期炎症反应才最终导致了临床炎性皮损的出现。有研究者在分离得到的毛囊皮脂腺单位中检测到促炎因子 IL-1α，后者导致角质形成细胞的过度增殖和异常分化，从而促进临床微粉刺的形成；也有学者的体内研究证实了粉刺中 IL-1α 的免疫活性。炎症反应不仅参与了早期的亚临床非炎性痤疮，而且贯穿痤疮的整个发病周期，包括炎性皮损的形成及后期的炎症后红斑、炎症后色素沉着或瘢痕形成。

除以上病因外，激素分泌及其对皮脂腺的调控也参与了痤疮的发病过程，除最常见的雄激素外，雄激素与雌激素等代谢紊乱也可以导致痤疮的发生。女性经前因雌二醇降低，睾酮/雌二醇值升高，使得睾酮相对升高，从而导致痤疮发生或加重。雌二醇降低可能是这些患者经前期黄体功能不全，雌二醇分泌较少引起的。这些患者临床上也容易出现痤疮。研究发现痤疮疾病还与微生物密切相关，虽然痤疮不是感染性疾病，但其发生可能与痤疮丙酸杆菌、金黄色葡萄球菌、糠秕孢子菌有关。其中痤疮丙酸杆菌和表皮葡萄球菌在痤疮的不同发展阶段都存在。黑头粉刺中可以查到痤疮丙酸杆菌、表皮葡萄球菌和糠秕马拉色菌。

以中医的视角来看，痤疮属于"肺风粉刺"。《医学宗鉴·外科心法要诀》就阐明了痤疮形成的原因和症状表现，并指明了痤疮的治疗方法，认为痤疮形成的原因是"肺经血热"，常"发于面鼻"，形状如"黍屑"，色红肿痛，"破出白粉汁""日久皆成白屑"。在治疗方面，以"内服枇杷清肺饮，外敷颠倒散"而起效。作为一种毛囊皮脂腺慢性炎症性皮肤病，痤疮是由多种因素导致的。中医学认为，痤疮多因肺经风热、熏蒸肌肤、脾失健运、脾胃蕴湿积热而引起。

五脏俞即背部足太阳膀胱经内侧线上的心俞、肺俞、肝俞、脾俞、肾俞。五脏俞是脏腑在背部脊柱两旁的特定穴。《灵枢·背俞》说："按其处，应在其中而痛解（懈），乃其俞也。""解"读作"懈"，张介宾解释为"酸软懈散"，即指背部在按压检查时会出现一些特别敏感之处。背为阳，胸腹为阴，故《难经·六十七难》说："五脏募皆在阴，而俞在阳者。"滑伯仁注："阴阳经络，气相交贯，脏腑腹背，气相通应。"五脏俞虽俱属足太阳膀胱经穴，但其位置都与本脏相近，故能反映各脏腑的病证，治疗内脏病也最为常用。《素问·长刺节论》说："迫脏刺背，背俞也。"即指五脏俞接近内脏，具有直接的作用。故临床取五脏俞治疗痤疮以调整五脏之功能，五脏气血调和则痤疮自愈。

研究表明，针灸治疗具有一定消炎作用，进而减轻炎症反应，通过五脏俞刺络放血的方法，不仅可以起到泻热，使瘀血、毒邪外出的作用，还可以起到通经活络、舒达五脏的功效。因此，王富春教授认为五脏俞刺络放血治疗痤疮疗效确切。王富春教授多年来采用五脏俞点刺放血治疗本病，疗效显著。患者发病部位以两侧面颊、鼻及唇周、前额区最多，其次为颌，发于颈部及胸背区较少。故王富春教授多选用背部足太阳膀胱经内侧线上的心俞、肺俞、肝俞、脾俞、肾俞穴点刺放血治疗，每次使用其中2～3穴，以上诸穴轮流使用。先在所用背俞穴周围挤按，使血液瘀积，继则常规消毒，然后以三棱针快速刺入，出针后挤出瘀血数滴，以消毒干棉球揩净后，按压针孔片刻。隔日1次，6次为1个疗程，疗程可间隔2～3天。长此以往，痤疮可根治。

中医认为痤疮系由风热袭肺、熏蒸肌肤或过食油腻辛辣食物，使脾胃蕴湿积热，湿热外蒸肌肤而致；情志不遂，肝气不舒，亦可导致皮肤的疏泄功能失调而发生本病；肾气不足，阳气有余，心火炽盛与本病的发生也有一定的关系。可见痤疮非单颜面之疾，其治宜从整体着手，以调整五脏之功能为要。五脏俞乃五脏之气输通出入之处，五脏俞点刺所选取的五脏俞位置和患者的内脏较为接近，可反映脏腑病证，三棱针点刺放血可以有效调节脏腑功能，达到调和气血、疏泄脏腑郁热、以热引热、给邪以出路等功效。因而在此点刺放血既可调和气血，疏泄脏腑之郁热，又可达到调节脏腑功能的目的，五脏气血调和，则痤疮自愈。现代医学研究认为，炎症反应贯穿寻常痤疮产生与进展的全过程，故消炎对治疗痤疮至关重要。五脏俞位置与内脏接近，反映脏腑病证，点刺放血可调节脏腑功能，调和气血、疏泄脏腑郁热，故痤疮可愈。此外，研究表明，针灸治疗具有一定消炎作用，进而减轻炎症反应。放血疗法迄今为止已有上千年的历史，在古代经常被用来散热邪、排出体内瘀血，从而起到祛瘀生新的作用，这与西医认为的减轻炎症症状不谋而合。因此，王富春教授认为通过五脏俞点刺放血治疗痤疮这一疗法应该大力推广。

80. 穴位注射治疗脱发（斑秃）

脱发是临床常见疾病，以毛发减少为特征。脱发性疾病包括斑秃、雄激素性脱发（又称男性型脱发、脂溢性脱发）、化疗性脱发、老年性脱发及瘢痕性脱发等类型。发型和头发长短对人的外形具有十分重要的作用，脱发不仅影响外观，对患者心理也有负面影响，从而影响患者生活质量。随着社会的高速发展，人们在工作和学习中的压力越来越大，饮食文化趋于复杂，造成脱发性疾病发病率逐渐上升，发病年龄逐渐降低，故现代医学和中医学对此病的研究也越来越重视。

现代医学对斑秃的病因还不完全清楚，认为本病与神经系统功能紊乱、精神过度紧张、内分泌障碍等有关；又与感染、血流灌注异常、激素代谢异常、人体免疫失调等密切相关。有 10%～20% 的患者有家族史。中医认为脱发属于中医"斑秃""油风"等范畴，亦称圆形脱发，俗称"鬼剃头"，是指一种骤然发生的大小不等的圆形或者不规则形的斑状脱发。不论男女老少均可发生，但以青壮年人居多，往往一夜之间头发成片脱落。早在《内经》中就有对脱发的记载，如《素问·上古天真论》云："女子……五七，阳明脉衰，面始焦，发始堕；六七，三阳脉衰于上，面皆焦，发始白""丈夫……五八，肾气衰，发堕齿槁；六八，阳气衰竭于上，面焦，发鬓斑白……八八，则齿发去。"古人认为人头发的生长有赖于肾气的强盛，若肾气衰弱则头发便会脱落。《难经·二十四难》云："少阴者，冬脉也，伏行而濡于骨髓……肉濡而却，故齿长而枯，发无润泽。"《灵枢·天年》云："四十岁，五脏六腑十二经脉，皆大盛以平定，腠理始疏，荣华颓落，发鬓斑白。"《金匮要略》云："夫失精家，少腹弦急，阴头寒，目眩，发落，脉极虚芤迟，为清谷，亡血失精。"上述医籍皆认为头发的生长和肾气密切相关。《素问·五藏生成论篇》云："肾之合骨也，其荣发也，其主脾也，是故……多食甘，则骨痛而发落。"指出嗜食肥甘厚味，致使脾虚生湿，湿热上蒸，毛发不固，亦可发生脱发。《诸病源候论·毛发病诸候》载："足少阳，胆之经也，其荣在须；足少阴，肾之经也，其荣在发。冲任之脉，为十二经之海，谓之血海，其别络上唇口，若血盛则荣于须发，故须发美；若血气衰弱，经脉虚竭，不能荣润，故须发秃落……若血气盛，则肾气强，肾气强，则骨髓充满，故发黑；若血气虚，则肾气弱，肾气弱，则骨髓枯竭，故发变白也。"强调毛发的正常生长不仅需要肾气强盛，亦需要血液的濡养；并首先提出脱发主要病机为肝肾不足，气血虚衰。并且《诸病源候论》首先提出"鬼舐头"的病名，并云："人有风邪在于头，有偏虚处，则发秃落，肌肉枯死，或如钱大，或如指大，发不生，亦不痒，故谓之鬼舐头。"认为脱发的发生与风邪侵袭及人体本身正气不足相关。

中医还认为"发为血之余"，斑秃的发生多与思虑、房劳过度，或久病体虚导致精血不足密切相关；或肝肾不足，精血亏虚；或情志不畅，血热风动；或由于气血不足，不能濡养毛发所致。如《外科正宗·油风》记载："油风乃血虚不能随气荣养肌肤，故毛发根空，脱落成片，皮肤光亮，痒如虫行。"中医认为脱发与人体肾、肝、脾及气血密切相关，明确指出毛发正常生长需肾气强盛，亦需精血濡养，提出脱发主要病机为肝肾不足、气血虚衰。

穴位注射疗法自20世纪50年代产生以来，逐渐在内、外、妇、儿、骨科等各科广泛应用，是指在腧穴或特定部位注入药液以治疗疾病的一种方法。它以经络学说为指导，将经络、腧穴、药物效应有机结合起来，使临床疗效得以大幅提升，是一种常见治疗方式，是中西医结合临床应用的成功范例。可以推断，药效的高效性与腧穴功能不可分割，穴位注射疗法具有穴效药效整合效应，正是因为腧穴参与了对药效的整合，最终使药效呈现出穴位注射高效性的特点。

王富春教授通过长期的临床实践，认为应用注射三磷酸腺苷治疗斑秃，可以收到良好疗效。操作：以头维、百会、风池为主穴，斑秃患者加阿是穴，全秃或秃顶者加通天穴。先嘱患者取坐位，局部皮肤消毒后，用5号皮试针头，快速刺入腧穴，待患者出现酸、麻、胀感时，即可注射。每穴注入5~10 mg，注射后用脱脂棉稍加揉按，隔日1次，10次为1个疗程。

头维为足阳明胃经腧穴，头即头部，维即隅角、维系，有维护之意，又因头维位于头角，是维系头冠之处，并可维护头部及四肢的阳气；百会穴位于头顶正中，为督脉与足三阳经之会穴，能统摄诸阳；风池穴位于项后，穴属足少阳、手少阳、阳维之会，为风邪易侵之所，故刺之可解表祛风，主治一切风邪为患所致之疾病，为搜风之要穴。三磷酸腺苷为一种辅酶，具有改善机体代谢的作用。在体内分解成ADP的过程能供给组织细胞功能活动所需的能量，也是体内能量的主要来源，还具有改善冠状循环、扩张血管和改善外周血液循环的作用。所以能有效改善斑秃部位的血液循环，配合针刺作用，取得较好的疗效。

斑秃的病程可持续数月甚至数年，多数可自然恢复，也可能反复出现，给患者造成精神负担。再生的新发开始时比较细软、稀疏，呈黄白色毫毛状，逐渐变粗变黑，最终恢复正常。因此，王富春教授认为治疗的同时，要鼓励患者保持开朗乐观的态度，坚定治愈的信心，长此以往，必能痊愈。穴位注射的疗效包括穴效与药效两方面，二者进行整合以后使总体治疗效应得以大幅提升，这一现象已为众多的临床及实验研究所证实。然而，王富春教授提出疑问，穴效药效是如何进行整合，从而在治疗斑秃方面发挥强大的治疗效果，这一机制迄今尚不清楚。机制不明，反过来又阻碍了穴位注射的临床研究系统化、深入化发展。因此，王富春教授开展了穴位注射的穴效药效整合机制研究，对于进一步推广穴位注射疗法、推广临床小剂量用药、揭示穴位注射的疗效机制及把药物作为探针来揭示经络（腧穴）的主治功能，无疑具有重要意义。

81. 点穴法治疗小儿厌食症

小儿厌食症是以儿童长期食欲不振或食欲减退甚至拒食为主要症状的一种疾病，属儿科常见病，1~6岁儿童多见。国外流行病学调查显示，婴儿和学龄前儿童厌恶进食问题的发生率为12%~34%，且城市发病率高于农村。近年来随着独生子女增多、饮食结构的改变、父母的过分溺爱或喂养不当等，小儿厌食症发病率有增高的趋势，现在被认为是富裕社会儿童的主要摄食问题之一。本病迁延日久可导致小儿营养不良、贫血、佝偻病及免疫力低下，出现反复呼吸道感染，甚至对儿童智力发展也有不同程度的影响。

在中医学中，小儿厌食症属于"食积""恶食""伤食"等范畴，如《素问·五常政大论》的"不食"，《素问·风论》的"不嗜食"，《伤寒论》的"不欲饮食"，《小儿药证直诀》的"不思乳食"。病久可进展为"疳积"。《明医指掌》指出："脾不和则食不化，胃不和则不思食，脾胃不和，则不思而且不化。"其病因病机是脾胃功能失调，治疗应以健脾和胃为要旨。《素问·奇病论》曰："甘者令人中满。"《素问·痹论》说："饮食自倍，肠胃乃伤。"小儿贪吃零食、饮食偏嗜、进食不定时、生活无规律、饥饱无度，损伤脾胃，日久致脾胃运化失职形成厌食。亦有患儿起病于断乳之后。追寻病史，概由饮食不节、喂养不当导致。此外，还与先天不足、后天失调，或环境变化、思虑伤脾，或暑湿熏蒸、脾阳失展等密切相关。中医认为小儿脏腑娇嫩，脾常不足，如果喂养不当，饮食不节，或久病多病，损伤脾胃，或情绪变化、思虑伤脾，均可导致厌食。长期厌食，营养摄取不足，会影响小儿生长和发育，又易生他病，而小儿服药困难，很难配合治疗。

点穴法从中医学天人合一的整体观出发，遵循以五脏为中心的一体观，基于中医脏腑辨证、六经辨证和经络辨证三大诊断理论，与儿科推拿相结合，是儿科常用的一种方法。点穴法遵循对证施推、对证取穴、辨证配穴的治法治则，以脏腑为治疗儿科疾病的落脚点，着重从理气调血的角度，调理脏腑气血，使患儿脏腑康健、经络通畅、气血和调，以达阴阳平衡。《灵枢·经脉》云："经脉者，所以能决死生，处百病，调虚实，不可不通。"因此，该法通过调节患儿阴阳平衡，达到治疗儿科疾病的目的。

脏腑辨证为小儿脏腑点穴法辨证施治的核心，其建立于中医脏腑学说之基础上，同中医四诊相结合以辨脏辨证的一种方法，脏腑辨证被历代诸多医家推崇为辨证的核心。历代幼科医家皆推望诊为儿科四诊之首，《幼科铁镜·望形色审苗窍从外知内》载

"五脏不可望，惟望五脏之苗与窍"，开启了望小儿舌以辨五脏疾病的先河，并由此形成了脏腑辨证的雏形，为小儿脏腑点穴法奠定了辨证基础。《素问·灵兰秘典论》将各个脏腑根据其生理功能，分为十二个病证体系，并将每一病证体系按照表里、寒热、虚实分成了相对应的证型，形成了脏腑辨证的系统理论雏形。小儿脏腑点穴法的辨证首取脏腑辨证，注重以脏为主，脏腑同辨，整体辨证。《小儿药证直诀》中首次提出"五脏所主""五脏病"，并进一步详细总结了常见儿科疾病的脏腑归属和辨证概要。

《类证活人书》载："不识经络，触途冥行，不知邪气之所在。"可见经络辨证在中医辨证法中的重要地位。《素问·经脉别论》云："诊病之道，观人勇怯、骨肉、皮肤，能知其情，以为诊法也。"由此开启了经络辨证的先河。经络辨证亦是在经络学说基础上所创立的一种中医辨证法。因小儿语言表达能力有限，故以望诊为主的经络辨证为中医儿科诊病的主要辨证法。在中医儿科诊病和推拿施治过程中起到了举足轻重的作用。《灵枢·海论》载："夫十二经脉者，内属于腑脏，外络于肢节。"这为小儿脏腑点穴法的创立奠定了基础。小儿脏腑点穴法所采取的经络辨证是总结《内经》和《奇经八脉考》的精髓，并与中医儿科四诊法相融合形成的辨证法。脏腑点穴法是以中医学的脏腑经络学说为基础，结合阴阳五行、脏腑气血、辨证施治的理论，以推按点穴等为治疗手段，来调理人体的脏腑气血，尤以疏理气机为主的一种疗法。该疗法可增强人体抗病能力。

小儿厌食症病位在脾胃，治则以调理脾胃为大法。王富春教授对点穴法治疗小儿厌食症颇有经验。他认为小儿厌食症的虚证主要表现为厌食或食少，面色苍白或萎黄，身体消瘦，大便稀溏或带有不消化食物，舌苔薄白或白滑，脉沉细无力。王富春教授治疗时，主要点按脾俞、胃俞。操作时先嘱患儿取俯卧位，以双手拇指点两侧胃俞（第十二胸椎棘突下，旁开一寸五分），然后示指点两侧脾俞（第十一胸椎棘突下，旁开一寸五分），在操作过程中，指端轻轻揉按腧穴，再以拇示指合力，捏起脾俞和胃俞之间的皮下组织，轻轻抖动至逐渐放松手指，以局部不痛为度，重复操作10分钟，然后让患儿取仰卧位，双手拇指点揉两侧足三里（外膝眼下三寸，胫骨前嵴外一横指），轻轻点揉，逐渐加力，以不痛为度，操作10分钟；最后用右手拇指和中指分别点两侧天枢（脐旁二寸），顺时针方向轻轻按揉，以患儿腹部舒适为度，操作10分钟。长此以往，疗效确切，患儿必能自愈。

王富春教授认为小儿厌食症的实证主要表现为患儿厌食，甚则拒食，烦躁哭闹，或恶心欲吐，或腹胀痛，夜卧不安，舌苔白腻或苔黄，脉弦或弦滑。治疗时先嘱患儿取仰卧位，用右手拇指和中指分别点两侧天枢，逆时针方向稍用力点揉，使患儿腹部舒适不痛为度，操作10分钟左右再用中指点中脘（脐上四寸）逆时针方向点揉搓，逐渐用力，使患儿腹部舒适不痛为度，操作10分钟；最后左手握患儿手指，右手的指端掐揉四缝（第二、第三、第四、第五指掌面，第一、第二指关节横纹中点），先轻后重，操作10分钟，若是病重者，以粗毫针点刺四缝（隔二日一次），针尖透皮为止，从针孔挤出淡黄色透明黏液一滴，以消毒干棉球压迫按揉片刻。

脾俞与胃俞位于脊柱两侧，通过经络相联系，内应脾胃，能调节脾胃功能，促进消化吸收。足三里能治疗多种胃肠病，是强壮脾胃、促进机体新陈代谢的特效穴。实验研究发现，对消化功能低下者，轻刺激足三里穴，可使之兴奋，即胃蠕动增强，胃的排空加速，消化液分泌增加；天枢位于腹部，对大肠、小肠功能有双向良性调整作用，肠蠕动亢进者，可使之减慢，蠕动减弱者，又能使之增强，从而恢复正常功能。以上穴位合用，治疗虚证，能强壮脾胃，恢复胃肠功能而增强食欲。治疗实证，取中脘以化积滞，取天枢以调理肠功能，点二穴可使患儿腹部舒适，缓解胀痛。配合四缝消积治疗。研究发现，点按四缝能使胃蛋白酶活性升高，使胃中胰蛋白酶、胰脂肪酶、胰淀粉酶含量均增加。故上穴合用，能消导宿食、积滞而开胃纳食。经王富春教授大量临床研究证实，点穴法治疗小儿厌食症方便且高效，该法不仅能调整消化系统功能、促进新陈代谢，还能使小儿脾胃强壮、增加食欲，故既可用于治病，亦能防病保健。

点穴法方法简单，易于被小儿接受，可广泛用于临床，也适合家庭防病保健。综上所述，王富春教授采用点穴疗法治疗小儿厌食症有操作简单、无不良反应、疗效显著、患儿无痛苦、能配合治疗等优点，极受患儿及其家长欢迎。

82. 长蛇灸防治阳虚体质反复外感病

外感病是最常见的多发性疾病之一，反复外感病是指在 1 年内呼吸道感染次数超过 5 次或在一段时间内发生外感病的次数超出正常范围的一组临床综合征。反复外感病常见于老年人、儿童及免疫功能低下者。

体质是一种在出生时就形成的，即使受多种后天因素的影响，其形态和机能都比较稳定的一种内在状态。体质分为九种，可以分为平和质和八种偏颇体质。不同体质的人群有不同的特点，进而趋向发生不同的疾病。阳虚质是指阳气不足，以虚寒现象为主要特征的体质状态。先天禀赋不足、病后阳亏或后天失养是阳虚质的主要成因。畏寒肢冷、尿清便溏等"寒象"是阳虚质的主要特征。阳虚质对疾病和证候的影响主要表现为易患感冒、痰饮、肿胀、泄泻，易形成虚寒证、寒湿证等。既往研究已揭示阳虚证与下丘脑－垂体－肾上腺轴、下丘脑－垂体－甲状腺轴及免疫系统的功能变化具有一定的关联性。目前研究表明，阳虚质占中国人口比例的 9.04%，且外感病是阳虚体质最易患的疾病，阳虚质亦是导致反复外感病的常见原因。

长蛇灸又称为"督灸"，从传统铺灸创新发展而来，以"治在骨上""药熨""隔物灸""发疱灸"为理论基础，形成了独具特色的灸法。起初长蛇灸对延缓强直性脊柱炎的病情进展效果显著，后期应用范围不断扩大，延展到内科、外科等多个领域。长蛇灸作用的理论渊源之一为督脉主行于背部中线，为"阳脉之都纲"，督脉与脊柱在循行和功能两个方面均密切相关。即《素问·骨空论》所言"督脉生病治督脉，治在骨上。"该篇指出，督脉"起于少腹，以下骨中央……上额交巅，上入络脑，还出别下项，循肩髆内，侠脊抵腰中，入循膂络肾。"不难看出，脊柱位于督脉循行所贯穿之主干路线，同时督脉也依从于先天之精所生之处的肾脏。人体脊柱由椎体和椎间盘叠成，并通过肌肉、韧带加强对骨骼的约束，从而维持人体正常的体位姿势和活动功能。《素问·生气通天论》中有"阳气者，精则养神，柔则养筋"的观点，人体十二经筋只有依靠来自督脉的阳气温煦、推动才能各司其职。

长蛇灸的确切疗效离不开传统艾灸，《神灸经纶》载："夫灸取于火，以火性热而至速，体柔而用刚，能消阴翳，走而不守，善入脏腑。取艾之辛香作炷，能通十二经，入三阴，理气血，以治百病，效如反掌。"可见，长蛇灸疗法从古至今均受到各大医家重视。《本草纲目》也认为艾叶"灸之则透诸经而治百种病邪，起沉疴之人为康泰，其功亦大矣。"艾叶的燃烧力可将药性渗入体内，以热引热，迫热外出，泻热拔毒。同时对于出现以肝肾亏虚为主的症状有较好的补益作用。督灸疗法集各因素于一体，治疗时直达病所，事半功倍。依不同疾病、同一疾病的不同证候选用不同的督灸粉也与中医辨证论治思想充分呼应。

鉴于长蛇灸的以上特点及优势，王富春教授经过长时间的临床实践，认为长蛇灸对防治阳虚体质人群外感病具有高效性及安全性。目前实验研究表明长蛇灸主要通过调节免疫功能和神经－内分泌功能，以及抗氧化、清除自由基的作用来防治疾病。

王富春教授在临床上经过对不同阳虚体质反复外感病的人群进行长蛇灸治疗，总结了全面的理论体系及操作流程。王富春教授在治疗此类疾病时，先嘱患者俯卧于治疗床上并裸露背部，消毒后沿脊柱自上而下涂抹姜汁如条状，选取大椎穴至腰俞穴之间放置特制的"长蛇灸"灸架，灸架内铺厚约 1 cm、宽 4 cm 的生姜泥，在生姜泥上铺长度适宜的长蛇形艾绒 1 条，点燃头、身、尾 3 点，让其自行燃烧，燃烧过程中以患者有烧灼感为度，根据燃烧情况决定中途是否添加艾绒，每次铺灸 30 分钟，每次治疗完毕后嘱患者适当饮用温开水，每周铺灸 1 次，4 次为 1 个疗程，共治疗 6 个疗程。通过比较患者在不同时间段的阳虚体质量表评分观察长蛇灸的疗效，结果总体来看，患者在治疗结束后的阳虚体质量表评分均较治疗前明显降低，且患者在治疗后的外感次数比治疗前明显减少，说明长蛇灸疗法对于防治阳虚体质反复外感病有较好的效果。

《素问·异法方宜论》载："脏寒生满病，其治宜灸焫。"长蛇灸既利用了艾灸的温热之性，又结合了生姜的性味，是两者共同作用而发挥效应的一种手段。灸的位置正处于督脉，督脉乃人休阳脉之海，能大补元阳之气，温阳散寒作用显著，因此有效地激发督脉经气，能够增强阳虚质的卫外防御功能，可达到改善阳虚体质及减少阳虚体质外感病发生次数的目的。

王富春教授在施灸过程中，以生姜汁涂抹于施灸部位。生姜中的挥发油可促进血液循环，起到发散的作用。此外，姜辣素还具有抗过敏、增强人体免疫力的作用，且生姜的挥发油中含有的姜醇、姜烯等对皮肤有一定的刺激作用，可以渗透于人体，扩张局部血管，改善血液循环，经艾炷加温后其作用可增强数倍。同时，长蛇灸多采用姜泥作为隔灸材料，取其温阳驱寒、温通气血、畅通经络之功。因此，王富春教授采用长蛇灸疗法治疗阳虚质反复外感病。

目前，王富春教授临床治疗阳虚质反复外感病多采用长蛇灸疗法，且选择的主要施术部位多为督脉大椎穴到长强穴之间，药物多选麝香、肉桂、丁香、吴茱萸、川芎、附子等，介质以姜、蒜为主，大多选择发疱灸。但王富春教授意识到在火龙灸疗法的临床研究中，仍存在着一定的问题。目前的临床研究多局限于对整体临床疗效的观察和比较，缺乏辨证的、针对某一特点的研究。不同的长蛇灸药物都有其各自的特点和局限性，灸量、施灸时间与反复外感病的关系，均需进一步研究。此外，长蛇灸属"大灸"之法，集热疗、药物刺激及特定部位刺激等多种作用于一体，具有施灸面积广、艾炷大、火力足、温通力强的特点。但从中我们发现，对于长蛇灸疗效、安全性的评估、材料的选择，更多地依赖于个人临床实践观察和经验。与现代医学相比，长蛇灸缺乏精确的衡量标准、统一的操作规范。它的作用机制、适应证、禁忌证也缺乏科学的分析和验证，需要进一步研究，只有这样才能进一步了解长蛇灸，让其更好地为临床服务。

83. 平衡针法治疗产后腰痛

产后腰痛是产后女性的常见病，本病以腰背、骶尾部酸痛、僵硬为主要症状，甚者腰部转侧不能，严重影响产后女性的日常生活及工作。报道显示，产后腰痛的发生率可达50%以上。分析产后腰痛可能的原因：一是随着国家生育政策放开，生育基数扩大，尤其高龄产妇数量增加，此类产妇大多已有腰肌劳损，孕产后因哺乳、育儿等操劳过多，腰肌劳损加剧甚至急性发作；二是由于产妇普遍缺乏前瞻性功能锻炼，孕前存在缺乏锻炼、久坐、熬夜等劳损因素，身体运动功能整体下降，孕中因激素水平改变，导致肌肉、韧带松弛，加剧了腰椎软组织疾病的发生。妊娠期激素波动、缺钙、剖宫产时麻醉、产后劳累和盆底肌松弛等是西医认为导致产后腰痛的主要原因。因此，对于产后腰痛的康复不仅要止痛，更要治痛，既要解决腰部软组织的紧张、挛缩和慢性炎症，从而缓解疼痛，也要加强腹肌、盆底肌的锻炼，使得腹盆腔压力恢复，分担上身的重力，减轻腰椎负荷，稳固腰椎核心稳定性，以此获得长期疗效。

中医认为产后腰痛的病因有脾肾虚弱，冲任失和，气血两虚，不荣而痛；复感风、寒、湿邪导致经络阻滞，气血运行不畅，不通则痛。妇人产后，气血亏虚，必有恶露，恶露排出不尽，滞留体内，则会累及经脉，致气血失调，不通则痛。加之气血亏虚，卫外不固，外邪入侵，风寒湿三邪杂至，发而为痹。此外，《素问·举痛论》曰："百病皆生于气也。"情志的变化往往会导致气机的变化，人的精神状态失常，可影响气机的升降出入。可见，气机运行失常也可导致疼痛。若产妇于产后有诸多不顺遂之事则会导致气机的运行不畅而引发产后腰痛。正如《中藏经·五痹》中所说"气痹者，愁忧思喜怒过多……久而不消则伤肺，肺伤则生气渐衰，则邪气愈盛……注于下，则腰脚重而不能行"。产后腰痛也是产后抑郁症的常见症状，故治疗产后腰痛的同时，"治神"显得尤为重要。因产后女性处于特殊时期，存在哺乳期用药的顾忌，且哺乳期女性不方便长时间就医治疗，或不能坚持治疗，故中、西药物使用均存在局限，因此寻求一种安全、操作简单、见效快、能消除患者服药顾虑，且对哺乳育儿无影响的治疗方法尤为必要。王富春教授采用平衡针法治疗产后腰痛效果较好。

平衡针法是通过针灸外周神经靶点，调节大脑中枢神经系统的平衡，对各个脏器生理功能进行修复的一种现代针灸方法。根据中医阴阳整体学说、经络学说、传统的巨刺疗法，采用远距离取穴，一般采用"病在上，取之下；病在下，取之上；病在左，取之右；病在右，取之左”的取穴方法。随着医疗技术的不断发展，平衡针法这一特色疗法也逐渐被挖掘出来并用于治疗不同疾病。

王富春教授采用平衡针法治疗产后腰痛颇有经验，参照《中西医结合妇产科学》中相关诊断标准，产后出现腰部疼痛、沉重麻木，俯仰转侧不利，甚至疼痛连及下肢等症状者方可诊断为产后腰痛。王富春教授使用平衡针法治疗产后腰痛患者时多选腰痛穴、臀痛穴。额头正中划"十"字，"十"字中间即为腰痛穴；腋后纹头与肩峰连线中点即为臀痛穴。王富春教授认为腰痛穴宜采取平刺，具体根据疼痛的方向决定针尖指向，如弯腰不能者针尖方向应向下，后伸不能者针尖方向应向上，右侧疼痛者针尖指向左，左侧疼痛者针尖指向右；臀痛穴则采取直刺法。操作均用75 mm针，针刺入1.5~2寸为宜，通过提插手法使患者得气，不留针。每日1次，共治疗6个疗程。疼痛程度采用中华医学会疼痛学分会制定的视觉模拟评分法进行评估。在白纸上画一条长为10 cm的横线，横线0端表示无痛，另一端为10表示剧痛，中间部分分别表示不同疼痛的程度，让患者根据自我疼痛感觉在横线上做记号，以此表示患者的疼痛程度，来观察平衡针法的疗效。经过一段时间的治疗后，发现平衡针法治疗产后腰痛效果优于西药等常见治疗方式，与传统针法治疗进行比较也能取得满意疗效。

《灵枢·本神》曰："凡刺之法，必先本于神。"《素问·宝命全形论》载："凡刺之真，必先治神。"心藏神而主神明，故调心亦可调神。中医认为针刺止痛的机制不外乎调养气血、舒筋活络、行气止痛等。同理针刺亦讲究辨证施治，针刺主要通过作用于中枢神经系统使其释放类止痛物质，如阿片肽等来发挥止痛作用，而平衡针法在上述基础上，通过腰痛穴、臀痛穴等常用的平衡针法腧穴，激发患者自身机体的平衡调控系统功能，从而缓解疼痛。针刺腰痛穴、臀痛穴后，可使肌肉痉挛迅速缓解，气血调和，经络通畅。

王富春教授通过采用平衡针法治疗产后腰痛的大量实践，证实腰痛穴、臀痛穴有活血化瘀、消炎止痛的功效。针刺腰痛穴、臀痛穴可以使背腰部肌肉痉挛迅速缓解，使气血调和、经络通畅，同时嘱患者自身活动，以助气血运行，这样疼痛便可以随之消失。虽然平衡针法治疗产后腰痛疗效确切，短期内可以迅速缓解患者疼痛，但王富春教授发现平衡针法对产后腰痛的长期治疗效果欠佳，甚至是长期治疗对患者疼痛的缓解并无差别。因此，针对以上问题得出结论，平衡针法在短期内对产后腰痛患者的疗效比长期治疗效果稳定。分析可能是患者对平衡针法这单一治疗方式有所耐受导致，或是平衡针法本就对长期疼痛患者疗效欠佳。为此，王富春教授认为可以通过平衡针法同中药、西药等其他方式联合治疗，以此来加强对产后腰痛患者长期治疗或护理的效果。还可以继续探寻其他穴位，寻找更加适宜产后腰痛患者的腧穴配伍，精进操作手法，为发展平衡针法治疗产后腰痛做出贡献。

84. 穴位敷贴疗法治疗慢性阻塞性肺疾病

慢性阻塞性肺疾病（简称慢阻肺）是临床上常见的一种呼吸系统疾病，也是我国最常见的导致呼吸衰竭的病因。本病不仅给患者的身心带来了巨大的痛苦，也给患者家庭和社会带来了沉重的负担。

中医并没有慢性阻塞性肺疾病这一病名，但其病因病机、症状、体征等均与"肺胀"相吻合。肺，指肺脏；胀，即胀满、膨胀之意。肺胀是指多种慢性肺系疾病反复发作，迁延不愈，肺、脾、肾三脏虚损，从而导致肺管不利，肺气壅滞，气道不畅，胸膺胀满不能敛降的一种疾病。临床常见喘息气促、咳嗽、咳痰、胸部膨满、憋闷如塞，或唇甲发绀、心悸浮肿等症状。重者可出现昏迷、喘脱等危重证候。古代文献对于肺胀病因病机的研究最早见于《金匮要略》，并认为肺胀是外邪束表，痰饮郁热迫肺，致肺气及周身气机郁闭，以喘息为主要症状的疾病。后世对肺胀的认识多承袭了《金匮要略》的论述，认为肺胀多属实证。此外，《诸病源候论》提出"肺虚感微寒而成咳。咳而气还聚于肺，肺则胀，是为咳逆也。邪气与正气相搏，正气不得宣通，但逆上喉咽之间，邪伏则气静，邪动则气奔上，烦闷欲绝，故谓之咳逆上气也。"虽未直接提出肺胀之名，但根据症状所述，为肺胀之实，其认为肺胀病因病机在于先有肺虚，后邪实闭肺而喘，为本虚标实之病。现代医家认为慢性阻塞性肺疾病的中医病因可分为内因和外因，外因为外邪侵袭，内因则为脏腑功能（特别是肺、脾、肾三脏）亏虚，痰瘀互结是疾病的宿根。肺胀的发病也必然与机体正气虚损有关，这是由于肺胀患者年老体弱，脏腑功能减弱，抵抗力降低，容易感受外邪，又进一步损伤正气而致。因此，五脏六腑虚损均可导致肺胀的发生。

　　《丹溪心法·咳嗽》云："肺胀而嗽，或左或右，不得眠，此痰挟瘀血碍气而病。"《医宗必读》云："痰挟瘀血碍气，肺气不得降而咳而胀。"《时方妙用·喘促》云："喘者……外则不离乎风寒，内则不离乎水饮。"《医学心悟·喘》云："夫外感之喘，多出于肺，内伤之喘，未有不由于肾者。"以上说明外感所致的喘证，病因多为风寒外邪，病位在肺；内伤所致的喘证，病因多为体内水饮，病位在肾。本虚标实、虚实夹杂是慢阻肺证候的基本特点，急性加重期或症状稳定期，虚中挟实或实中挟虚的证候表现全程都可兼见。因此，应根据慢阻肺的临床特点重新设计其辨证施治方案。慢阻肺稳定期阶段，以正虚邪实为主，正虚为主要矛盾，气阳虚弱、肺脾肾虚是正虚的主要方面。病情反复，或急性加重与气阳虚弱、宗气不足、抗御外邪能力低下、免疫调节能力下降有着极为密切的关系。另外，稳定期痰瘀伏肺、气血瘀滞始终是慢阻肺的内在矛盾，是形成虚实夹杂证候的关键。痰瘀阻遏、气血瘀滞，气机升降失调是影响肺通气功能的重要病理基础。宗气不足、气虚下陷，导致肺功能低下；痰瘀阻肺、肺失肃降是气道阻塞的基本原因。

穴位贴敷疗法是在传统的针灸医学基础上应用中药作用于腧穴，通过经络对机体的调整作用，而达到预防和治疗疾病的一种疗法。本法属中医外治之法，又有别于外科直接疗法。随着内服药物疗法不良反应和耐药性的增加，以及放化疗所带来的杀伤性损害，中药穴位贴敷疗法日益受到重视。由于此方法简单易行，安全而无不良反应，且治疗各科疾病确有良好的效果，故临床应用较广。穴位贴敷疗法的理论基础主要源于以下 3 个方面：一是整体观念，中医学认为，人体是以五脏为中心，通过经络系统，把六腑、五体、五官九窍、四肢百骸等全身组织联系成有机的整体，并通过精、气、血、津液的作用，来完成机体的功能活动。人体是一个不可分割的整体，不仅体现在生理、病理上，也体现在依据其内在的联系能够指导疾病的治疗上，穴位贴敷疗法就属此范畴。二是经络学说，经络是人体组织结构的重要组成部分，也是人体气血运行的通路，是沟通人体表里、上下的一个独特的系统。它内属脏腑，外络肢节，使人体成为一个有机统一体。三是腧穴作为脏腑气血汇聚之处，有其独特的生理功能。每个腧穴都具有其特殊性，并有双向调节作用，且对药物的理化作用有相当强的敏感性，能使药物理化作用较长时间地停留在腧穴或释放到全身而产生整体调节作用。综上所述，穴位贴敷疗法正是在中医整体观念的指导下，通过特定部位药物吸收的直接作用和穴位刺激激发经气的间接作用来达到治疗的目的。穴位贴敷发挥作用的途径可以分为对机体的局部刺激，穴位刺激及经络传导，以及药物透皮吸收 3 个方面。

王富春教授在总结多年临床经验的基础上，认为穴位敷贴疗法在治疗慢性阻塞性肺疾病方面疗效突出。穴位敷贴疗法是结合穴位与药物双重作用创建和发展起来的一种独特的中医外治疗法，是以中医基础理论为指导，以整体观念和辨证论治为原则，在特定的腧穴上敷贴配制好的丸、散、膏等剂型中药。利用中药对经络穴位的刺激作用来调理脏腑阴阳、疏通经络气血，从而达到预防和治疗疾病的目的。王富春教授在临床药物的选择方面以白芥子、细辛、延胡索最为常用，其认为以药物化痰、解表、行气的功效，再依据"天人合一"的理论进行时令贴敷，则事半功倍。"人以天地之气生，四时之法成"，冬病夏治、冬病夏防是将"天人相应"理论与"春夏养阳、秋冬养阴"学说有机结合的体现。因此，穴位敷贴一般选在"三伏天"进行，这样可使治疗效果更佳。王富春教授治疗慢性阻塞性肺疾病患者时先以贴敷液浸泡药棉贴敷于患者双侧肺俞、肾俞、脾俞穴，再以离子导入仪予以热疗，然后固定浸药药棉，贴敷时间为 2～3 小时，该法治疗慢性阻塞性肺疾病的疗效显著。

《内经·素问》云："治脏者，治其俞。"中医学认为，慢性阻塞性肺疾病的病机在于肺虚、脾虚、肾虚及痰饮伏肺。因此，在治疗时经常选择肺俞、脾俞、肾俞等背俞穴进行治疗。肺俞、肾俞、脾俞亦是王富春教授选用频率最高的背俞穴。背俞穴是脏腑之气输注于腰背部的腧穴，能有效激发经气、调理脏腑功能。肺俞能治疗咳嗽、气喘、咯血等多种肺部疾病，是本病最常选用的贴敷穴位，且针对肺俞穴治疗可明显改善支气管哮喘、慢性支气管炎成人患者小气道功能，提高健康人的用力肺活量。此外，中药贴敷肾俞能起到补肾温阳、纳气平喘的作用。脾俞具有益气健脾、升清化湿的功能。故在临床上，三者常配伍使用，以起培土生金、益气化痰、温阳摄纳之效，这与中医对肺胀的病位在肺，与脾、肾密切相关的认识不谋而合。

85. 梅花针辨证治疗眩晕

眩晕是临床上最常见的症状之一，可见于多种疾病，并且导致眩晕的因素也多达上千种。《中医内科学》将眩晕定义为：患者空间定向障碍的运动幻觉，患者可主观感觉到外境或是自身在旋转、移动、摇晃等，临床表现形式复杂多样，或持续或间断发作，部分患者因为精神过度紧张、劳累、外感等诱发，也可无明显诱因。在眩晕发生的同时可伴随走路或站立不稳、恶心、耳鸣、眼花、冷汗、呕吐及烦躁等症状。

研究记载，对眩晕的描述最早可追溯至甲骨文及先秦时期，有"瞑眩""眩瞀""瞀病"等病名。中医经典《内经·灵枢》中"海论"篇与"卫气论"篇均有提及，分别命名为"眩冒""眩仆"等；《医学从众录》云"冒者，昏冒而神不清，如有物冒蔽之也；眩者，目眩转而乍见玄黑也"；《医林绳墨》云"其症发于仓卒之间，首如物蒙，心如物扰，招摇不定，眼目昏花，如立舟船之上，起则欲倒，恶心冲上，呃逆奔上，得吐少苏，此真眩运也"；《丹溪心法》云"眩者，言其黑晕转旋，其状目闭眼暗，身转耳聋，如立舟船之上，起则欲倒"。根据以上记载，历代中医古籍文献中，各代医家已对眩晕的发病特点及临床症状进行了具体而形象的描述。眩晕近些年发病率呈逐年上升趋势，近现代医家在眩晕病因病机的中医研究方面有一定程度的进展，总结起来可概括为：眩晕为"虚实夹杂、本虚标实"之证，其病位在脑，虚多指肝、脾、肾三脏虚损，实多指风、火、痰、瘀等实邪为患，以上因素既可单独出现又可相互并见，兼夹为患。逐渐形成"无虚不作眩""无痰不作眩""无瘀不作眩""无火不作眩""无风不作眩"等，眩晕病因病机较复杂，且治疗方法较多，因此可根据患者实际情况予以辨证治疗。中医学家经过长期的临床实践与积累，对眩晕的认识逐渐深入，在总结前人经验基础上，对眩晕病因病机的认识有所继承与发扬，并不断地充实与完善，以广泛而有效地指导临床辨证论治。

古人认为眩晕的发生离不开风、火、痰、瘀、虚等。无虚不作眩，明代张景岳有"眩晕一证虚者居其八九，而兼火兼痰者不过十中一二耳"之说，提示"虚"为导致眩晕的一大重要因素，张景岳总结阐述了"虚"为当时眩晕的常见病因，并同时指出眩晕发病的流行病学概况。因此，强调本病以虚为主，因内有虚损，易招致外邪致病。无痰不作眩，张仲景首先提出因痰致眩晕的学说，《金匮要略·痰饮咳嗽病脉证并治》中有"心下有支饮，其人苦冒眩""心下有痰饮，胸胁支满，目眩"之说。痰饮亦可兼夹风、火、湿邪、气滞、血瘀等，以痰湿、痰饮、风痰、热痰、寒痰、痰瘀等形式致病，脾肾亏虚，肾虚气化不利，脾不运化，外感湿邪而生痰湿；或聚痰成饮，饮凝不化，留滞为痰饮；或挟风邪上扰清窍成风痰；或痰饮郁久化热，或邪热灼津而成热痰；或因素体阳虚，过用寒凉而寒化成寒痰。因此，痰湿体质也是重要的发病基础。无瘀不作眩，明代杨仁斋首先提出"瘀滞不行，皆能眩晕"。《医家必读》云"瘀血停蓄，上冲作逆，亦作眩晕"，说明"瘀"为导致眩晕的重要因素。眩晕瘀证多为虚实夹杂，也可因其他多种病因相互作用成"瘀"致病，亦可伴随疾病发展始终。无火不作眩，肝火致眩晕，《素问·至真要大论》中有"厥阴之胜，耳鸣头眩"，王肯堂在《证治准绳》中曰"脑转目眩者皆由火也"。由暴怒烦躁，肝火旺盛，化火伤风，风火上炎；或肝郁气滞，暗耗阴血，肝阴不足，虚火上炎，肝阳化风，上扰清窍，导致眩晕。

梅花针属于我国传统针刺疗法中浅刺针法的一种，能够在局部活血通络、开腠行痹，通过调节脏腑阴阳、气血，起到防病治病的作用。西医学研究认为梅花针局部机械刺激可改善血液循环、调节炎性因子水平。近年来梅花针在治疗斑秃、白癜风、带状疱疹、皮肤癌、颈腰椎疼痛、头痛、失眠等疾病中被广泛应用。明代医家陈实功《外科正宗》有"箸针"一说，是将数枚针束于竹筷上进行刺血的针具，作用形式与梅花针相似，故也有医家推测现在的梅花针可能脱胎于箸针。

《灵枢·官针》记载"毛刺者刺浮痹皮肤也"，即毛刺法是一种浅刺皮肤治疗浮表痹证的方法。另有阐述："扬刺者，正内一，傍内四，而浮之，以治寒气之博大者也。"此句话的意思是在穴位正中先刺一针，然后在上下左右各浅刺一针，刺的部位较为分散。还有记载如"半刺者，浅内而疾发针，无针伤肉，如拔毛状，以取皮气"，说明半刺是一种作用部位浅、快出快进、不伤及深层肌肉组织的浅刺针法，可通行皮部气血。由上述可知，其描述的是一种不同于毫针刺法，作用部位表浅而范围较广，留针时间极短的浅刺针法。现代广为应用的，包括梅花针在内的皮肤针法即是古代"毛刺""扬刺""半刺"等刺法的发展。

王富春教授经过对眩晕患者的大量临床实践总结，认为眩晕辨证可分为肝阳上亢、肾精不足、痰浊中阻、气血亏虚等几种证型。根据这几种不同的常见证型，选取适宜的经络腧穴进行梅花针治疗可以有很好的疗效。中医学认为，肝阳上亢证的患者肝阴阳消长失调可以从阳亢开始治疗，阳亢化火耗伤肝阴或下劫肾阴，导致阳亢阴虚，阴不固阳，形成本虚标实的阴虚阳亢证。因此，王富春教授对辨证为肝阳上亢的患者首选督脉，从百会逆经叩至腰俞，手法宜重，以局部皮肤潮红、轻微出血为度。次选膀胱经，从大杼叩至膀胱俞，手法宜轻，以局部皮肤明显发红为宜。

痰浊中阻患者多因脾虚生痰，阻遏气机，清阳不升发为眩晕。因此，王富春教授对辨证为痰浊中阻的患者首选膀胱经，顺经轻叩；次选督脉，逆经重叩，此法对痰浊中阻导致的眩晕患者疗效确切。辨证为肾阴虚则首选膀胱经，顺经轻叩；次选督脉，逆经轻叩。辨证为肾阳虚则首选督脉，顺经轻叩；次选膀胱经，逆经轻叩。辨证为气血亏虚的患者则首选督脉，顺经轻叩；次选膀胱经，顺经轻叩。以上每日叩刺 20 分钟，每日 1 次，60 天为 1 个疗程。经过一段时间的治疗后，不同证型的眩晕患者病情均可有不同程度的好转，该法符合中医辨证论治思想，且治法科学、疗效迅速。因此，王富春教授经过长期临床应用梅花针治疗得出结论，认为梅花针辨证治疗眩晕症有"简、便、廉、验"的优势，应该大力推广。

参 考 文 献

[1] 蒋海琳，李铁. 王富春针灸学术思想述要 [J]. 中华中医药杂志，2019，34（7）：3047-3049.

[2] 李铁，哈丽娟，曹方，等. 王富春教授"镇静安神"针法治疗失眠经验撷要 [J]. 中国针灸，2015，35（11）：1159-1162.

[3] 洪嘉婧，于宏君，赵春海，等. 镇静安神针法治疗昼夜节律睡眠障碍 [J]. 长春中医药大学学报，2015，31（1）：114-115.

[4] 石岩殊，王富春. 醒神益气针法治疗中风偏瘫 30 例 [J]. 长春中医学院学报，2005，21（2）：10.

[5] 刘柏岩，闫冰，赵雪玮，等. 调胱固摄针法治疗小儿遗尿经验 [J]. 吉林中医药，2022，42（4）：423-426.

[6] 段雯雯，王富春. 王富春针刺手三关穴治疗神经根型颈椎病手指麻木经验 [J]. 湖南中医杂志，2022，38（8）：58-59，107.

[7] 梁颜，薛媛，王富春. 现代针灸教材关于颈椎病的"同功穴"分析 [J]. 吉林中医药，2015，35（11）：1081-1084.

[8] 王庆，王富春. 针刺、推拿治疗腰椎间盘突出症 100 例 [J]. 中国针灸，1987（3）：21.

[9] 王富春，王朝辉. "飞经走气"针法技术的应用研究 [J]. 长春中医药大学学报，2012，28（3）：416-417.

［10］王富春，纪青山．针刺治疗坐骨神经痛 320 例临床小结［J］．黑龙江中医药，1988（6）：33 – 34，19.

［11］金祥慧，王富春．针刺治疗痛经的研究概况［J］．中医药信息，2022，39（8）：80 – 84.

［12］王富春，魏丽娟．针刺治疗视网膜静脉周围炎 36 例疗效观察［J］．针灸学报，1989（2）：13 – 14.

［13］王富春，魏丽娟．针刺治疗麻痹性斜视 40 例疗效观察［J］．针灸学报，1987（1）：15.

［14］魏丽娟，王富春．针刺为主治疗视网膜中央静脉阻塞二例［J］．广西中医药，1987，10（5）：17.

［15］王富春，景宽，魏丽娟，等．针刺治疗眼底出血症 92 例（150 只眼）临床观察［J］．中国针灸，1990（2）：11 – 14.

［16］付爱慧，周鸿飞．脑卒中后假性球麻痹吞咽障碍针灸康复进展［J］．辽宁中医药大学学报，2021，23（3）：135 – 138.

［17］尹刘杰．脑梗死合并假性球麻痹致吞咽困难的针灸康复疗效观察［J］．深圳中西医结合杂志，2019，29（12）：53 – 55.

［18］王富春．针刺配合麝香抗栓丸治疗脑血栓形成（附 40 例疗效观察）［J］．长春中医药大学学报，1987（1）：37.

［19］聂红梅，王富春．电针天枢穴治疗老年人慢性腹泻（脾胃虚弱型）临床研究［J］．中国老年学杂志，2004，24（11）：1075 – 1076.

［20］孙玮辰，高姗，赵晋莹，等．齐刺法联合穴位贴敷治疗肩周炎验案［J］．中国民间疗法，2020，28（17）：96 – 97.

［21］景宽，王富春．电针巨刺治疗肩周炎 80 例疗效观察［J］．中国针灸，1991（3）：23 – 25.

［22］景宽，王富春．膻中刺络拔罐治疗梅核气 40 例［J］．中国农村医学，1991（9）：52.

［23］王富春，王庆．艾灸膻中、膈俞穴治疗冠心病心绞痛［J］．江苏中医杂志，1987（8）：15.

［24］王富春，同莅莅．针灸减肥 140 例疗效观察［J］．北京中医，1988（6）：38 – 39.

[25] 景宽, 王富春, 张颖新. 五脏俞点刺放血治疗痤疮 30 例 [J]. 北京中医, 1990 (3): 37.

[26] 王富春, 景宽, 洪杰, 等. 穴位注射治疗脱发症 36 例 [J]. 上海针灸杂志, 1988 (2): 30.

[27] 王思君, 马銎, 赵树明, 等. 基于数据挖掘分析穴位贴敷治疗小儿厌食选穴与用药规律 [J]. 吉林中医药, 2018, 38 (5): 500 – 503.

[28] 洪杰, 王富春, 王宛彭. 小儿厌食症点穴疗法 [J]. 中国妇幼保健, 1988, 3 (4): 20, 28.

[29] 张华, 王宝成, 王富春. 平衡针法治疗产后腰痛 [J]. 吉林中医药, 2017, 37 (4): 415 – 417.

[30] 梁颜, 陈立园, 王富春. 基于现代穴位敷贴治疗慢性阻塞性肺疾病选穴及用药规律分析 [J]. 吉林中医药, 2018, 38 (4): 373 – 377.

[31] 马天姝, 王富春. 穴位敷贴疗法治疗慢性阻塞性肺疾病 [J]. 吉林中医药, 2017, 37 (3): 217 – 220.

[32] 陈程, 崔海福, 严兴科, 等. 针灸治疗弱视的临床研究进展 [J]. 上海针灸杂志, 2011, 30 (1): 64 – 67.

[33] 王富春, 王庆, 金熙健. 梅花针辨证治疗眩晕证 90 例临床观察 [J]. 黑龙江中医药, 1987 (6): 31 – 32.

针灸效应

86. 电针"合募配穴"防治胃溃疡模型大鼠的系统生物学机制

胃溃疡是由多种原因损害胃黏膜致人体胃酸、胃蛋白酶增多而引起的黏膜损伤与黏膜免疫失衡性疾病，是黏膜上皮的一种良性病变，也是常见的胃肠道疾病。饮食、生活习惯、吸烟、服用非甾体抗炎药、心理压力、幽门螺杆菌感染等均可引起胃溃疡。近年来，其发病率和患病率呈现上升趋势。胃溃疡属于中医"胃脘痛"范畴，早在《针灸大成》中便有中脘和足三里可治疗胃脘痛的记录，针灸疗法对于胃溃疡的治疗具有很好的疗效，而腧穴作为针刺的直接作用部位，是探讨针灸防治应激性胃溃疡作用机制的重要影响因素，因此选用具有代表性且疗效稳定的腧穴来进行针刺具有重要意义。合募配穴是王富春教授经过多年临床总结出的一种简便有效的配穴方法。下合穴是治疗六腑疾病的主要腧穴之一，具有通降腑气的作用。募穴乃脏腑之气血汇聚于胸腹部的腧穴，"募"有汇集之意，即脏腑气血由内向外汇聚集结于此，且偏于治疗阳病即腑病。下合穴与募穴在其主治功能上有治疗腑病的共性。合募配穴法是将六腑所属之下合穴与其相应本经之募穴相配，用以治疗本腑疾病的一种配穴方法。本实验将从系统生物学角度揭示针刺防治胃溃疡的效应机制。

（1）研究内容

本实验采用 SPF 级健康雄性 SD 大鼠 30 只，按随机数字表法分为空白组、合募配穴组、模型组，每组各 10 只。合募配穴组、模型组采用束缚－水浸法制作胃溃疡大鼠模型。

合募配穴组采用电针治疗，参照《实验针灸学》《大鼠穴位图谱的研制》中规定的"足三里"和"中脘"两个穴位进行呼吸麻醉后针刺，每日 1 次，每次 20 分钟，共 7 日。模型组大鼠每日呼吸麻醉 20 分钟，共 7 日。治疗结束后对各组大鼠的胃组织进行 HE 染色、蛋白质组学检测、酶联免疫吸附测定法（ELISA）检测、蛋白质免疫印迹法（Western Blot）检测，分析蛋白样品浓度、吸光度（OD 值）及蛋白质灰度值。

（2）实验结果

1）组织病理学观察结果（HE 染色）：空白组大鼠胃黏膜层结构完整，上皮细胞和腺体排列整齐，未见出血，未见结缔组织增生，未见水肿；合募配穴组大鼠出现少量淋巴细胞与粒细胞浸润，部分上皮细胞脱落；模型组大鼠胃黏膜损伤严重，出血及炎症明显，大量上皮细胞脱落，提示胃溃疡造模成功。

2）蛋白质组学检测观察结果：合募配穴组经过针刺治疗后，胃酸分泌通路、补体系统通路均受到显著调节，其中胃酸分泌通路相关的生长抑素（somatostatin，SS）十四肽上调，胃泌素（gastrin，GAS）下调。

3）ELISA 检测观察结果：合募配穴组大鼠血清 SS 含量与空白组相比有所下降，模型组血清 SS 含量显著下降，提示针刺后大鼠血清中 SS 含量有所回升，且合募配穴组大鼠血清 GAS 含量与空白组相比显著升高。模型组血清中 GAS 含量显著升高，但合募配穴组血清中 GAS 含量低于模型组，提示针刺后大鼠血清中 GAS 含量有所下降。

4）Western Blot 检测观察结果：分析显示，胃溃疡发生后，大鼠血清中 SS 表达水平显著下降，而经针刺合募配穴干预后的大鼠血清中 SS 表达水平有所回升；同时大鼠血清中 GAS 表达水平显著升高，经针刺合募配穴干预后的大鼠血清 GAS 表达水平下降。

（3）结果浅析

1）蛋白质组学的意义及特性。蛋白质组学这一概念最初是在 1994 年由澳大利亚科学家 Wilkins 提出的，是蛋白质和基因组的结合。蛋白质组学技术主要对所有检测到的蛋白质进行系统全面的生物信息学分析，进而对下游基于蛋白质组经修饰后包含定量信息位点的蛋白质进行包括蛋白注释、功能分类、功能富集及基于功能富集的聚类分析，来剖析疾病的发生发展过程，从蛋白质角度探讨发病机制，见微知著，帮助疾病的诊断和精准治疗，这也为更多疑难病患者带来了更多希望。蛋白质组学技术的迅速发展，能够即时反映人在疾病状态与正常状态下的蛋白表达和修饰谱，据此医者可以进行准确诊断、合理治疗。

2）针刺腧穴配伍在治疗胃溃疡中的意义。中医讲求整体性，人体的五脏六腑九窍互相作用、互相影响，形成一个极为复杂的人体系统，脏藏于内、形见于外、协调统一。蛋白质组学的整体性、稳定性与中医的整体观念高度一致，这为揭示中医治疗疾病机制的研究提供了有利条件，也让中医理念更为清晰地表达出来。针刺治疗胃溃疡的效应机制研究是为了更好地应用于科研及临床指导。针刺作为中医治疗疾病的重要传统方法之一，具有创伤小、无不良反应、疗效显著等优势，深受广大患者青睐。针刺选穴、配穴与疗效呈正相关，在临床诊治疾病上，腧穴配伍起到关键作用。合募配穴应用于胃溃疡的治疗，主要是指足三里和中脘相配。其中足三里属胃经下合穴，可调理脾胃、补益气血，常作为治疗脾胃疾病的主穴。中脘为胃之募穴、交会穴，可调畅中焦气机、补益中气。《针灸大成》记载足三里和中脘相配治疗翻胃吐食的病证。《针灸精粹》记载二穴相配具有"理脾胃，兼治腹中一切疾病"的作用。古籍明确描述了二穴相配治疗胃脘痛的应用。现代文献记载，合募配穴治疗胃部疾病具有切实可靠的疗效，其不良反应较小，作用明显，对体内微环境破坏较少。

相关研究表明：胃酸分泌出现异常是以往引起胃溃疡的主要原因之一，而现代医学对胃溃疡的治疗主要以三联疗法、四联疗法为主，治疗思路是降低胃酸分泌、促进口服类抗生素的抗菌消炎作用提高，彻底消除幽门螺杆菌，短期内大部分患者可取得令人满意的临床效果。但胃溃疡的复发率高，长期服用药物会引起肝肾损伤、周围神经炎、溶血性贫血等并发症，并产生依赖性、耐药性，以致效果不佳。所以在胃溃疡的治疗上，针刺的优势更鲜明，对人体的恢复和预后有更好的疗效。

3）针刺与生长抑素、胃泌素的关系探究。本实验通过研究大鼠生长抑素和胃泌素的变化，确定了针刺对治疗后胃溃疡的作用，明确了针刺对两者的改变，是胃溃疡缓解的关键激素。SS是消化系统重要的激素之一，能够减少胃酸分泌及胃蛋白酶和胃泌素的含量，既往研究表明针刺可以提高生长抑素含量。马佳佳等在从脑－肠轴角度分析胃肠疾病对睡眠的影响实验中发现：针刺治疗后，大鼠体内 SS 含量较模型组升高，提示针刺治疗胃溃疡可能与 SS 的升高有关。胃溃疡的发生会导致 SS 水平的下降，而针刺或药物可促进 SS 水平的提高，从而控制人体胃酸分泌过多的情况，改善胃溃疡的症状，进而促进胃黏膜的修复，消除溃疡，这可能是针刺治疗胃溃疡的相关机制之一。

GAS 又称促胃液素，是由开放型细胞 G 细胞分泌的一种胃肠激素，可以促进胃肠道消化液的分泌，对胃黏膜细胞的增殖、盐酸及胃蛋白酶的分泌起到调节作用，GAS 升高会导致消化性溃疡、胃黏膜糜烂等疾病的发生。研究可见，胃溃疡患者体内的 GAS 水平高于健康人，其含量下降，人体胃酸含量也会相对下降，胃黏膜损伤程度缓解，可以促进胃溃疡的痊愈，是实验中检验疗效的重要指标之一。

上述研究发现电针合募配穴可以显著调控胃溃疡大鼠的KEGG通路，其中胃酸分泌通路具有显著差异性。在胃酸分泌通路中，SS、GAS水平最具代表性。针刺合募配穴可以通过提高血清中SS表达水平，降低血清中GAS表达水平，控制胃酸异常分泌，促进胃黏膜损伤修复，正向调控细胞凋亡，激发免疫系统，因此对胃溃疡的发生起到一定预防作用。这也为临床针刺合募配穴组防治胃溃疡提供了有力依据。

87. "合募配穴"防治胃溃疡模型大鼠的代谢组学机制

胃溃疡属于中医学"胃脘痛"范畴，也可称之为"胃疡"。是以胃脘部周期性反复发作的疼痛为主要症状的一种全球性多发性常见病。由于胃溃疡病情迁延，病情复杂，病情加重或治疗不及时，还会导致出血、穿孔、幽门梗阻和癌变等恶劣后果，可导致2.5%~8.0%的病死率，严重危害人们的健康。针灸疗法对于胃溃疡的治疗具有很好的疗效，而腧穴作为针刺的直接作用部位，是探讨针灸防治应激性胃溃疡作用机制的重要影响因素，因此选用具有代表性且疗效稳定的腧穴来进行针刺具有重要意义。针灸合募配穴防治胃溃疡，因其绿色、无不良反应等优势被临床针灸医师广泛使用，但其系统生物学机制仍然需探索和挖掘。

目前，临床针灸治疗胃肠病应用广泛，但单纯地研究一个或几个指标，不能完全反映针灸的整体性特点，对针刺治疗胃溃疡的机制研究深度不够，很多研究仍无法揭示针刺治病的科学内涵。这就要求必须把中医传统理论与现代生命科学的新理论、新技术结合起来。系统生物学是当前生命复杂体系研究中比较公认的科学思维方式和研究手段。而代谢组学是其重要组成部分，由于代谢组学分析所获得的信息离生物的表现型或生理状态最接近，通过代谢组学分析能够帮助人们更好地理解病变过程及机体内物质的代谢途径，有助于疾病的生物标志物的发现和辅助临床诊断。因此，代谢组学已经广泛应用于疾病诊断、药物开发等多个方面，取得了显著成效。因此，应用以代谢组学为主的系统生物学方法，研究针刺合募配穴对应激性胃溃疡大鼠血清、尿液代谢物谱表达的调节，有望在针刺前后生物标志物等方面有新的发现，提高针刺效应的物质基础研究水平。将为针灸疗效的现代生物学机制研究开辟新的思路和提供新的方法。

（1）研究内容

本实验采取 72 只 Wistar 大鼠，随机分为以下 6 组：空白对照组、捆绑对照组、应激性胃溃疡模型组、募穴组（中脘穴）、下合穴组（后三里穴）、合募配穴组（中脘穴、后三里穴），每组 12 只。各组大鼠依照分组，空白对照组正常喂养，不予处理，捆绑对照组只捆绑、不针刺、不造模；应激性胃溃疡模型组每日只捆绑不针刺；募穴组、下合穴组、合募配穴组每日捆绑针刺；应激性胃溃疡模型组、募穴组、下合穴组、合募配穴组在连续针刺 7 日后，采用水浸 – 束缚应激的方法进行模型复制。

治疗结束后观察各组大鼠胃黏膜损伤情况，并对各组大鼠血清、尿液利用 LC-MS 技术进行组间差异代谢组分析。

（2）实验结果

1）肉眼观察各组大鼠胃黏膜的溃疡灶出血情况：针刺治疗各组与空白对照组、捆绑对照组比较有显著性差异，提示造模成功；募穴组、下合穴组、合募配穴组比较有差异，应激性胃溃疡模型组与合募配穴组比较有显著性差异，提示单纯针刺足三里穴或中脘穴对胃溃疡模型的治疗有一定防治作用；募穴组、下合穴组与合募配穴组比较有显著性差异，提示合募配穴组防治胃溃疡效果优于募穴组、下合穴组。

2）通过比较血清代谢物谱发现：捆绑对照组与空白对照组比较共有峰 14 个，有 10 个代谢产物的峰面积有显著性差异。应激性胃溃疡模型组与捆绑组比较共有峰 16 个，有 5 个代谢产物的峰面积有显著性差异。3 个针刺组与模型组比较存在不同程度的差异：募穴组与应激性胃溃疡模型组比较共有峰 16 个，有 4 个代谢产物的峰面积有显著性差异。下合穴组与应激性胃溃疡模型组比较共有峰 16 个，有 4 个代谢产物的峰面积有显著性差异。合募配穴组与应激性胃溃疡模型组比较共有峰 16 个，差异峰 1 个，有 8 个代谢产物的峰面积有显著性差异。3 个针刺组之间代谢图谱比较：募穴组与下合穴组比较共有峰 16 个，有 5 个代谢产物的峰面积有显著性差异。下合穴组与合募配穴组比较有 9 个代谢产物的峰面积有显著性差异。下合穴组与合募配穴组比较有 9 个代谢产物的峰面积有显著性差异。3 个针刺组中，以合募配穴组的针刺相关代谢产物最多，提示合募配穴有一定的协同效应。

3）通过比较尿液代谢物谱发现：捆绑对照组与空白对照组比较共有峰 31 个，有 17 个代谢产物的峰面积有显著性差异。9 号、20 号峰为新出现的峰，16 号、25 号、33 号、35 号、38 号峰为消失的峰，这些特异性峰，有可能是捆绑刺激产生的新物质。捆绑对照组与空白对照组比较共有谱峰 30 个，有 16 个代谢产物的峰面积有差异或显著性差异。3 个针刺组与应激性胃溃疡模型组比较结果：募穴组与捆绑对照组比较共有峰 34 个，有 12 个代谢产物的峰面积有显著性差异。下合穴组与捆绑对照组比较共有峰 35 个，有 13 个代谢产物的峰面积有显著性差异。合募配穴组与捆绑对照组比较共有峰 31 个，有 10 个代谢产物的峰面积有显著性差异。3 个针刺组比较：募穴组与下合穴组比较共有峰 34 个，有 16 个代谢产物的峰面积有显著性差异。下合穴组与合募配穴组比较共有峰 32 个，有 13 个代谢产物的峰面积有显著性差异。下合穴组与合募配穴组比较共有峰 31 个，同时有 11 个代谢产物的峰面积有显著性差异。模型复制对大鼠尿液代谢物谱有影响，有新产生的峰、消失的峰，可能是应激导致的尿液代谢产物改变。考虑新出现的峰、消失的峰及峰面积有差异的代谢产物为与针刺防治胃溃疡相关的尿液标志性代谢产物。3个针刺组的比较，以合募配穴组的针刺相关代谢产物最多，表明合募配穴与单穴相比其协同效应机制更明显。

4）通过比较血清及尿液针刺相关代谢产物：3个代谢物为3个针刺组共同拥有的，相应谱峰成分一致，但峰面积不同。而其他各代谢产物分布在不同的针刺组中，提示针刺不同腧穴可产生不同的标志性代谢物。

（3）结果浅析

1）代谢组学与中医药的关系。代谢组学是反映机体状况的分子集合与其功能之间的关系，所有对机体健康影响的因素均可反映在代谢组中，基因、环境、营养、药物和年龄最终通过代谢组对表达施加影响，即代谢组学具有明显的整体反应性的特点。这一特点与中医治疗疾病的整体观念十分吻合。中医学本身也是生命科学的一个组成部分，中医的传统理论最具特色的就是"整体观""动态观""辨证观"，与现代生命科学的研究思路不谋而合，因此中医理论可以而且一定要借鉴系统生物学等现代生命科学文明成果，在分子层次破译和认识中医理论，取得突破性的进展。应用代谢组学方法研究中医治疗疾病的作用机制，甚至安全性，都是值得探索的。

2）LC-MS技术研究与胃溃疡的生物学机制。代谢组学是继基因组学和蛋白质组学之后发展起来的一门研究生物系统的组学方法，系统生物学是当前生命复杂体系研究比较公认的科学思维方式和研究手段，作为其重要组成部分的代谢组学，近年来已经被广泛应用到疾病的诊断，以及探讨疾病发生机制的研究中，以研究理解疾病的过程。应用代谢组学方法研究中医治疗疾病的作用机制，很可能成为中医学走向国际化的通用语言。目前针灸治疗对胃溃疡的治疗和研究仅仅局限于对治疗效果及简单的单一指标的检测和观察，仍然缺乏对针刺防治胃溃疡作用的效应机制方面的研究。血清和尿液是人体的主要生物体液和代谢物，人体细胞排出物包含了各种生物信息，对尿液和血液等进行代谢产物的检测和分析，就有可能对疾病发生和发展过程，以及不同干预之后机体的生物化学变化进行了解和认识，就有可能发现相关疾病发生的早期代谢组标志物簇，并可能揭示相关病理发生的分子机制。人体内的细胞分泌到细胞外的代谢物和蛋白质主要在血液里汇聚、循环并通过尿液排出体外。因此，血清和尿液等液体中代谢物和蛋白质的组成谱可以反映人体各个器官、组织和细胞的生理及病理状态。血清、尿液是反映人体健康状况的窗口。用 LC-MS 技术对血、尿样品进行精细而全面的定量测量，用多变量统计和模式识别对获得的大量数据进行分析和建模，可以实现对人体的分子水平的精细测量。

系统生物学与中医学在判断人体健康状况、推断体内病理过程、选择干预措施和评价干预效果方面都具有整体观的方法论特征，是一个有可能促成中医与西医融合和汇聚并最终催生一种全新医学模式的新兴学科方向。这种从不同层次"整体"的代谢物谱表达角度来揭示和阐明针灸效应的调控机制的研究思路与中医整体观和中医针灸多层次、多途径整合调节的特点不谋而合，具有明显的中医特色。

3）针刺合募配穴防治胃溃疡的效应机制。本实验在样品处理部分应用 Agilent 的固相萃取小柱，是有效进行样品前处理的技术。在提高了样品回收率的同时保证了良好的重现性和可靠性。从实验结果来看，比较针刺治疗组的代谢产物与模型组的血清代谢产物的质谱谱峰面积，找出差异峰及峰面积有差异的代谢产物，即为与针刺相关的代谢产物。通过比较发现：捆绑组与空白组比较共有谱峰 14 个，有 10 个代谢产物的峰面积有显著性差异。模型组与捆绑组比较共有谱峰 16 个，有 5 个代谢产物的峰面积有显著性差异，捆绑组与模型组血清代谢产物没有差异峰，且峰面积有差异的代谢产物数量也明显少于与空白组的比较数量，提示捆绑也是一种应激刺激。3个针刺组与模型组比较存在不同程度的差异：募穴组与模型组比较共有峰16个，有4个代谢产物的峰面积有显著性差异。下合穴组与模型组比较共有峰16个，有4个代谢产物的峰面积有显著性差异，16号峰为特异性峰，在空白组出现，在捆绑组和模型组消失，但针刺后在下合穴组及合募配穴组又出现，有可能是与针刺防治胃溃疡相关的代谢产物有关。合募配穴组与模型组比较共有峰16个，有8个代谢产物的峰面积有显著性差异，16号峰为特异性峰。3个针刺组之间代谢图谱比较：下合穴组与募穴组比较共有峰16个，有5个代谢产物的峰面积有显著性差异。合募配穴组与募穴组比较有9个代谢产物的峰面积有显著性差异，合募配穴组与下合穴组比较有9个代谢产物的峰面积有显著性差异。提示模型复制产生应激性损伤后，胃溃疡模型大鼠血清代谢产物与空白组相比有大量新的代谢产物产生，也有消失的代谢产物。针刺对胃溃疡大鼠血清代谢产物有影响，考虑新出现的峰、消失的峰及峰面积有差异的代谢产物为针刺防治胃溃疡相关的血清标志性代谢产物。3个针刺组中，以合募配穴组的针刺相关代谢产物最多，提示合募配穴与针刺单穴相比特异性表达明显，有一定的协同效应。

对尿液代谢产物质谱谱峰面积比较结果发现：捆绑组与空白组比较共有谱峰31个，有17个代谢产物的峰面积有显著性差异。9号、20号峰为新出现的峰，16号、25号、33号、35号、38号峰为消失的峰，这些特异性峰，有可能是捆绑刺激产生的。捆绑组与模型组比较共有谱峰30个，有16个代谢产物的峰面积有差异或显著性差异，其中12个代谢产物与空白组和模型组均有差异，提示捆绑也是一种应激刺激，这12个代谢产物可能是由于应激引起的改变。3个针刺组与模型组比较存在不同程度的差异：募穴组与模型组比较共有峰34个，有12个代谢产物的峰面积有显著性差异。5号、31号、33号峰为新出现的峰，28号峰为消失的峰，这些特异性峰，有可能是针刺相关的代谢产物。下合穴组与模型组比较共有峰35个，有13个代谢产物的峰面积有显著性差异，5号峰为新出现的峰，有可能是新的代谢产物。合募配穴组与模型组比较共有峰31个，有10个代谢产物的峰面积有显著性差异，5号、9号、16号、31号、33号、35号、38号峰为新出现的峰，8号、15号、19号、22号、25号峰为消失的峰，这些特异性峰，有可能是新的代谢产物。3个针刺组与模型组相比，都新出现了5号峰，考虑是针刺后产生的特异性代谢产物，与针刺防治应激性胃溃疡的效应机制相关。3个针刺组比较发现：募穴组与下合穴组比较共有峰34个，有16个代谢产物的峰面积有显著性差异。28号峰为新出现的峰，31号、33号峰为消失的峰，这些特异性峰，有可能是新的代谢产物。募穴组与合募配穴组比较共有峰32个，有13个代谢产物的峰面积有显著性差异。9号、16号、28号峰为新出现的峰，8号、15号、19号、22号、25号、35号、38号峰为消失的峰，这些特异性峰，有可能是新的代谢产物。下合穴组与合募配穴组比较共有峰31个，同时有11个代谢产物的峰面积有显著性差异。9号、16号、31号、33号、35号、38号峰为新出现的峰，8号、15号、19号、22号、25号峰为消失的峰，这些特异性峰，有可能是新的代谢产物。提示针刺后对应激性胃溃疡大鼠的尿液代谢产物谱表达有调节作用。模型复制对大鼠尿液代谢物谱有影响，有新产生的峰、消失的峰。可能是应激导致的尿液代谢产物改变。考虑新出现的峰、消失的峰及峰面积有差异的代谢产物为针刺防治胃溃疡相关的尿液标志性代谢产物。3个针刺组的比较，以合募配穴组的针刺相关代谢产物最多，合募配穴对尿液代谢物谱表达的调节最为显著，表明合募配穴与单穴相比具有一定的相对特异性，可能是合募配穴与单穴相比协同效应机制所在。

88. 温和灸对去卵巢大鼠骨代谢的影响

　　骨质疏松是以骨量减少，骨的微观结构退化为特征的，致使骨的脆性增加及易于发生骨折的一种全身性骨骼疾病。可分为原发性骨质疏松、继发性骨质疏松和特发性骨质疏松3类。原发性骨质疏松包括绝经后骨质疏松和老年性骨质疏松，其中绝经后骨质疏松为高转换型，即骨形成和骨吸收均加快。绝经后骨质疏松是以骨痛、身高缩短、驼背、多发性骨折等为主要临床表现的一类病症，病机与肾虚、脾虚和血瘀密切相关，即多虚多瘀，其中以肾虚最为重要。灸法具有温经通络、行气活血、祛湿逐寒、消瘀散结、温肾通阳、回阳救逆等功用，完全适用于绝经后骨质疏松多虚多瘀的病因病机。

　　近10年来具有中医传统特色的灸法在该病的治疗上充分体现了操作简便、易于接受、无副作用的特色。临床上发现艾灸治疗后老年患者骨密度明显升高，温和灸神阙和足三里可提高老年人性激素（雌二醇）的水平。另外，艾灸有镇痛作用，且止痛效果不亚于针刺，并能增加血流量、促进血液循环，进而促进瘀血的消散和吸收，有利于骨折愈合。实验研究也发现温针灸肾俞可明显调节老年雌性大鼠性激素，使低下的雌二醇与孕酮水平升高，使升高的促卵泡生成激素（FSH）水平恢复正常。这些现代研究证实了灸法完全适用于绝经后骨质疏松。

　　（1）研究内容

　　本实验采用8月龄雌性未孕Wistar大鼠50只，随机分为5组，第1组大鼠作为假手术组，其余4组大鼠做双侧卵巢切除手术。术后第3个月，将去卵巢大鼠按体重随机分为模型组、雌激素组（西药对照组）、艾灸组和艾灸加雌激素组，每组10只。假手术组和模型组：不做任何处理，正常饲养。雌激素组：采用苯甲酸雌二醇后肢肌内注射，按人鼠剂量换算，每只大鼠每次肌注 0.3 mg/kg，每周 2 次，治疗 12 周。艾灸组：取命门、大杼（双）、大椎、肾俞（双）、脾俞（双）、足三里（双），将 0.75 cm×30 cm 的艾条，置于距离穴位皮肤 2 cm 处进行温和灸。治疗 10 次为 1 个疗程，每次 15 分钟，共治疗 6 个疗程。艾灸加雌激素组：同时给予苯甲酸雌二醇后肢肌内注射和艾灸治疗，具体方法、治疗时间同上。各组大鼠治疗结束后，用代谢笼收集处死前 24 小时全尿，记录尿量。大鼠腹主动脉插管取血，摘取每只大鼠的子宫，称湿重。将子宫放入 10% 甲醛中固定，制备子宫标本。完整取出右侧股骨和第 3 腰椎。

（2）实验结果

①外观变化观察：手术后大鼠皮毛变得不光滑，无光泽，蓬松，3 天后恢复。造模期间各去势组大鼠明显出现形体增大，皮毛不光滑，无光泽，懒动的现象。治疗期间各治疗组大鼠上述情况有明显改善，与模型组相比形体明显缩小，活动增加，皮毛有光泽。

②大鼠体重变化：造模前各去势组和假手术组大鼠体重无明显差异，第 4 周去势各组大鼠体重较假手术组有明显增高的趋势，但与假手术组比较无显著差异。第 8、第 12 周去势各组大鼠体重持续升高，在第 8 周时去势 2 组和去势 3 组大鼠体重较假手术组有显著差异。

重新分组后除假手术组外，各组大鼠体重无明显差异。治疗 4 周后雌激素组、艾灸组和艾灸加雌激素组大鼠体重明显下降，但模型组和假手术组大鼠体重仍在上升，其中模型组体重上升趋势最明显。假手术组与模型组比较均有显著差异，治疗各组与模型组比较也有显著差异。治疗结束后，雌激素组、艾灸组和艾灸加雌激素组大鼠体重与假手术组基本接近，无显著差异。

③血清雌二醇含量：模型组大鼠血清 E_2 水平明显低于假手

术组，说明去势手术成功。雌激素组、艾灸组、艾灸加雌激素组与模型组相比较均有明显差异，艾灸组、艾灸加雌激素组、雌激素组三组之间血清 E_2 水平无明显差异，雌激素组、艾灸加雌激素组与假手术组比较无明显差异，而艾灸组与假手术组比较有明显差异。

④骨代谢生化指标：与假手术组相比，模型组大鼠血清碱性磷酸酶含量明显上升。雌激素组、艾灸组和艾灸加雌激素组与模型组相比较均有显著差异，与假手术组比较有非常显著的差异，但雌激素组、艾灸组和艾灸加雌激素组三组之间无显著差异。

与假手术组相比，模型组大鼠尿羟脯氨酸、尿羟脯氨酸/肌酐、尿钙/肌酐比值明显上升，提示骨吸收增加。雌激素组、艾灸组和艾灸加雌激素组与模型组相比较均有明显差异，但雌激素组、艾灸组和艾灸加雌激素组三组之间无明显差异。

⑤子宫观察指标　a. 肉眼观察。采集标本时可见假手术组大鼠子宫形态、大小正常，模型组大鼠子宫苍白、明显萎缩，雌激素组和艾灸加雌激素组大鼠子宫明显增大。b. 子宫湿重。模型组子宫湿重较假手术组有显著差异，提示子宫萎缩，造模成功。治疗各组与模型组比较都有显著差异，艾灸组、艾灸加雌激素组与雌激素组比较有显著差异，雌激素组与假手术组比较有非常显著的差异，提示雌激素治疗对子宫湿重有明显改变。c. 子宫指数。子宫指数即子宫重量÷大鼠体重，模型组与假手术组比较差异非常显著，治疗各组与模型组比较差异显著，艾灸组、艾灸加雌激素组与雌激素组差异显著，艾灸组与艾灸加雌激素组也有显著差异。雌激素组与假手术组比较差异非常显著，但艾灸组和艾灸加雌激素组与假手术组比较无明显差异。说明雌激素对子宫的作用最明显，而艾灸治疗对子宫的影响相对较小。同时可以看到艾灸和雌激素联合应用时作用并不是单一的叠加，而是有明显的作用减弱的趋势。d. HE 染色。显微镜下可见假手术组子宫

内膜上皮组织无萎缩，腺体排列规律；模型组子宫内膜上皮组织明显萎缩，腺体排列紊乱，腺体上皮细胞萎缩；雌激素组和艾灸加雌激素组均有不同程度的子宫内膜腺体增生；艾灸组则没有出现子宫内膜腺体增生现象，内膜萎缩明显改善。

⑥大鼠第三腰椎 HE 及形态计量学检测：光镜观察见假手术组骨小梁多而密集，完整、粗壮，相互连接多见，骨髓腔小。模型组骨小梁明显变细，稀疏断裂，排列不整，骨皮质变薄，骨髓腔扩大，钙盐沉积明显减少。治疗各组钙盐沉积明显增多，骨小梁明显增多增粗，相对完整和致密，小梁周围成骨细胞表现活跃。

形态计量学检测：模型组与假手术组在腰椎骨小梁面积、骨小梁相对体积、骨小梁平均厚度上有显著差异，提示模型组骨量丢失明显。雌激素组、艾灸组、艾灸加雌激素组在骨小梁面积、骨小梁相对体积、骨小梁平均厚度上与模型组有显著差异，艾灸组、艾灸加雌激素组与雌激素组在骨小梁面积、骨小梁相对体积、骨小梁平均厚度上有显著差异。各组在骨小梁周长上较模型组有明显升高的趋势，但无统计学差异。

（3）结果浅析

温和灸能有效改善去卵巢大鼠骨代谢的生化指标（提高血清雌二醇和碱性磷酸酶水平，降低尿羟脯氨酸、尿钙/肌酐和尿羟脯氨酸/肌酐比值），提高雌激素水平，从而促进骨形成，抑制骨吸收，减少骨丢失。

89. "补虚化瘀"针法对骨质疏松骨物理学的作用

骨质疏松是以骨组织显微结构受损，骨矿成分和骨基质等比例不断减少，骨质变薄，骨小梁数量减少，骨脆性增加和骨折危险度升高为特征的一种全身骨代谢障碍性疾病。目前医学上还没有较为安全而有效的根治方法。一般分为原发性和继发性两大类。中医学称之为"骨痿""骨枯""骨痹",认为本病多由先天禀赋不足、后天调养失宜、久病失治、老年衰变、用药失当等原因引发。针灸治疗骨质疏松在临床实践中已取得了一定的疗效,能明显地提高患者的骨密度,并具有操作简便、花费少、改善症状迅速、易为患者接受等优点,尤其针灸治疗具有整体调节和双向调整两大优势,可以有效改善人体功能状态,避免了因长期服用西药而引起的不良反应。因此,针灸是治疗骨质疏松的一种有效手段。

王富春教授根据中医学对本病的认识,将本病的发病机制归结为肾亏、脾虚、血瘀3个因素,认为肾亏是本病的主要病因,脾虚是本病的重要病机,血瘀是本病的促进因素。根据此原理,在系统总结多年的临床实践经验的基础上,王富春教授提出了"补虚化瘀"针法治疗绝经后期骨质疏松,取得了良好的效果,深受广大患者的好评。

本实验主要从骨物理学角度探讨针刺治疗骨质疏松的作用机制,不断充实中医学中关于本病治疗的理论研究,从而为针灸临床治疗骨质疏松提供一个更为可靠的实验依据和理论依据。生物力学是利用力学原理与生物学特性来研究生物体力学性质的学科。骨力学是生物力学的重要分支,研究骨组织在外力作用下的力学特性和骨受力后的生物效应,骨力学研究是对骨质量进行评价的一种可靠方法。对骨进行生物力学试验研究,不但有助于对骨质量进行直接评价,而且也是评价各种对抗骨丢失措施的最佳方案。

(1)研究内容

本实验采用雌性 Wistar 大鼠 50 只进行骨物理方面的研究。

造模方法:Wistar 大鼠 50 只,按体重随机分成 5 组。4 组做去卵巢手术,1 组做假手术。术后禁食 12 小时。每天腹腔注射青霉素,每只大鼠 0.2~0.3 mL,连续注射 8 天。

治疗方法：术后第 3 个月，对 40 只大鼠按体重随机分 5 组：假手术组、模型组、针刺组、针刺加雌激素组、雌激素组。在手术完成后的第 3 个月，对针刺组和针刺加雌激素组进行电针治疗，方法如下。选穴：按"补虚化瘀"针法进行针刺，选取大椎、大杼（双）、脾俞（双）、肾俞（双）、命门、足三里（双）、悬钟（双）。得气后在肾俞和脾俞、足三里和悬钟加电针，每次持续 20 分钟。10 天为 1 个疗程，疗程间休息 4 天。共治疗 6 个疗程。对针刺加雌激素组、雌激素组给予雌激素治疗。鼠为 0.3 mg/kg（70 kg 人用量的 21 倍），每周 2 次，肌内注射。共治疗 12 周。

治疗之后对大鼠骨密度进行测定：设定双能 X 线骨密度测定仪，数值在步距 0.5 mm × 0.5 mm，扫描速度 30 mm/s 的条件下工作。各组大鼠分别在造模后治疗前和治疗后处死前做骨密度检测，观察电针后骨密度是否改变。

（2）实验结果

1）动物造模及骨密度检测的结果与分析。从实验结果看，在造模后的 3 个月假手术组与去势的各组大鼠的骨密度值出现了差异，假手术组骨密度明显高于其他组。而去势的各组大鼠之间骨密度值无差异。证明骨质疏松模型造模成功。

在针刺治疗结束后对各组大鼠再次做了骨密度检查，发现模型组与其他各组之间出现了差异，模型组骨密度值明显低于其他各组。假手术组、模型组两次骨密度测定值比较有下降趋势。各治疗组前后没有出现明显的变化。针刺与雌激素对大鼠的骨矿含量改变有影响，且其影响趋于良性，两者之间的影响作用相仿。从针刺加雌激素组结果分析看，针刺与雌激素之间没有出现作用的叠加或减弱。

2）大鼠生物力学实验检测结果与分析。三点弯曲试验：主要测试在三点力的作用下骨骼的抗弯能力。在试验中，试样的一边引起张应力，另一边引起压缩应力，断裂常发生在张应力这一边。骨外层应力最大，中心轴不受应力的作用。试样断裂后，其断面均位于粗隆与骨干交接部位，大多为横断口，表明骨此处可能是骨折的好发部位。扭转试验：主要是测试试样的抗扭能力，即骨的剪切力学特性。当扭转力矩作用于标本时，标本中心应力为零，表面应力最大。所以该试验可测定骨强度。试验中试样的断口均为螺旋断口，表明其破坏力均为扭转力。拉伸试验：主要是检测骨的抗拉伸能力，力的方向为纵向。拉伸试样断裂部位多数断裂在股骨髁端下部密质骨处，多数为斜断口，少数为横断口。试验中治疗组斜断口多于模型组。模型组横断口较多，说明模型组骨质疏松后其韧性降低，脆性增加。在以上试验中，模型组与各治疗组相比，力学特征均有所下降。但治疗各组的抗拉伸能力、抗扭转能力都强于模型组。

从以上实验可以得出结论：骨质疏松大鼠经过治疗其力学特性均有所恢复，针刺、雌激素治疗可增强骨的抗外力能力，且两者治疗作用没有显著性差异，也没有出现作用的叠加或减弱。未经治疗的两组力学特性均有所降低，其中假手术组可能由于自然衰老而出现了力学性质的不稳定性，其抗弯能力下降，而其他两项试验则没有出现此种现象。提示在骨质疏松的发展进程中，首先受到影响的可能是骨的抗弯能力。

松弛实验和蠕变实验为测量骨的黏弹性的特殊实验。它与骨的生物特性相符，有着自己的函数曲线和函数关系式。松弛实验中，在常应变的作用下各组应力变化量即松弛量不同，最初的180秒内变化量最大，之后不断下降，当 T = 5400 秒时，各组间差异明显，经统计学处理显示，模型组与其他组相比有显著性差异，模型组松弛量低于治疗组。蠕变实验中，当各组给予相同的应力作用时，在开始180秒内蠕变量最明显，t = 0 秒时针刺组达2.907%，为最高。模型组与各组相比存在差异，且差异具有显

针医百论（第2版）

著性，模型组蠕变量低于各治疗组，说明了各治疗组的应力都有提高，而针刺组的改变更为明显，说明针刺在改善骨质疏松方面是确有疗效的。

（3）结果浅析

"补虚化瘀"针法是王富春教授依据深厚的理论基础结合多年的临床经验，总结出的临床疗效较为可靠的治疗原发性骨质疏松的针灸方法。笔者运用中医学辨证论治的思维方法，从脏腑辨证、气血辨证、八纲辨证等多角度，凝练出本病多虚多瘀的致病特点，确立了补虚化瘀的治疗原则。补肾壮骨以填精壮元阳，健脾益胃以温中养气血，活血化瘀以通经散瘀邪。合而用之，有助于增强脏腑的功能，改善筋骨的濡养，提高机体的功能活性。此治则充分体现了中医理论中治病求本、标本兼治的原则。在补虚化瘀治则的指导下，本实验选取了大椎、大杼（双）、脾俞（双）、肾俞（双）、命门、足三里（双）、悬钟（双）作为治疗本病的主要穴位，行捻转补法，构成了补虚化瘀针法。其中所选腧穴大椎、大杼（双）、脾俞（双）、肾俞（双）、命门、足三里（双）、悬钟（双）等在骨质疏松治疗中具有极其重要的意义。肾俞、脾俞为治疗本病的主穴。肾俞补肾壮骨，脾俞健脾益气，两者合用恰好体现了补虚之效。脾有统血之功，针刺脾俞可活血通络，其法属阴；配以督脉与三阳之会之大椎，通诸经之阳气，其法属阳。二者合用，阴阳相配，行气活血，体现了"化瘀"之功。命门可补周身之元气，重在补益先天；足三里调理脾胃，益气固本，重在补益后天，先天后天同补可增强本针法的补益作用。

总之，本实验的针刺手法、穴位配伍，遵循了补化兼施、标本兼顾的原则，达到了补肾壮骨、健脾益气、活血通络的功效，有效缓解了骨质疏松状态。从微观来看，治疗组的骨小梁处于恢复状态，周围骨细胞明显活跃，且骨小梁体积优于模型组，针刺可以促进骨组织的发育和骨小梁连接的形成，调控相应的骨细胞，改善应力，增强骨密度，达到治疗骨质疏松的目的。

90. 针刺对糖尿病胃轻瘫大鼠胃动素、胃窦 Cajal 间质细胞的影响

糖尿病胃轻瘫（DGP）是以胃动力低下为主要特点的糖尿病继发症状之一，病理生理特点主要是胃电节律异常、胃肠转运时间延长、排空延迟，临床表现为恶心、腹胀、厌食、早饱等。针刺对缓解 DGP 症状疗效持久、不良反应小。然而，针刺治疗 DGP 选穴方案优化方面的研究却少见。因此，本研究通过观察针刺单穴及腧穴配伍对 DGP 大鼠胃窦 Cajal 间质细胞（interstitial cells of Cajal，ICC）含量影响的效应差异，并对其机制进行探讨。

（1）研究内容

本实验采用动物清洁级雄性 SD 大鼠 50 只，以链脲佐菌素（50 mg/kg）腹腔注射进行模型复制，以血糖≥16.7 mmol/L 为标准判定糖尿病大鼠模型复制成功，将造模成功后大鼠随机分为模型组、多潘立酮组、足三里组、中脘＋足三里组，每组 10 只。两个针刺组均连接电针，刺激时间为 15 分钟，每日 1 次，5 天为 1 个疗程，每疗程间隔 2 天，共治疗 5 个疗程，疗程结束后观察指标。多潘立酮组，参照动物剂量换算公式确定灌胃剂量，处理时间同针刺组。疗程结束后进行一般状态观察，即观察大鼠的精神状态：包括体质量、饮食、皮毛及活动情况等，以及胃组织 HE 染色和免疫组织化学染色情况。

（2）实验结果

1）大鼠一般状态观察结果：一般状态模型组大鼠精神萎靡、毛发干枯、活动迟缓、饮食减退、体形消瘦及尿量减少，第 5 周时出现溃疡、白内障等多种糖尿病并发症，治疗组以上情况

均有不同程度的改善，尤以中脘＋足三里组最为明显。

2）大鼠胃窦病理形态 HE 染色观察结果：ICC 的基因表达产物 C-kit 染色显示：正常组大鼠胃窦组织有大量棕黄色颗粒，主要分布在环肌与纵肌层之间肌间神经丛周围，并围绕神经节细胞形成类似"鞘样"结构；模型组大鼠胃窦肌间少量棕黄色颗粒，染色浅；多潘立酮组大鼠胃窦肌间中等量棕黄色颗粒，染色浅；足三里组大鼠胃窦肌间中等量棕黄色颗粒，染色浅；中脘＋足三里组大鼠胃窦肌间有大量棕黄色颗粒，染色深。与模型组比较，多潘立酮组、足三里组、中脘＋足三里组表达明显增多，有统计学意义。

（3）结果浅析

研究发现，针刺治疗 DGP 以足三里运用频率最高，其次为中脘，刺激足三里、中脘能有效地降低胃张力，解除贲门、幽门的迟缓关闭，使胃动力障碍患者的胃电图不规则波减少，使胃电节律趋于正常。《灵枢·邪气脏腑病形》认为"合治内府"，胃的合穴是足三里，中脘为胃腑之气聚积之处，内通于胃腑之气，与胃腑有着密切的横向联系，故可用于治疗脾胃疾病，如胃脘痛、胃胀、呕吐、反胃、吞酸、纳呆、食不化等。王富春教授在国内首次提出"合募配穴治疗六腑病"的理论，以及"同功穴"新概念，即为针对某一症状，具有相同主治作用的一类腧穴，对腧穴配伍的协同增效作用进行了进一步诠释。

目前，针刺对于 DGP 的研究尚处于证明其有效性阶段，鲜有针刺选穴对 DGP 影响效应差异的对比研究。本实验取足三里组与中脘＋足三里组进行比较，以观察单穴与腧穴配伍对于 DGP 大鼠胃窦 ICC 的影响。研究发现，针刺治疗组可改善 DGP 大鼠一般情况，改善大鼠饮食减退、体形消瘦及尿量减少等情况，尤中脘＋足三里组明显；中脘＋足三里组较足三里组 C-kit 免疫组织化学染色阳性面积增加，阳性染色强度明显增强，减轻了 DGP 大鼠胃窦 ICC 的病理损害，延缓了 DGP 的病程进展，说明腧穴配伍组对于 DGP 的针刺效果优于单穴组，进而说明"合募配穴"发挥了协同增效作用。提示针刺单穴及腧穴配伍对 DGP 大鼠作用效应差异可能是通过 ICC 的数目，影响胃慢波的产生，使胃电节律紊乱减轻从而产生正常蠕动，并促进肠神经系统与平滑肌间的信息传递，从而促进平滑肌收缩能力的恢复而实现的，这为针刺防治 DGP，为腧穴配伍理论进一步发展提供了现代分子生物学实验依据。

91. 针刺拮抗弱视剥夺效应的作用机制

弱视是一种严重阻碍儿童视力发育的眼科疾病，其本质是视觉发育紊乱。由于视觉发育存在敏感期，敏感期过后视觉系统发育成熟，弱视所引起的视功能损害很难恢复，所以对弱视的早期发现及寻找理想的治疗方法是当今眼科学界研究的热点。中医经络理论认为，"十二经脉，三百六十五络，其血气皆上于面而走空窍，其精阳气上走于目而为睛"，说明眼与经络的联系十分密切。以往的工作表明，用针刺的方法治疗弱视，安全、简单、实用、疗程短、见效快，能较快地为婴幼儿所适应，显示了良好的治疗前景。因此，我们以剥夺性弱视猫为模型，应用亚细胞病理学、免疫组织化学等多种实验手段，从超微结构和免疫组织化学角度进行针刺拮抗弱视剥夺效应及其作用机制的研究。对幼猫视皮质 17 区、外侧膝状体、视网膜 3 个部位脑源性神经营养因子（BDNF）表达的组织化学变化进行实验观察，对针刺拮抗弱视剥夺效应进行了深入的研究。

（1）研究内容

本实验选用 4 周龄健康幼猫 18 只。随机分为正常组、模型组、治疗组，每组 6 只。治疗组取睛明、承泣、球后、攒竹 4 穴进行针灸，每日 1 次，每次 20 分钟，10 次为 1 个疗程，疗程间隔 2 天，治疗 16 周。

通过缝合封闭实验眼的方法制备剥夺性弱视猫模型。从每只动物手术后第 1 天起到第 16 周时行视觉诱发电位（P-VEP）检测判断模型复制情况，模型制备符合标准者实施取材，运用免疫组织化学的方法观察各组动物视皮质 17 区Ⅳ层、外侧膝状体 A 层、视网膜神经节细胞 BDNF 阳性神经元。并按照 Furlejeski 的方法进行视觉电生理学检测。

（2）实验结果

1）超微结构变化的观察结果：模型组视皮质神经元出现退行性病变，表现为细胞核变性，核膜不规则，线粒体皱缩，嵴紊乱，呈空泡状线粒体增多，可见指纹状结构。突触内线粒体少见，电子密度不均，突触小泡不规则，突触间隙增大。治疗组可不同程度地改善上述状况。

2）免疫组织化学的观察结果：各组幼猫视觉系统的组织切片在光学显微镜下可观察到：BDNF 免疫阳性反应遍及视皮质全层及整个视路。BDNF 免疫阳性神经元呈棕褐色，神经元轴树突触不明显，但在锥体细胞则具有较清晰的突触锥形特征。

在外侧膝状体，光镜下可见正常组幼猫正常眼输入的 A 层、A1 层和 C 层 3 层中均有 BDNF 免疫阳性反应和阳性神经元存在，并且以 A 层和 A1 层免疫染色更浓，大、小细胞均着色，而 C 层染色较淡，免疫阳性细胞少。模型组幼猫实验眼输入的外侧膝状体相应层 BDNF 表达产物的免疫阳性反应深度及阳性神经元数密度减少。

在视网膜中央区，BDNF 免疫阳性物质存在于内、外核及神经节细胞层，并以神经节细胞免疫着色深，核浆均深染。而在内核及外核层免疫染色不均匀。

（3）结果浅析

弱视在典籍中没有明确的病名。中医学中"视瞻昏渺"与弱视较为相似，其属于中医眼科学的瞳神疾病，《灵枢·大惑论》曰："五脏六腑之精气，皆上注于目，而为之精，精之窠者为眼……"《灵枢·邪气脏腑病形》说："十二经脉，三百六十五络，其血气皆上于面而走空窍，其精阳气上走于目而为之睛。"说明眼与脏腑、经络的关系是非常密切的。眼周穴位在眼病治疗中具有极其重要的意义，采用眼周穴位治疗眼病，属局部取穴，有直达病所之意，接近于视觉传导器，在临床中往往会收到满意的疗效。在历代文献中，有许多关于眼周穴治疗眼病的记载。《针灸甲乙经·足太阳阳明手少阳脉动发目病》曰："远视不明，睛明、承泣……"《针灸大成·考正穴法》有"远视，承泣……""目远视不明，睛明"的描述。《备急千金要方》云："攒竹、睛明……主目不明。"《千金翼方》云："攒竹主目视不明，目中热痛。"《太平圣惠方》云："攒竹者治头目风眩，眉头痛，目无远见。"《医宗金鉴》云："睛明损竹目昏蒙，迎风流泪眦痒痛，雀目攀睛目翳生。"通过针刺这些穴位能激发经气至眼，改善眼球及其周围组织的气血运行，疏通眼底脉络，又能通过经络之气的传导作用，从阳引阴，引导阴精上行，使五脏六腑之精气上输于目，补益肝肾治其本。

通过针刺的刺激作用，改善眼睛周围的血液循环，加快血流速度，提高血氧含量，并促进神经递质和神经营养因子的分泌，加强对神经元的保护作用，从而使视网膜、视神经得以濡养，改善视功能。基于本实验，可证实针刺能有效地拮抗视觉发育敏感期内的剥夺效应，其作用机制正是通过针刺的刺激作用，促进神经营养因子及其受体的合成和分泌来实现的。针刺使神经营养因子增多，对神经元的营养和保护作用加强，以此来逆转剥夺造成的损害，纠正视环境的紊乱，从而促进神经元和突触的发育，建立良好的视觉发育模式。

92. 针灸抗肿瘤的作用机制

肿瘤是严重威胁人类身心健康的一类疾病。目前，全世界肿瘤的发病率和死亡率不断攀升，其治疗方法包括手术、放疗、化疗、免疫治疗、生物治疗等。现代研究表明，在原有传统治疗方法上运用针灸、中药、心理治疗等治疗肿瘤效果将更为明显。针灸作为抗肿瘤辅助治疗手段，具有作用广泛、安全有效、实用易操作的特点，在防治肿瘤方面具有极大的优势。肿瘤的发生发展与机体的免疫调节功能相互影响，并通过大量临床实践与实验室研究发现，针灸肿瘤发病部位相关穴位，可以增强或者降低机体的免疫功能，对机体的免疫功能紊乱起着重要的调节作用。但目前对于针灸防治肿瘤的机制研究总结归纳较少，通过对近些年来针灸抗肿瘤的机制研究进行归纳分析，为针灸抗肿瘤的广泛应用提供坚实基础。

（1）研究内容

本实验采用 40 只 SPF 级雌性 BALB/c 小鼠，随机分成空白组（不造模，不针刺）、模型组（只造模，不针刺）、单穴组（造模后针刺肾俞）、配穴组（造模后针刺百会、肾俞、足三里），每组 10 只。

骨肉瘤动物模型造模方法：选择骨肉瘤 K7 细胞构建骨肉瘤皮下瘤模型，用台盼蓝染色的方法计数肿瘤活细胞，当活细胞超过 90% 时用于实验操作。肿瘤开始生长和治疗过程中每两天用游标卡尺测量肿瘤短径与长径，并做好记录。治疗组选取百会、肾俞、足三里进行针刺。治疗每日 1 次，7 次为 1 个疗程，共治疗 2 个疗程，疗程中休息 1 天。观察大鼠毛色、精神状态、摄食量、饮水量、尿量、体重及日常活动情况等。治疗结束后取肿瘤组织称重并运用多模式光学活体成像技术测量肿瘤的短径和长径，计算肿瘤体积（肿瘤体积 = 短径 2 × 长径/2）；运用酶联免

疫法对白介素 – 6（IL-6）、肿瘤坏死因子 – α（TNF-α）等肿瘤相关因子进行检测。

（2）实验结果

1）形态学研究结果：体重变化情况显示实验前期空白组、模型组与各治疗组间差异无统计学意义，治疗后第 18 天开始产生了体重的差异，与模型组比较，其余 3 组小鼠体重显著升高。模型组小鼠体重在第 14 天之后较空白组开始下降。

肿瘤体积变化情况显示基线期肿瘤大小差异无统计学意义；针刺治疗 2 周后，肿瘤体积变化与体重的变化趋势相类似。

治疗结束后配穴组、单穴组、模型组小鼠肿瘤组织大小差异明显，配穴组肿瘤重量显著低于单穴组、模型组。

2）多模式光学活体成像技术研究结果：针刺治疗前各组肿瘤大小差异无统计学意义，针刺治疗后，配穴组、单穴组、模型组小鼠肿瘤大小差异显著。模型组、单穴组、配穴组基线期阶段肿瘤大小差异无统计学意义，可以进行实验。治疗 1 周后，肿瘤大小差异并不明显，这与游标卡尺测量结果基本一致，在治疗 2 周后肿瘤大小变化差异明显。通过导出小动物活体成像中小鼠肿瘤光子量数值并进行统计分析发现，基线期 3 组间肿瘤光子量比较，差异无统计学意义；针刺治疗 2 周后，与模型组比较，单穴组与配穴组肿瘤光子量值显著降低。

3）酶联免疫吸附实验结果：与空白组比较，模型组各指标均显著升高。针刺治疗 2 周后，与模型组比较，单穴组、配穴组 IL-6、TNF-α 含量显著降低；配穴组 IFN-γ 含量显著降低；单穴组与配穴组比较，IL-6、TNF-α 含量显著升高。

（3）结果浅析

传统中医理论认为，恶性肿瘤的基本病理变化为正气内虚，加之气滞、痰凝、血瘀、湿聚、毒聚等诸多病理因素。《医宗必读》曰："积之成也，正气不足，而后邪气踞之。""正气"指的就是机体对多种致病因素的防御和抵抗能力，与西医学的免疫功能有异曲同工之妙。诸多医家结合临床实践及研究，赋予肿瘤发生、发展病机新的内涵。《内经》曰："正气存内，邪不可干；邪之所凑，其气必虚。"也提示了我们正气的存在，就是机体能够抵抗外邪的重要因素，而气的充盈和虚衰，也是机体防御功能强弱的反应，而现代医学的免疫屏障，与自身机体免疫力息息相关，不难得出，气与免疫力存在相当的联系，而气的虚衰，与肿瘤的发生发展关系密切，气血失调，痰、瘀等多种因素可能在身体聚集，就会形成肿瘤。针刺作为一种优秀的中医外治法，有补气调血、化痰除瘀的良好效果。现代研究中，吴赛飞等认为，针灸治疗肿瘤疾病可能不是直接作用于肿瘤，而是作用于整个机体的神经－内分泌－免疫网络，使机体产生抗肿瘤的效应。免疫系统是机体对抗病原体的重要组成部分，主要是通过活化的免疫细胞释放细胞因子和一些重要的活性物质，从而对免疫状态进行调节，这也就是机体对抗病原体的重要机制。本研究也证实针刺能调节肿瘤模型小鼠相关免疫细胞的水平，实验结果表明针刺能够延缓肿瘤细胞生长，可能与调节机体免疫系统相关。研究结果表明，针刺单穴与腧穴配伍在改善肿瘤疾病相关免疫学指标方面具有疗效，且配穴疗效优于单穴。

本研究以骨肉瘤皮下瘤模型小鼠为观察对象，以多模式光学活体成像技术为主要技术手段，通过活体动物成像实时客观观测肿瘤大小的变化，同时应用相关免疫学检测指标，以科学的技术手段、客观的评价标准验证腧穴配伍理论，发现针刺不仅可以延缓骨肉瘤小鼠的肿瘤生长，还可以通过调节骨肉瘤小鼠的免疫细胞和炎症因子的含量变化干预其生长。从长远来看，本研究对于理解针刺治疗肿瘤的全面的、系统的作用具有重要意义。同时可以看出配穴疗效优于单穴，提示腧穴配伍用于治疗复杂性疾病更具优势，但机制还需深入研究。本实验为腧穴配伍优选方案用于肿瘤的治疗提供启示，进一步验证和拓展腧穴配伍优选规律的研究内容。

93. 穴位贴敷对原发性痛经大鼠免疫调节机制的研究

原发性痛经（primary dysmenorrhea，PD）是指在没有盆腔病变情况下的行经疼痛，临床表现为月经期间或行经前后反复发作的痉挛性下腹痛，多伴有坠胀、腰酸、头痛、头晕等。其居高不下的发病率影响着全球 50%～90% 的女性，其中一半将疼痛描述为中至重度，严重影响患者的生活质量。目前，非甾体抗炎药作为临床治疗 PD 的一线药物，可及时止痛，缓解症状。但停药后病情多有复发，且长期使用易引起恶心、呕吐等不良反应。而穴位贴敷作为中医外治法之一，在穴性与药性的双重作用下，由表入里，借药物归经作用以调理脏腑。其途径直接、起效迅速、复发率低及简便安全的个性化诊疗特点在临床治疗中更加凸显。石墨烯暖宫止痛穴位贴治疗 PD 疗效确切且无不良反应。本研究通过建立 PD 大鼠模型，探究石墨烯暖宫止痛穴位贴对模型大鼠免疫功能的影响及治疗 PD 的效应机制，揭示石墨烯暖宫止痛穴位贴通过抑制 TLR4/MyD88/NF-κB p65 介导的炎性信号通路，减少免疫炎性因子的释放，调节 Th1/Th2 的平衡，从而达到治疗 PD 的目的。

（1）研究内容

本实验采用 30 只 SPF 级性成熟雌性 SD 大鼠作为实验动物。实验动物随机分为正常组、模型组和穴贴组，每组各 10 只。除正常组外，模型组与穴贴组均采用苯甲酸雌二醇联合缩宫素的方法复制 PD 大鼠模型。将 1 cm × 1 cm 大小的石墨烯暖宫止痛穴位贴贴于相应穴位。选取大鼠的关元、双侧子宫和三阴交等穴位。自造模第 1 天起，穴贴组大鼠在注射苯甲酸雌二醇后立刻给予石墨烯暖宫止痛穴位贴贴敷干预，正常组与模型组不做贴敷干预，但为保持压力一致，共连续贴敷 10 天，每天 1 次，每次 5 小时。观察大鼠的扭体次数及程度，并检测相关免疫因子和炎性因子等的含量。

（2）实验结果

1）各组大鼠扭体反应结果比较：正常组于缩宫素注射后的 30 分钟内，未见扭体反应；与正常组比较，模型组出现扭体反应，扭体潜伏时间缩短，30 分钟内扭体次数、扭体评分显著升高；与模型组比较，穴贴组大鼠的扭体潜伏时间延长，30 分钟内扭体次数、扭体评分显著降低。

2）各组大鼠血清免疫球蛋白 IgA、IgG 含量比较：与正常组比较，模型组大鼠血清免疫球蛋白 IgA、IgG 含量均显著升高；与模型组比较，穴贴组大鼠血清免疫球蛋白 IgA、IgG 含量均下降。

3）各组大鼠血清 Th1 和 Th2 相关因子含量比较：与正常组比较，模型组大鼠血清 TNF-α、IL-2 和 IFN-γ 含量均显著升高，IL-4 和 IL-10 含量均显著下降；与模型组比较，穴贴组大鼠血清 TNF-α、IL-2 和 IFN-γ 含量均显著下降，IL-4 和 IL-10 含量均显著升高。

4）各组大鼠子宫组织 TLR4、MyD88、NF-κB p65 蛋白相对表达量比较：与正常组比较，模型组大鼠 TLR4、MyD88、NF-κB p65 蛋白表达水平均显著升高；与模型组比较，穴贴组 TLR4、MyD88、NF-κB p65 蛋白表达水平均显著降低。

5）各组大鼠子宫组织 TLR4、MyD88、NF-κB p65 mRNA 相对表达量比较：与正常组比较，模型组大鼠子宫组织 TLR4、MyD88、NF-κB p65 mRNA 相对表达量均显著升高；与模型组比较，穴贴组子宫组织 TLR4、MyD88、NF-κB p65 mRNA 相对表达量均显著降低。

（3）结果浅析

《中医妇科学》将痛经分为气滞血瘀、寒凝血瘀、湿热瘀阻、气血虚弱和肝肾亏损 5 种证型，临床以寒凝血瘀型最为常见。实验选取国家重点研发计划项目专用的石墨烯暖宫止痛穴位贴，其药物大都属于温里、补血和活血化瘀类，具有暖宫散寒、化瘀调经止痛的功效。依照穴位贴敷疗法"理本内治、用本经络、药同内治"的理论依据，本研究采用现代中药提纯技术，加入具有透皮作用的赋形剂，使其药效配合穴位刺激进一步达到药穴合一、协同增效的治疗效果。在传统针刺理论中，腧穴也被作为疾病诊断的反应点和针灸治疗的刺激点。关元、子宫、三阴交作为贴敷的干预穴位，均具有一定的腧穴特异性，为痛经临床治疗常用的经验效穴。中医理论认为，PD 的病位在胞宫，冲任二脉同起于胞宫，冲为血海，任主胞胎，痛经的产生乃由冲任失调、胞宫气血失和所致，因此治疗应以调理冲任为主。肝、脾、肾三经与胞宫联系密切，三阴交是肝、脾、肾三经的交会穴，是循行到腹经脉上远隔调控胞宫的特异性效应腧穴。贴敷三阴交能补肝、调脾、益肾，起到滋阴补阳、通调冲任、恢复胞宫气血的作用，三阴交是临床治疗 PD 的首选穴。关元为任脉与肝、脾、肾三经的交会穴，且"任主胞胎"，肝藏血、主疏泄，脾主生血及统血，肾藏精、主生殖，故关元有温肾壮阳、培补元气之功。"腧穴所在，主治所在"，关元和子宫均位于下腹部，邻近胞宫，位于女性蓄血的主要部位，可疏通病灶局部经络、气血，调节子宫功能。三穴相配，共奏调和冲任、行气活血、调经止痛之功。本实验复制 PD 大鼠模型后，出现较为明显的扭体反应（腹部收缩内凹、臀部抬高、伸展后肢、躯体扭曲），符合 PD 临床特征，模型构建成功。与正常组比较，模型组大鼠的扭体潜伏时间缩短，30 分钟内扭体次数、扭体评分显著升高；与模型组比较，穴贴组大鼠的扭体潜伏时间延长，30 分钟内扭体次数、扭体评分显著降低。石墨烯暖宫穴位贴可有效减少 PD 大鼠的疼痛频率，缓解疼痛程度，改善疼痛状态。

研究发现，PD 患者通常会伴随免疫功能异常和炎性反应的改变。本研究结果显示石墨烯暖宫穴位贴治疗可降低 Th1、Th2 相关因子含量，促进 Th1/Th2 平衡向 Th2 偏移，使 Th1/Th2 失衡得到修复，且能够抑制 IgA 和 IgG 的分泌，调节免疫应答反应，改善 PD 大鼠的免疫功能。同时还可能通过调节 TLR4/MyD88/NF-κB p65 通路抑制大鼠 PD 疾病进展过程中的炎性反应，缓解病理损伤，达到治疗 PD 的目的。

94. 针灸天枢穴对脾虚泄泻大鼠免疫功能、肠道功能的影响

泄泻的病因虽然复杂，但其基本病机变化为脾胃受损，湿困脾土，肠道功能失调，病变部位在肠腑，脾失健运是关键。脾虚泄泻属现代医学慢性腹泻范畴，为消化系统临床常见病证。《景岳全书·泄泻》云"泄泻之本，无不由于脾胃"，指出脾胃之气受损是脾虚泄泻发生的根源所在。《素问·阴阳应象大论》云"湿盛则濡泄"，《素问·宣明五气》曰"大肠、小肠为泄"，说明脾气受伤则清阳不升，易生泄泻。其病位虽在肠腑，但与胃经有着密切的关系。中医学认为"脾为之卫""四季脾旺不受邪""内伤脾胃，乃伤其气"，也充分说明了脾胃的重要生理功能和脾虚证的发病机制。

天枢为足阳明胃经腧穴、大肠募穴，灸之能调肠胃、助运化而治便溏。古今文献和临床研究都表明，天枢是治疗消化系统疾病的主穴，且临床疗效确切。《针方六集·卷之二·开蒙集》云："天枢，足阳明脉气所发，阳明居中土也，万物之母，五脏百骸莫不受其气而母之，故虚损者宜取天枢，刺而灼之可也。"结合多年来针灸天枢治疗脾虚泄泻的临床经验，采用传统的针灸

方法，研究针灸天枢对脾虚泄泻模型大鼠肠道局部免疫功能及肠道功能的影响，以探讨针灸天枢治疗脾虚泄泻的作用机制。

（1）研究内容

本实验采用雄性 Wistar 大鼠 32 只，随机分为空白对照组、模型对照组、针灸治疗组、单纯针刺组，每组 8 只。模型对照组、针灸治疗组、单纯针刺组 3 组每日用利血平 0.2 mL/kg 腹腔注射，隔日用 100% 大黄提取液 6 mL/kg 灌胃造模，模型对照组在造模期间每日给予等量生理盐水腹腔注射，隔日用生理盐水灌胃。治疗方法上，针灸治疗组针灸大鼠双侧天枢，留针 10 分钟，配合雀啄灸，频率为 25 次/分钟，每穴各灸 5 分钟，每次治疗时间为 20 分钟，每天 1 次，共治疗 15 天。单纯针刺组单纯针刺，取穴同针灸治疗组，每次留针 20 分钟，每天 1 次，共治疗 15 天。治疗结束后对 4 组大鼠进行 T 细胞亚群检测和肠黏膜组织 SIgA（分泌型免疫球蛋白 A）含量检测，以及尿中淀粉酶活性、尿中 D－木糖排泄率的检测。

（2）实验结果

1）对免疫功能的影响：模型对照组大鼠外周血中 CD3、CD4 和 CD8 细胞减少，以 CD4 细胞减少明显，导致 CD4/CD8 比值明显降低，治疗组的 SIgA 分泌增多，而针灸合用要优于单纯针刺疗法。

2）对肠道功能的影响：模型对照组、针灸治疗组、单纯针刺组粪便中 SIgA 含量明显低于空白对照组，模型对照组大鼠自然恢复结果不明显，针灸治疗组、单纯针刺组经治疗后，较治疗前均有显著升高，且针灸治疗组优于单纯针刺组。针灸治疗组治疗 3 次时腹泻开始好转，优于单纯针刺组治疗 6 次时腹泻开始好转，表明针灸治疗的起效更快。

（3）结果浅析

脾虚泄泻多为脾气损伤，清阳不得升发，脾失健运，导致湿

针医百论（第2版）

阻中焦，湿邪困脾，水湿蕴积于肠道，使肠道泌别、传导失司，清浊不分，混杂而下，故大便时溏时泄，或完谷不化。因此，脾虚泄泻的病变脏腑与脾、胃、胰、大小肠皆有关。泄泻的病因虽然复杂，但其基本病机变化为脾胃受损，湿困脾土，肠道功能失调，病变部位在肠腑，脾失健运是关键。中医学中所论述的"脾"是一个功能性概念，是以消化系统功能为主体表现，同时还涉及血液、泌尿、免疫、能量代谢、内分泌、自主神经、肌肉等生理功能。"脾为之卫""四季脾旺不受邪""内伤脾胃，乃伤其气"等论述，说明脾胃的一项重要生理和病理功能是防病和致病，表明"脾"的功能旺盛是保证机体健康的重要因素，脾与机体防御机能密切相关。研究发现在脾虚患者及动物模型的机体变化中，细胞免疫、体液免疫、局部免疫功能均呈低下状态。脾虚泄泻的发病机制与免疫调节有关，而消化系统的免疫作用主要通过小肠的免疫来实现。小肠的免疫功能也参与了全身性免疫的调节，因而，当小肠免疫功能失调时可引起消化道甚至全身性的疾病。故本研究以肠道局部免疫功能为切入点，对脾虚泄泻模型大鼠进行研究，从而探讨针灸天枢穴治疗脾虚泄泻的机制。

近年来中医针灸疗法治疗消化系统疾病的研究颇受重视。针灸作为一种传统的外治法治疗脾虚泄泻有很多的临床报道，且疗效确切。天枢属足阳明胃经，属胃络脾，为大肠募穴，主治肠胃疾病、妇科疾病、泌尿系统疾病等。天枢能调肠腑，理气滞，加以艾灸可以起到"灸以补虚"的作用。因此，针灸天枢更能发挥该穴对胃肠功能的调节作用。从神经解剖学角度也可看出天枢穴区神经支配与胃肠所属神经节段基本一致，并与肠神经系统有密切的关系。《针方六集·卷之二·开蒙集》曰："天枢，足阳明脉气所发，阳明居中土也，万物之母，五脏百骸莫不受其气而母之，故虚损者宜取天枢，刺而灼之可也。"天枢灸之能调肠胃之虚寒，助运化而治便溏，特别是其能够治疗"脾泻"和"补一切虚损"的论述，反映了天枢对人体消化系统的免疫调节作用。

通过本研究我们发现针灸天枢治疗脾虚泄泻的作用机制之一是通过调节低下的免疫功能，尤其是肠道局部免疫功能来实现的，提示针灸天枢对提高肠道吸收功能与肠道局部免疫功能明显，提高肠道局部免疫功能对治疗脾虚导致的泄泻具有重要意义。

95. 针刺对实验性糖尿病心肌病大鼠肿瘤坏死因子－α调节作用的研究

糖尿病心肌病是糖尿病引起心脏微血管病变和心肌代谢紊乱所致的心肌广泛性或局灶性坏死的一种病症。本病早期通常表现为以心肌顺应性降低、舒张期充盈受阻为主的舒张功能不全，晚期以收缩功能不全为主，易发生充血性心力衰竭。目前针刺治疗糖尿病心肌病疗效确切，但其作用机制尚未明确。本实验通过针刺方法治疗实验性糖尿病心肌病大鼠，观察其一般状态、血糖、TNF-α 的变化，观察心肌超微结构的改变，探讨 TNF-α 在糖尿病心肌病发生、发展中的作用，旨在进一步分析发病机制及针刺治疗的原理。

（1）研究内容

实验选用 8 周龄雄性 Wistar 大鼠 60 只，随机分为对照组（8只）和链脲佐菌素（STZ）预处理组（52 只）。将 52 只大鼠单次腹腔注射 STZ 55 mg/kg，对照组仅腹腔注射等体积的上述缓冲液。注射 STZ 72 小时后，剪尾尖采血测空腹血糖并同时测尿糖，将以上 STZ 处理后的大鼠随机分为模型组、针刺治疗组、依那普利治疗组，每组 14 只大鼠。对照组、模型组灌服等体积饮用水；依那普利治疗组每日上午根据大鼠体重灌服依那普利。针刺治疗组取穴肺俞、脾俞、肾俞、三阴交、内关、胃脘下俞，直刺

5 mm，采用平补平泻手法，每日 1 次，每次 15 分钟，连续 12 周。对所有实验对象进行一般性观察、血糖监测、心肌超微结构观察、TNF-α 检测。

（2）实验结果

在 12 周的实验过程中，对照组大鼠精神状态良好，反应、行动正常，无死亡。模型组大鼠体态肥胖、嗜睡、少动，造模成功后，逐渐出现多饮、多食、多尿等疾病状态，病程中死亡 5 只。针刺治疗组大鼠精神状况稍差，反应略迟钝，毛色较正常组差，无光泽，但优于模型组，病程中死亡 4 只，依那普利治疗组精神状况差，反应迟钝，毛色较差，无光泽，死亡 6 只。

从血糖变化情况看，模型组、针刺治疗组、依那普利治疗组与正常组比较，均有极显著性差异。依那普利治疗组与模型组的空腹血糖远高于正常组，针刺治疗组空腹血糖介于依那普利治疗组、模型组和对照组之间。

实验后各组大鼠 TNF-α 变化呈现出模型组 > 针刺治疗组 > 依那普利治疗组 > 对照组的情况。

从心肌组织超微结构变化的角度进行观察发现，对照组心肌纤维排列整齐，心肌细胞结构正常，间隙无增宽，肌纤维无断裂；模型组心肌纤维排列紊乱，细胞间隙增大，细胞肥大、扭曲，肌纤维排列紊乱，伴炎性浸润；针刺治疗组、依那普利治疗组大鼠的心肌纤维排列稍紊乱，间隙无增宽，肌纤维无断裂，均较模型组明显改善。

（3）结果浅析

糖尿病属中医"消渴"病范畴，为气阴两虚、心脉瘀阻的本虚标实证；日久不愈，脏腑亏损，气血阴阳不足，为糖尿病性心脏病的病理基础；而虚瘀相兼，痰气互阻，寒热错杂为糖尿病性心脏病的病机。因此，糖尿病久病致瘀而成糖尿病性心肌病。从现代医学角度看，心脏既是 TNF-α 产生的主要场所，又是

TNF-α 作用的主要靶器官。现代临床研究证明 TNF-α 的表达异常在早期糖尿病心肌病的发生、发展过程中有重要作用，是参与心肌重塑的重要炎症因子，进而说明糖尿病心肌病的发病机制与细胞因子 TNF-α 分泌异常有关。本实验结合糖尿病性心肌病的实验研究及病机特点，针刺肺俞、脾俞、肾俞以调节肺、脾、肾三脏功能；三阴交调补肝、脾、肾三经的气血；内关通于阴维脉，可加强表里心包经与三焦经的联系，沟通心包经与三焦经的经气，调心安神；胃脘下俞为治疗糖尿病的经验效穴，共同起到调气养血、补虚化瘀的作用。

本实验研究结果表明，针刺能够降低 TNF-α 的表达水平，改善心肌的纤维组织结构，从而起到防治糖尿病心肌病的作用。以此推测，针刺对心肌炎性因子可能具有向愈性调节作用，从而对心脏起到保护作用；其机制可能是针刺后，糖尿病心肌病大鼠心肌中 TNF-α 得以调节，从而改善了心肌纤维组织结构，初步为临床上应用针灸防治糖尿病性心肌病，保护心肌细胞结构和功能提供科学依据。

96. 大鼠"合谷"穴区相关感觉和运动神经元中降钙素基因相关肽的表达

合谷作为手阳明大肠经的原穴是针灸临床上最常用的穴位之一，近年来，在实验研究中一直受关注。虽然以往的研究已经初步揭示了合谷穴与神经系统的规律性联系，但是对与合谷相关神经元化学特征的研究还很少。降钙素基因相关肽（calcitonin gene related peptide，CGRP）是一种多功能生物活性肽，广泛分布在外周和中枢神经系统，而 CGRP 的变化经常作为重要的生化指标反映疼痛的程度和评价不同镇痛方法对疼痛的调节作用。针灸作为经典的外治方法，其镇痛效果已经被大量的临床实践所证实。虽然实验研究表明针灸在镇痛过程中对体内 CGRP 的水平具有调节作用，但是针灸调节 CGRP 变化的作用途径还有待进一步阐明。本研究以大鼠合谷穴为切入点，采用荧光素 594 结合霍乱毒素亚单位 B（AF594-CTB）示踪技术确定与合谷穴区相关的感觉和运动神经元的分布，并结合荧光免疫组织化学技术揭示这些神经元的化学特征，以期从外周到中枢深入了解针刺合谷穴的作用途径和生物学机制。

（1）实验内容

选用清洁级成年雄性大鼠 4 只，进入麻醉状态后，将 AF594-CTB 溶液注入大鼠"合谷"穴区。3 天后对大鼠经心脏进行灌流。取 C1 ~ T5 的脊髓和双侧脊神经节，固定保存后切片。对示踪和荧光免疫染色标记的神经元采用尼康光学图像分析仪进行观察和拍照。

（2）实验结果

所有 AF594-CTB 标记的神经元均出现在示踪剂注入侧的脊神经节和脊髓前角。所标记的感觉神经元以 C7 脊神经节为中心分布在 C5 ~ T1 的脊神经节中，其中 72.5% 表现为 CGRP 阳性；所标记的运动神经元以 C8 节段为中心分布在 C6 ~ T1 脊髓前角的后外侧部，全部表现为 CGRP 阳性。

AF594-CTB 标记的感觉和运动神经元：所有实验大鼠的示踪剂注入一侧的颈、胸部脊神经节和脊髓且均被标注，AF594-CTB 标记神经元呈红色，CGRP 阳性标记呈绿色，由二者共同标记的神经元为黄色。与"合谷"穴区相关的感觉神经元以 C7 脊神经节为中心分布在 C5 ~ T1 的脊神经节中，其数量依次为 C7 > C8 > C6 > T1 > C5。与"合谷"穴区相关的运动神经元以 C8 脊髓节段为中心分布在 C6 ~ T1 的脊髓前角后外侧部。其包含 α 运动神经元和 γ 运动神经元，在 112 个运动神经元中它们分别占 83.9% 和 16.1% 。

CGRP 标记的感觉和运动神经元及跨神经节纤维投射：

CGRP 阳性感觉神经元广泛分布在两侧的脊神经节中，以中、小型脊神经节细胞为主。CGRP 阳性运动神经元呈对称性分布在脊髓前角。同时可见 CGRP 阳性神经纤维投射呈对称性集中分布在脊髓后角的 1~2 层，并散在分布于 3~4 层。大部分 AF594-CTB 标记的感觉神经元呈 CGRP 阳性表达。在计数的 200 个被 AF594-CTB 标记的感觉神经元中，有 147 个呈 CGRP 阳性表达，占总数的 73.5%。在脊髓前角，所有 AF594-CTB 标记的运动神经元均表现为 CGRP 阳性。

（3）结果浅析

CGRP 广泛存在于支配合谷穴区的感觉和运动神经元中，提示针刺合谷穴可能会通过这些神经元对 CGRP 发挥调节作用。本项研究有效地将神经示踪技术与荧光免疫组织化学技术结合运用于针灸形态学研究。它不仅揭示了与合谷穴区相关的感觉和运动神经元在脊神经节和脊髓的分布特征，而且进一步明确了这些神经元所具有的特定化学表达。最近的研究表明，AF594-CTB 神经示踪技术以其高敏感、荧光持久和激发光集中等特征已经成为在针灸形态学研究中追踪穴位相关神经元的有效方法。本研究不仅又一次验证了 AF594-CTB 良好的神经元标记效果，而且将其与 CGRP 荧光免疫组织化学技术结合使用，同样标记出清晰的双标记神经元，进而提示 AF594-CTB 示踪技术也能与其他类抗原物质结合用于研究穴位相关神经元的特定化学特征。从方法学上来看，二者配合使用可能成为今后针灸形态学研究的重要手段。

合谷首见于《灵枢·本输》，有"合谷，在大指歧骨之间，为原"的记载。合，会聚、交会，肉之大会为谷，合谷穴在大指次指间凹隙中为"谷"，二间穴（别名间谷）三间穴（别名少谷）来交会，名为"合谷"。其属于手阳明大肠经，手阳明大肠经多气多血，合谷是其原穴，是多气多血之经的气血汇聚处，对气血的控制和调整具有很大的影响。其功效多为舒筋活络、温经止痛、调和气血、安神镇定等。对于头面部疾病，以及气血不充、气滞血瘀的相关疾病都有很好的疗效。《针灸大成·玉龙歌》云："头面纵有诸样症，一针合谷效通神。"就是对合谷治疗头面部病证疗效的肯定。其对面部、头部疾病的疗效，多与其相关的神经传导关系密切。合谷穴位电刺激可归类于疼痛类伤害刺激，主要以相应脊髓节段背角激活为主，疼痛信号经后根神经节中的神经元传入脊髓背角，传入的神经纤维在脊髓后索分为长的升支、短的降支及侧支，升支上行入脑，降支及侧支构成联合神经元，相邻脊髓节段即通过联合神经元呈不同程度的激活。所以，相应的治疗效果也在此通路中体现。现代研究表明，针刺合谷后的脑 fMRI 研究显示，电针刺激合谷能激活额下回、颞上回、尾状核（纹状体的一部分）等不同的脑区，这更加肯定地证实了刺激外周的合谷能介导中枢神经系统相关脑区的活性。本研究综合运用 AF594-CTB 示踪技术和 CGRP 免疫荧光组织化学技术成功地揭示了与大鼠"合谷"穴区相关的感觉和运动神经元的分布特征及其特定的化学表达。这些结果为我们从神经通路和神经化学表达方面深入研究针灸效应的神经生物学机制提供了重要的形态学依据。

97. "醒神益气针法"对局灶性脑梗死大鼠的作用

王富春教授经过数年临床经验总结以及深厚的中医理论基础与对中风病的潜心研究，提出"醒神益气针法"治疗中风偏瘫，疗效显著。该法以百会穴、足三里穴及内关穴为主穴。

（1）研究内容

实验用纯系 Wistar 大鼠，雌雄不限，体重 200～300 g，全部实验用大鼠均由长春市高新技术开发区动物繁殖中心提供。术后随机分组，每 24 只为一组，分为"醒神益气针法"组（A 组）和模型组（B 组），两组各分成 4 个时间点，分别为 6 小时、24

小时、3 天、7 天。正常对照组（C 组）取 6 只作为对照。实验动物以 10% 的水合氯醛（0.32 mL/100 g）腹腔麻醉后，仰卧固定于手术台上，颈部正中切开皮肤及浅筋膜，钝性分离胸锁乳突肌与胸骨舌骨肌，暴露颈总动脉（CCA）与迷走神经，在颈总动脉近心端结扎，结扎颈外动脉（ECA）主干，用双极电凝器电凝联系颈外动脉与颈内动脉（ICA）之间的动脉分支，在颈内动脉穿线备用，在颈总动脉结扎的上端距离颈总动脉分叉处剪一小口，用制备好的鱼线沿颈总动脉插入颈内动脉，当到达指定长度，即（18.50 ± 0.50）mm 时结扎颈内动脉。线栓尾端留 0.20 mm 于 ECA 切口处，最后消毒、缝合皮肤。造成左侧大脑中动脉供血区永久性局灶性缺血。在插线的过程中要注意手感，当遇到阻力时，不要用蛮劲插入，当鱼线弯曲时要更换，手法要轻柔、迅速，按照动物的体重和营养情况选择不同直径的栓线，动物清醒后，观察大鼠的行为和神经症状。

神经病学评分参照 Zea Longa 等的 5 分制评分标准，分别于大鼠术后 6 h、24 h、3 天、7 天进行评分：0 分，无神经损伤症状；1 分，不能完全伸展对侧前爪；2 分，向外侧转圈；3 分，向对侧倾倒；4 分，不能自发行走，意识丧失。累积 1 分以上即为成功模型。动物醒后观察缺血 6 小时、24 小时、3 天、7 天动物的神经功能丧失程度。

正常对照组、模型组和治疗组在 1 天、3 天、7 天、14 天观察时间点对大鼠断头取脑，置于 −20 ℃冰箱固定 15 分钟，间隔 2 mm，连续做冠状切片，置于 2% TTC-PBS（pH 7.4）溶液中，37 ℃恒温避光孵育 30 分钟，正常组织染成红色，梗塞灶染成白色，拍照并用图像分析仪计算出脑片上梗塞灶体积与大脑半球体积的百分比。各脑片梗死面积之和乘以脑片厚度为总的梗死体积。组间比较采用单因素方差分析。组间两两比较采用 t 检验。

（2）实验结果

在神经病学评分方面：正常对照组神经病学评分为 0，缺血 6 小时组、24 小时组、3 天组、7 天组，随着缺血时间延长，神经病学评分逐渐升高。在梗死体积方面：经 TTC 染色显示 MCAO 缺血梗死灶位于左侧额、顶、颞叶皮层及新纹状体外侧部，正常对照组无梗死灶，通过对缺血 6 小时、24 小时、3 天、7 天四组比较，24 小时内随缺血时间的延长，梗死灶体积占大脑半球的百分比逐渐增大，之后，逐渐减小。在病理形态学方面，肉眼可见右侧大脑表面呈不同程度的突起、苍白等脑水肿征象，1 只大鼠脑梗死灶表面有淡褐色小出血点。

光镜下可见正常对照组：神经细胞的数量、形态及分布正常。缺血 6 小时组：中心区可见明显组织稀疏，神经细胞明显脱失、呈急性缺血性改变，神经细胞变形、深染，细胞周围空泡变，三角形固缩神经元也明显增多，半影区神经细胞缺血改变加重，散在嗜伊红细胞出现，可见明显的缺血小区，小区间可见正常组织，并可见胶质细胞浸润。缺血 24 小时组：中心区淡染脑组织稀疏明显重于缺血 6 小时组，神经元脱失更加明显，细胞周围大空泡变，神经细胞变形，核固缩、核碎裂、核溶解，并失去完整结构，并有大量细胞残骸，半影区范围明显缩小，胶质细胞浸润较明显。缺血 3 天组：神经细胞变形明显，形成三角形或不规则形，核碎裂，失去正常的完整结构，顶树突延长，可见胶质细胞增生、浸润，周围水肿明显。缺血 7 天组：神经细胞变性坏死，形成软化灶，失去正常的结构，可见胶质细胞增生明显。经过电针治疗后，大鼠上述指标均较治疗前有所好转。

（3）结果浅析

缺血性脑血管病一直是国内外研究的热点，是严重危害人类生命健康的主要疾病。在脑梗死中，大脑中动脉（MCA）供血区是多发部位，约占 60%，因此对 MCA 研究具有极其重要的意

针灸效应

义。国内外对大鼠 MCA 局灶性脑缺血动物模型进行了大量研究，在所有 MCA 模型中，由于血管内线栓阻断法缺血部位恒定，可进行再灌注，并能模拟人类局灶性脑缺血的不同状态，对缺血及再灌注时间能进行准确控制，便于分析神经细胞对缺血的敏感性和耐受性，便于评价再灌注作用及治疗时间窗的选择。另外该模型无须开颅，具有术中不引起血压、体温的变化，对全身影响小等优点。

本实验主要采用颈内动脉线栓法制备大鼠大脑中动脉永久栓塞动物模型，并从多方面指标去评价本法的可行性、可靠性，为脑中风的基础和临床研究奠定基础。行为学指标观察，栓塞后的大鼠表现出明显的偏瘫症状，身体倾斜，爬行旋转，与文献记载相一致。TTC 染色是评价脑梗死的最直接有意义的指标之一，不仅可判断梗死的成功与否，也可定量观察，测定梗死区域的大小。本实验研究以颈总、颈外动脉结扎，颈内动脉线栓法阻断大鼠大脑中动脉成功制备出永久性局灶性脑梗死动物模型，具有以下特点：①操作简单、快速，对动物损伤小，操作时只需分离颈总动脉、颈外动脉、颈内动脉，结扎颈总动脉与颈外动脉，线栓直接从颈总动脉进入颈内动脉，无须拐弯，所以避免了插入过程中误入其它动脉造成损伤，初学者很容易操作；②线栓处理简便经济实用，由于线栓前端经过处理变得钝圆，减少了对血管的损伤；③重复性好，结果稳定，本研究手术方法简便易行，栓线插入顺利，梗塞区域恒定，成功率高达 95%，并且可用于定性定量研究；④对动物损伤小，所以动物死亡率较低，恢复过程较快，减少经费的浪费；⑤缺点是本实验与 Watson BD 的模型相比较，模拟人类脑血栓形成的动态过程较差。

本研究将针刺引入中风偏瘫康复治疗中，可见针刺在实践中重复性好、简便、易行，对于目前中风偏瘫治疗不失为一种好的尝试。

98. 针刺对过敏性哮喘大鼠气道阻力和肺顺应性影响的研究

支气管哮喘在临床中属于常见的呼吸内科疾病，常反复发作，影响患者的身心健康。目前，在临床上对于支气管哮喘予以西医常规治疗，但效果不佳。支气管哮喘归属于中医学"哮病""喘证"范畴，主要是由先天不足、后天失调、机体虚弱等导致患者不能适应外界气候环境变化，从而易受到外邪侵袭，致使肺功能受损而成。如果本病反复发作，则会波及脾肾。在中医治疗中根据"急则治其标，缓则治其本"的基本原则，无论是在疾病的缓解期还是发作期，采用针灸治疗的效果均可观，且安全性较高。本实验观察了针刺对过敏性哮喘大鼠气道阻力和肺顺应性的影响，从而探讨针刺治疗哮喘的作用机制。

（1）研究内容

选择雄性 SD 大鼠 40 只，随机分成 5 组，每组 8 只，即空白对照组、哮喘模型组、哮喘模型对照组（NS 对照组：腹腔注射 1.5 mL 生理盐水，2 周后以等量生理盐水静脉注射）、哮喘模型针刺组、哮喘模型捆绑组（自造模之日起，隔日捆绑 1 次，每次 20 分钟，共捆绑 7 次）。

针刺取穴大椎、肺俞、风门，留针 20 分钟，每隔 5 分钟行针 1 次，隔日针刺 1 次，共 7 次。实验后通过 SMUP-B 型生物信号处理系统自动记录气道阻力（R）和肺顺应性（C）。每只大鼠手术结束后休息 20 分钟，之后连续记录 R、C，共记录 30 分钟。

（2）实验结果

针刺对哮喘大鼠气道阻力的影响：同等时间内，哮喘模型捆绑组阻力大于哮喘模型针刺组，且两组均明显小于哮喘模型组。哮喘模型组、哮喘模型针刺组、哮喘模型捆绑组之间气道阻力差在 3~5 分钟达到最大，5~8 分钟差值减少，9 分钟后气道阻力趋同。

针刺对哮喘大鼠肺顺应性的影响：哮喘模型针刺组的肺顺应性明显增加，且增加幅度较为平滑，且在采取行针手法时肺顺应性会进一步提高；哮喘模型捆绑组相较于哮喘模型组有一定改善，但不如哮喘模型针刺组。

（3）结果浅析

支气管哮喘属中医学"哮病""喘证"范畴。哮病具有反复发作的特点，常伴有哮鸣音，严重者甚至不能平卧。中医认为哮病的发生是体内本有宿邪，受外界因素诱发所致。外感因素包括六淫侵袭、饮食不节、情志不畅、劳倦体虚等。宿邪与外因搏结于肺，使肺的宣发肃降功能失司，继而发病。气机升降出入，枢纽在咽喉，内邪外感交互于喉，咽失通畅，故该病喉中易出现喘鸣。《证治汇补·哮病》云："哮即痰喘之久搏击有声，发为哮病。"总结出哮病病机为本虚标实，体弱久病为本虚，外感邪气侵袭，搏结于上为标实。肺为气机转运之所，受病日久将会波及其他脏腑，临床上肺肾气虚、脾肾两虚等脏腑合并为病较为多见。故治疗当以宣肺化痰，疏利气机，兼以健脾益肾。针刺选取大椎、风门、肺俞，盖以肺俞乃肺脏精气赖以转输流注、出入于体表之所在，通治肺经的内伤外感，对喘咳上逆、胸满气短等症有明显功效；大椎位于督脉，乃手足三阳经之交会，周身阳气之所聚，阳者主卫主表，故具有疏风散寒、解表通阳平喘之效；风门系足太阳膀胱经和督脉之交会，为外邪侵入体内的门户，有散寒平喘、调理肺气之功。故诸穴合用，可宣肺化痰、疏利气机，取得较为满意的疗效。

针灸对过敏性哮喘有良好的治疗作用，早已为临床实践所证明。动物研究结果显示，针刺对卵蛋白激发的过敏性哮喘大鼠的气道阻力有明显的抑制作用，对肺顺应性有明显的增加作用，表明针刺能改善哮喘模型的肺功能，这与临床观察结果基本符合。

此外实验中还观察到捆绑处理对大鼠哮喘模型亦有明显的影响，其对气道阻力的抑制与针刺对大鼠哮喘模型气道阻力的抑制基本一致，这可能与较长时间束缚应激在正常大鼠体内产生的免疫抑制因子，抑制了速发哮喘反应有关。可见，针刺治疗过敏性哮喘是从降低气道阻力、增加肺顺应性，从而改善肺功能而发挥治疗作用的，为针刺治疗过敏性哮喘提供了一定科学依据。

99. 长蛇灸对阳虚体质者血清促肾上腺皮质激素及皮质醇的研究

中医将人体分为平和质、气虚质、阳虚质、阴虚质、痰湿质、湿热质、血瘀质、气郁质、特禀质 9 种体质，其中阳虚质是人群中较为常见的体质之一，占中国人口比例的 9.04%。阳虚质是因阳气不足而出现疲倦畏冷、四肢冰冷、少气懒言、嗜睡乏力等一系列以虚寒现象为主要特征的体质状态。目前大量研究表明，阳虚质的形成与下丘脑－垂体－肾上腺轴功能异常有一定的关联性。本研究在前期研究基础上，进一步观察长蛇灸疗法对阳虚体质质量分数及血清促肾上腺皮质激素（adrenocorticotropic hormone，ACTH）及皮质醇（corticosteroids，CORT）含量的影响，探讨长蛇灸疗法改善阳虚质的部分机制。

（1）研究内容

将 90 例阳虚质受试者，随机分为长蛇灸组和阳虚对照组，每组 45 例。另收集平和质者 45 例作为对照组。长蛇灸组常规消毒后，沿脊柱自上而下涂抹姜汁如条状，在大椎至腰俞之间放置特制的长蛇灸灸架，灸架内铺厚约 1 cm 的生姜渣，并铺上乌梢蛇脊背状的长蛇形艾炷，点燃艾炷，共灸 3 壮。治疗完毕嘱受试者适当饮用温开水。每周灸 1 次，4 次为 1 个疗程，共治疗 3 个疗程。观察治疗前、治疗结束时及治疗结束 6 个月的阳虚质量表评分并记录相应分数，并运用放射免疫法检测患者血清 ACTH 及

CORT 含量。

（2）实验结果

三组受试者不同时点阳虚质量表评分比较发现：与治疗前比较，长蛇灸组治疗结束后阳虚质量表评分明显降低；治疗结束6个月，长蛇灸组、阳虚对照组、平和对照组阳虚质量表评分与本组治疗结束时相比差异不大。长蛇灸组治疗前阳虚质量表评分明显高于平和对照组，阳虚对照组治疗前、治疗结束时、治疗结束6个月阳虚质量表评分明显高于平和对照组。提示长蛇灸可以即刻改善阳虚质的体质状态，还存在一定的远期疗效。

三组受试者不同时点血清 ACTH 含量比较发现：与治疗前比较，长蛇灸组治疗结束时、治疗结束6个月血清 ACTH 含量明显升高。长蛇灸组及阳虚对照组治疗前血清 ACTH 含量明显低于平和对照组；阳虚对照组治疗结束时血清 ACTH 含量明显低于平和对照组。长蛇灸组、阳虚对照组及平和对照组治疗结束6个月血清 ACTH 含量与治疗结束时相差不大。提示长蛇灸可以显著提高阳虚体质者血清 ACTH 含量。

三组受试者不同时点血清 CORT 含量比较发现：与治疗前比较，长蛇灸组治疗结束时、治疗结束6个月血清 CORT 含量明显升高。长蛇灸组及阳虚对照组治疗前血清 CORT 含量明显低于平和对照组；阳虚对照组治疗结束时、治疗结束6个月血清 CORT 含量明显低于平和对照组。长蛇灸组、阳虚对照组及平和对照组治疗结束6个月血清 CORT 含量与治疗结束时相差不大。提示长蛇灸可以显著提高阳虚体质者血清 CORT 含量。

（3）结果浅析

阳虚质是以阳气虚弱为主的体质状态，是许多疾病产生的体质基础。人体阳气有温煦皮肤腠理之功，阳虚质由于阳气亏虚而影响腠理的卫外防御功能，外邪便可轻易侵入人体而发病。《景岳全书》中提到"禀赋素弱，多有阳衰阴盛者……其证则未冷先寒，或手足清厥……或脾胃不健，或肚腹不实，或小水频数，或阳道不壮……是皆阳虚生寒也"。表明素体偏弱多与阳气虚相关，且阳虚生寒，相应症状与寒邪关系密切。《内经》载："阳气者，精则养神，柔则养筋。"说明阳气充盛，人体精、气、神相合，精神旺盛；若阳气不足，则精神不振、疲劳倦怠，同时因寒而出现筋脉关节僵硬、疼痛等症状。阳虚质病因较为复杂，其病机总属阳气不足、阳虚生寒，故改善阳虚质当以温补之法。鉴于此，本研究以"温阳散寒"作为改善阳虚质的治疗法则，在督脉上施以长蛇灸，以振奋人体之阳气，改善阳虚质。

长蛇灸属于灸法的一种，又称督脉灸。大量临床研究表明艾灸是振奋人体阳气，温阳散寒的有效干预方法。施灸部位一般选用背部督脉及膀胱经脾俞穴至肾俞穴的部分，督脉总管一身之阳气，能够调节诸阳经的气血运行，振奋阳气，是阳脉之海。督脉循行"贯脊属肾""入循膂络肾"，与肾的关系密切。肾为全身阳气的根本，肾中元阳激发推动、温煦作用的正常发挥，保证了机体五脏六腑及各个组织器官功能的正常运行。此外，督脉循行"入络于脑""上贯心"，督脉与心、脑关系密切。"脑为元神之府""心主神明"。因此，失眠、健忘和困倦嗜睡等也大多可认为与督脉有紧密的关联。在督脉、膀胱经从脾俞穴至肾俞穴部位施灸，达到调补肾阳、温运脾阳的目的，使脏腑功能恢复正常，阳虚改善，身强体健。长蛇灸不仅利用了艾灸的温热之性，而且督脉为阳脉之海，同时结合了生姜可发汗解表、温中止呕，助阳散寒的药性，因而对阳虚质者有着显著的疗效。

本研究通过观察长蛇灸对阳虚质者的影响，发现该体质者的血清 ACTH 及 CORT 较平和体质者低，这一研究结果与上述研究结果一致。经过 3 个疗程的长蛇灸治疗后发现，阳虚体质者血清 ACTH 及 CORT 含量与治疗前比较显著升高，表明长蛇灸可能通过影响下丘脑－垂体－肾上腺轴的功能，改善阳虚质者的症状。

100. "补虚化瘀"针法对骨质疏松模型大鼠Ⅳ型胶原 mRNA 的影响

骨质疏松分为原发性骨质疏松、继发性骨质疏松和特发性骨质疏松 3 类。近 10 年来针灸在该病的治疗上充分体现了操作简便、易于接受、无不良反应的特色，在提高骨密度、改善衰老症状、缓解骨痛、促进骨折愈合等方面显示了它的独特疗效。本研究主要采用双侧卵巢切除术成功复制了骨质疏松大鼠模型，以雌激素做对照药物，运用王富春教授"补虚化瘀"针法取穴治疗，深入研究针灸治疗骨质疏松的作用机制。

（1）研究内容

实验以 8 月龄雌性未孕 Wistar 大鼠为研究对象，随机分为 5 组，其中 4 组做去势手术，1 组做假手术。在去势手术完成第 3 个月后，对 40 只去势大鼠按体重随机分为假手术组、模型组、针刺组、针刺加雌激素组、雌激素组。电针治疗选取大椎、大杼、脾俞、肾俞、命门、足三里、悬钟等穴位。每穴直刺 0.1 ～ 0.2 寸，施捻转补法进针，得气后在肾俞和脾俞、足三里和悬钟加电针，以针柄微颤为度，每次持续 20 分钟，10 次为 1 个疗程，疗程间休息 4 天，共治疗 6 个疗程。雌激素治疗则是肌内注射苯甲酸雌二醇（0.3 mg/kg），每周 2 次，共治疗 12 周。实验结束后检测骨的形态计量学、骨密度、Ⅳ型胶原蛋白含量。

（2）实验结果

①骨的形态计量学检测情况：与模型组相比，假手术组骨小梁面积、骨小梁体积、骨小梁平均厚度增大，针刺组、针刺加雌激素组、雌激素组骨小梁面积、骨小梁体积、骨小梁平均厚度显著增大。

②骨密度检测情况：与假手术组相比，模型组、针刺组、针刺加雌激素组、雌激素组在去势 3 个月后，骨密度水平显著降

低；与模型组相比，假手术组、针刺组、针刺加雌激素组、雌激素组在治疗3个月后，骨密度水平显著上升；其中假手术组、模型组治疗前后差异较大。

③Ⅳ型胶原蛋白检测情况：Ⅳ型胶原 mRNA 在成骨细胞中表达明显。治疗组与模型组相比，Ⅳ型胶原 mRNA 的成骨细胞数目增多，反映信号增强。

（3）结果浅析

"补虚化瘀"针法是王富春教授依据其深厚的理论基础结合多年来的临床经验，总结出来的临床疗效较为可靠的治疗原发性骨质疏松的针灸大法。本法从脏腑辨证、气血辨证、八纲辨证等多角度，证实了本病"多虚多瘀"的致病特点，确立了"补虚化瘀"的治疗原则。补肾壮骨以填精壮元阳，健脾益胃以温中养气血，活血化瘀以通经散瘀邪。合而用之，有助于增强脏腑的功能，改善筋骨的濡养，提高机体的功能活性。正如《素问·至真要大论》所言："谨守其机，各司其属，有者求之，无者求之，盛者责之，虚者责之，必先五脏……而致和平，此之谓也。"此治则充分体现了中医理论中治病求本、标本兼治的原则。

肾俞、脾俞为治疗本病的主穴。肾俞补肾壮骨，脾俞健脾益气，两者合用恰好体现了补虚之效。脾有统血之功，针刺脾俞可活血通络，其法属阴；配以大椎，大椎为督脉与三阳之会，通诸经之阳气，其法属阳。二者合用，阴阳相配，行气活血，体现了"化瘀"之功。命门可补周身之元气，重在补益先天，足三里调理脾胃，益气固本，重在补益后天。先天后天同补可增强本针法的补益作用。总之，本实验的针刺手法、穴位配伍，遵循了补化兼施、标本兼顾的原则，包括了阴阳配穴、上下配穴、先后天配穴的多种配穴方法。达到了补肾壮骨、健脾益气、活血通络的功效，有效地缓解了骨质疏松状态。

中医采用整体调整的疗法，多以补肾、健脾、活血为主要治则，辨证加减治疗本病。中医认为，骨质疏松与脾肾亏虚、血瘀等多种因素有关，肾虚是本病的主要病机，脾虚是本病的重要病机，瘀血是本病的促进因素。辨证施治可明显提高中老年人骨质疏松患者的治疗效果。在本实验中通过采用"补虚化瘀"针法治疗的大鼠，骨小梁处于恢复状态，周围骨细胞活跃，骨小梁体积优于模型组，且与雌激素作用相仿。从形态计量学特性来看，"补虚化瘀"针法对骨质疏松起到了治疗作用，有效改善了骨质疏松症状。经"补虚化瘀"针法治疗过的骨质疏松大鼠，其胶原基因的表达均优于模型组，说明本针法的治疗影响了骨形成，加快了胶原的合成，增强了成骨细胞的活性，从分子生物学水平改善了骨质疏松状态，阻断了骨量的流失，是一种治疗骨质疏松较为可靠的方法。本实验的完成为"补虚化瘀"针法对骨质疏松的治疗提供了一定科学依据。

参 考 文 献

[1] 王璐瑶，邓文艳，周丹，等．电针合募配穴对胃溃疡模型大鼠血清生长抑素、胃泌素表达的影响［J］.时珍国医国药，2021，32（10）：2543－2547.

[2] 周丹．合募配穴对胃溃疡大鼠代谢物谱表达调节的研究［D］.沈阳：长春中医药大学，2010.

[3] 李铁，哈丽娟，曹方，等．王富春教授"镇静安神"针法治疗失眠经验撷要［J］.中国针灸，2015，35（11）：1159－1162.

[4] 柳正植，于宏军，杨春辉，等．针药结合治疗失眠145例临床观察［J］.吉林中医药，2012，32（8）：834－835.

[5] 王晓玲，王富春，林雪．镇静安神针法释义［J］.长春中医学院学报，2004，20（3）：4－5.

[6] 张红石，高颖，王富春．补虚化瘀针法对骨质疏松大鼠骨力学影响的研究［J］.吉林中医药，2009，29（4）：348－349.

［7］张红石，高颖，杨晓慧，等．补虚化瘀针法对骨质疏松大鼠形态计量学影响的研究［J］．中国中医骨伤科杂志，2009，17（1）：26 - 27.

［8］李亚勤，于波，李铁，等．针刺单穴及腧穴配伍对糖尿病胃轻瘫大鼠胃窦 Cajal 间质细胞影响［J］．世界中医药，2016，11（2）：214 - 218.

［9］王洪峰，王富春，时岩．针刺拮抗弱视剥夺效应及其作用机制［J］．中国临床康复，2004，8（35）：8036 - 8037.

［10］葛惠玲，刘素清．针刺治疗弱视患儿90例［J］．光明中医，2010，25（11）：2066 - 2067.

［11］徐小茹，王楠，孙濛濛，等．针刺单穴与腧穴配伍对骨肉瘤模型小鼠的效应差异研究［J］．中华中医药杂志，2020，35（5）：2271 - 2276.

［12］牛野，魏丽娟，王富春．针刺治疗弱视的相关蛋白质分子研究进展［J］．中国中医眼科杂志，2022，32（3）：237 - 241.

［13］王富春，时岩．针刺对剥夺性弱视猫视觉系统脑源性神经营养因子的影响［J］．长春中医学院学报，2003（3）：72 - 74.

［14］逄紫千，王富春，严兴科．针灸天枢穴对脾虚泄泻大鼠免疫功能影响的实验研究［J］．江苏中医药，2005（4）：27 - 28.

［15］王富春，逄紫千．针灸天枢穴对脾虚泄泻大鼠肠道功能影响的实验研究［J］．长春中医学院学报，2005，21（1）：52 - 54.

［16］哈丽娟，崔晶晶，王富春，等．降钙素基因相关肽在大鼠"合谷"穴区相关感觉和运动神经元中的表达［J］．针刺研究，2014，39（2）：112 - 116.

［17］严兴科，张广全，杨永清，等．针刺对过敏性哮喘大鼠气道阻力和肺顺应性影响的研究［J］．江苏中医药，2008，40（5）：85 - 86.

［18］胡秀武，邓陈英，唐丽梅，等．长蛇灸对阳虚体质者血清促肾上腺皮质激素及皮质醇的影响［J］．针刺研究，2018，43（12）：773 - 776.

［19］王洪峰，王朝辉，陈新华，等．针刺对糖尿病心肌病大鼠模型 TNF-α 调节作用的研究［J］．辽宁中医药杂志，2012，39（8）：1635 - 1637.

针灸效应